ADHS in der Lerntherapie

Elena von Wirth
Manfred Döpfner

ADHS in der Lerntherapie

Ein verhaltenstherapeutischer Praxisleitfaden

hogrefe

PD Dr. Elena von Wirth, geb. 1981. Kinder- und Jugendlichenpsychotherapeutin. Seit 2013 Wissenschaftliche Mitarbeiterin am Ausbildungsinstitut für Kinder- und Jugendlichenpsychotherapie (AKiP) an der Uniklinik Köln. 2017 Habilitation und venia legendi für das Fach Kinder- und Jugendlichenpsychotherapie.

Prof. a.D. Dr. Manfred Döpfner, geb. 1955. Seit 1999 Professor für Psychotherapie in der Kinder- und Jugendpsychiatrie sowie Leiter des Ausbildungsinstituts für Kinder- und Jugendlichenpsychotherapie (AKiP).

Bibliografische Information der Deutschen Nationalbibliothek
Die Deutsche Nationalbibliothek verzeichnet diese Publikation in der Deutschen Nationalbibliografie; detaillierte bibliografische Daten sind im Internet über http://dnb.dnb.de abrufbar.

Hogrefe Verlag GmbH & Co. KG
Merkelstraße 3
37085 Göttingen
Deutschland
Tel. +49 551 999 50 0
Fax +49 551 999 50 111
info@hogrefe.de
www.hogrefe.de

Umschlagabbildung: © stock.adobe.com / Victor Torres
llustrationen: © Klaus Gehrmann, Freiburg; www.klausgehrmann.net
Satz: Franziska Stolz, Hogrefe Verlag GmbH & Co. KG, Göttingen
Druck: mediaprint solutions GmbH Paderborn
Printed in Germany
Auf säurefreiem Papier gedruckt

1. Auflage 2023

(E-Book-ISBN [PDF] 978-3-8409-3111-6; E-Book-ISBN [EPUB] 978-3-8444-3111-7)
ISBN 978-3-8017-3111-3
https://doi.org/10.1026/03111-000

Vorwort

Dieses Buch wendet sich an Lerntherapeutinnen und Lerntherapeuten, die mit Kindern arbeiten, die unruhig sind, sich impulsiv verhalten oder Aufmerksamkeits- und Konzentrationsprobleme zeigen. Wenn Hyperaktivität, Impulsivität und Unaufmerksamkeit im Verhältnis zum Alter und Entwicklungsniveau des Kindes stark ausgeprägt sind und auch in mehreren Situationen vorkommen, liegt möglicherweise eine Aufmerksamkeitsdefizit-/Hyperaktivitätsstörung (ADHS) vor (Remschmidt, Schmidt & Poustka, 2017).

Viele Verhaltensweisen, die kennzeichnend für eine ADHS sind (z. B. vorzeitiges Abbrechen von Aufgaben, häufiger Verlust von Gegenständen, Zappeln und Aufstehen im Unterricht oder beim Essen, Dazwischenreden bei Unterhaltungen), bieten im Alltag regelmäßig Anlass zu Kritik durch Eltern, Lehrkräfte und auch Gleichaltrige. Zudem machen die Kinder häufiger die Erfahrung, dass sie die an sie gestellten schulischen oder organisatorischen Anforderungen nicht erfüllen können. Langfristig kann dies dazu führen, dass die Kinder an sich zweifeln und sich unsicher fühlen oder Ängste entwickeln. Gerade bei impulsiven Kindern kann es in Anforderungs- oder Konfliktsituationen auch zu Wutausbrüchen und aggressivem oder verweigerndem Verhalten kommen.

Kinder mit einer spezifischen Lernstörung wie der Lese-Rechtschreibstörung (LRS) oder der Rechenstörung zeigen vergleichsweise häufig ADHS-Symptome (Haberstroh & Schulte-Körne, 2019; Sexton et al., 2012). Bei der Behandlung der spezifischen Lernstörung stellen die damit verbundenen unaufmerksamen, unruhigen oder impulsiven Verhaltensweisen oft eine besondere Herausforderung für Lerntherapeutinnen und Lerntherapeuten dar, insbesondere dann, wenn zusätzlich eine geringe Selbstwirksamkeitserwartung und oppositionell-verweigerndes Verhalten vorliegen.

Ziel dieses Praxisleitfadens ist es, Sie dabei zu unterstützen, die lerntherapeutische Sitzung so zu gestalten, dass expansive Verhaltensweisen reduziert werden und die Durchführung von Übungsaufgaben erleichtert wird. Das erste Kapitel des Praxisleitfadens vermittelt grundlegende Informationen zu ADHS und expansivem Problemverhalten. In Kapitel 2 stellen wir den verhaltenstherapeutischen Behandlungsansatz vor, den wir in diesem Leitfaden verfolgen. In Kapitel 3 finden Sie Informationen dazu, wie Sie die Situation, in der das Problemverhalten auftritt, ändern können, indem Sie günstige Rahmenbedingungen schaffen. In Kapitel 4 beschreiben wir, wie Sie Ihre eigenen Verhaltensweisen und Reaktionsmuster auf das Verhalten des Kindes anpassen können. Sie finden dort auch eine Anleitung zur Durchführung von Interventionen zur Verbesserung der Handlungsplanung (Selbstregulations- und Selbstinstruktionstrainings). Der Praxisleitfaden enthält jedoch kein umfangreiches Konzentrationstraining und keine ausführliche Darstellung von Lerntipps. Für Kinder, die vorrangig zur Behandlung einer ADHS vorstellig werden, können ergänzend umfangreichere Therapieprogramme zur Steigerung von Konzentration, Eigensteuerung und organisatorischen Fertigkeiten eingesetzt werden (z. B. ATTENTIONER: Jacobs & Petermann, 2013; Training mit aufmerksamkeitsgestörten Kindern: Lauth & Schlottke, 2019; SELBST: Walter & Döpfner, 2009; THOKI-ADHS: Braun & Döpfner, in Vorb.). Im letzten Kapitel dieses Praxisleitfadens (Kapitel 5) fokussieren wir auf Elterngespräche, bei denen Sie den Umgang mit den als problematisch empfundenen Verhaltensweisen des Kindes oder Jugendlichen thematisieren möchten. Wir stellen zunächst eine mögliche Vorgehensweise bei Elterngesprächen vor und thematisieren anschließend mögliche schwierige Reaktionen von Eltern. Abschließend haben wir Informationen zu weiterführenden Hilfsangeboten für Familien zusammengestellt.

Die hier beschriebenen verhaltenstherapeutischen Methoden haben sich seit vielen Jahren in der Verhaltenstherapie von Kindern und Jugendlichen etabliert und ihre Wirksamkeit wurde in mehreren empirischen Studien nachgewiesen (Daley et al., 2018; Döpfner et al., 2004; Evans et al., 2018; Kierfeld et al., 2013). Sie eignen sich nicht nur für Kinder mit einer klinischen ADHS-Diagnose, sondern auch für unruhige und impulsive Kinder ohne eine diagnostizierte ADHS. Bei der Zusammenstellung der Materialien konnten wir auf umfassende praktische Erfahrungen bei der psychotherapeutischen Behandlung von Kindern und Jugendlichen mit expansiven Verhaltensproblemen und der Arbeit mit deren Familien zurückgreifen. Viele der hier beschriebenen Interventionen basieren auf jahrzehntelangen Erfahrungen, die in der Forschung und Therapie von Kindern und Jugendlichen mit ADHS am Ausbildungsinstitut für Kinder- und Jugendlichenpsychotherapie an der Uniklinik Köln (AKiP) gemacht wurden und auf den daraus entstandenen Therapiemanualen und Selbsthilfebüchern unserer Arbeitsgruppe. Hierzu gehören das *Therapieprogramm für Kinder mit hyperkinetischem und oppositionellem Problemverhalten* (THOP; Döpfner, Schürmann & Frölich, 2019), das *THOP-Gruppenprogramm für Eltern* (Döpfner et al., 2016; Kinnen et al., 2016), das Selbsthilfebuch *Wackelpeter & Trotzkopf* (Döpfner & Schürmann, 2017) und dessen Weiterentwicklung in den Arbeitsbüchern aus der Serie *Den Alltag meistern mit ADHS* (Döpfner, Dose et al., 2021; Döpfner, Eichelberger et al., 2021; Döpfner, Plück et al., 2021; Döpfner, Wolff Metternich-Kaizman et al., 2022), das *Therapieprogramm zur Steigerung von Organisationsfähigkeit, Konzentration und Impulskontrolle bei Kindern mit ADHS* (THOKI-ADHS; Braun & Döpfner, in Vorb.), sowie das *Schulbasierte Coaching bei Kindern mit expansivem Problemverhalten* (SCEP; Hanisch et al., 2018).

Die in diesen Therapiemanualen und Selbsthilfebüchern dargestellten Interventionen wurden für den Einsatz im lerntherapeutischen Setting modifiziert. Die in diesem Band vorgestellten, teilweise farbig gestalteten Arbeitsmaterialien können auf der Hogrefe Website heruntergeladen werden.

Wir wünschen Ihnen viel Erfolg in der Arbeit mit den Kindern und ihren Bezugspersonen. Wir hoffen, dass die hier vorgestellten Interventionen Ihnen helfen, Lösungen für schwierige Situationen zu entwickeln, und zum Gelingen der Lerntherapie beitragen.

Köln, im Sommer 2023

Elena von Wirth und
Manfred Döpfner

Inhaltsverzeichnis

1 ADHS und expansives Problemverhalten

Die Abkürzung ADHS steht für die Aufmerksamkeitsdefizit-/Hyperaktivitätsstörung, die oft auch als Hyperkinetische Störung (HKS) bezeichnet wird. Nicht nur Kinder und Jugendliche, sondern auch Erwachsene können von einer ADHS betroffen sein. Die Merkmale – oder Symptome – der ADHS lassen sich drei Kernbereichen zuordnen (siehe Kasten).

Drei Kernbereiche, denen sich die Merkmale von ADHS zuordnen lassen

- Aufmerksamkeits- und Konzentrationsprobleme (Unaufmerksamkeit)
- körperliche Unruhe (Hyperaktivität)
- impulsives Verhalten (Impulsivität)

Jedes Kind hat einen natürlichen Bewegungsdrang, und jedes Kind kann sich irgendwann einmal nicht konzentrieren, lässt sich leicht ablenken, ist vergesslich oder unruhig. Die Fähigkeit, sich selbst zu regulieren, verbessert sich mit zunehmendem Alter. Älteren Kindern fällt es verglichen mit jüngeren Kindern meist leichter, eine Aufgabe selbstständig zu bearbeiten, längere Zeit ruhig sitzen zu bleiben oder andere ausreden zu lassen. Kinder mit einer ADHS unterscheiden sich von anderen Kindern darin, dass Konzentrationsprobleme, körperliche Unruhe und impulsives Verhalten häufiger auftreten und stärker ausgeprägt sind als man dies aufgrund des Entwicklungsalters erwarten würde. Oft leiden Kinder mit ADHS darunter, dass sie bei anderen Kindern wenig Anschluss finden und von ihren Eltern ständig ermahnt und kritisiert werden. Auch in der Schule machen Kinder mit ADHS oft die Erfahrung, dass sie den Anforderungen und Erwartungen nicht entsprechen. Je nachdem, in welchem Bereich die Symptome besonders stark ausgeprägt sind, sind die Kinder verträumt, leicht abgelenkt und machen häufig Flüchtigkeitsfehler, oder sie möchten sich ständig bewegen, unterbrechen andere, rufen in die Klasse und können auch sonst nur schwer abwarten, bis sie an der Reihe sind.

Im Folgenden beschreiben wir die Symptome der drei Kernbereiche der ADHS und die Situationen, in denen diese typischerweise auftreten. Dabei möchten wir u. a. verdeutlichen, wie ADHS-Symptome das Verhalten in schulischen Lernsituationen beeinflussen und warum gerade in der Schule genau das erwartet wird, was Kindern mit ADHS schwerfällt. Anschließend beschreiben wir, wie ADHS-Symptome sich auf das Sozialverhalten auswirken können. Oppositionell-verweigernde Verhaltensweisen sind eine der häufigsten Begleiterscheinungen von ADHS und können in der Lerntherapie eine besondere Herausforderung darstellen. Studien haben gezeigt, dass bis zu 50 % der Kinder mit ADHS aggressive oder oppositionell-verweigernde Verhaltensauffälligkeiten entwickeln (Beauchaine, Hinshaw & Pang, 2010; Nock et al., 2007). Unaufmerksame, unruhige, impulsive, aggressive und oppositionell-verweigernde Verhaltensweisen werden daher in der Fachliteratur oft zusammenfassend als „expansives Problemverhalten“ bezeichnet.

Neben der Beschreibung von Symptomen und problematischen Situationen finden Sie in diesem Kapitel Informationen zu Ursachen, Diagnosestellung und Behandlungsmöglichkeiten expansiver Verhaltensprobleme.

1.1 Kernsymptome von ADHS

1.1.1 Unaufmerksamkeit

Aufmerksamkeits- und Konzentrationsprobleme zeigen sich vor allem dann, wenn Kinder ihre Aufmerksamkeit willentlich auf Aufgaben richten müssen, die von anderen vorgegeben werden und geistige Anstrengung verlangen (z.B. dem Unterrichtsgeschehen folgen, Hausaufgaben bearbeiten). Kindern mit Aufmerksamkeits- und Konzentrationsproblemen gelingt es oft kaum, die Aufmerksamkeit bei diesen Aufgaben längere Zeit aufrechtzuerhalten. Sie lassen sich schnell von inneren und äußeren Reizen ablenken, scheinen nach kurzer Zeit das Interesse an der Aufgabe zu verlieren und brechen diese vorzeitig ab, um sich einer anderen Tätigkeit zu widmen.

Bei schriftlichen Aufgaben fällt es den Kindern schwer, Arbeitsaufträge sorgfältig zu lesen und auszuführen. Sie achten häufig nicht auf Details und machen Flüchtigkeitsfehler (z.B. Rechtschreib- oder Rechenfehler, unvollständige Bearbeitung der Aufgabenstellung). Auch die Arbeitsmaterialien sind häufig unordentlich und unvollständig (z.B. lose Arbeitsblätter, nicht notierte Hausaufgaben). Im Unterricht haben Kinder mit Aufmerksamkeits- und Konzentrationsproblemen oft Schwierigkeiten, der Lehrerin oder dem Lehrer über längere Zeit zuzuhören und wirken abwesend oder verträumt. Es kommt auch vor, dass sie ihre Mitschülerinnen und Mitschüler stören und vom Unterrichtsgeschehen ablenken.

Auch außerhalb des Unterrichts scheinen Kinder mit Aufmerksamkeits- und Konzentrationsproblemen oft nicht zuzuhören und sie haben Mühe, sich zu organisieren. Im Alltag vergessen sie Termine (z.B. gehen nach der Schule nach Hause statt zum Musikunterricht) und Materialien (z.B. lassen den Turnbeutel tagelang in der

Schule liegen). Auch verlieren sie oft Gegenstände (z. B. Portemonnaie, Handy, Schlüssel) und können sich nicht erinnern, wo und wann sie diese zuletzt gesehen oder eingepackt haben.

Wissenschaftliche Modelle definieren Aufmerksamkeit oft als eine komplexe kognitive Fähigkeit und unterscheiden zwischen Intensitäts- und Selektivitätsaspekten (van Zomeren & Brouwer, 1994). Unter den Intensitätsaspekt fallen die *allgemeine Reaktionsbereitschaft* und die *Daueraufmerksamkeit*, also die Fähigkeit, die Aufmerksamkeit über eine längere Zeit aufrechtzuerhalten. Unter den Selektivitätsaspekt fallen die *fokussierte Aufmerksamkeit* und die *geteilte Aufmerksamkeit*. Unter selektiver Aufmerksamkeit versteht man die Fähigkeit, die Aufmerksamkeit auf aufgabenbezogene Reize zu fokussieren und irrelevante Reize zu unterdrücken. Geteilte Aufmerksamkeit beschreibt die Fähigkeit, auf mehrere Reize gleichzeitig zu achten, also z. B. zeitgleich auf einen auditiven Reiz (z. B. die Stimme der Lehrerin) und einen visuellen Reiz (z. B. das Arbeitsblatt) zu fokussieren.

Studien haben gezeigt, dass diese verschiedenen Formen von Aufmerksamkeit bei Kindern mit ADHS beeinträchtigt sind. In standardisierten Tests zur Erfassung von Aufmerksamkeitsleistungen reagieren sie im Durchschnitt entweder langsamer als Gleichaltrige oder sie reagieren sehr schnell und machen dadurch viele Fehler (Günther et al., 2016). Allerdings sind die Befunde unterschiedlicher Forschergruppen nicht immer konsistent und viele Kinder mit ADHS zeigen bei Aufmerksamkeitstestungen durchschnittliche Leistungen (Koschack et al., 2003; Willcutt et al., 2005). Einige führende Wissenschaftlerinnen und Wissenschaftler betonen daher, dass nicht unbedingt die Kapazität der Aufmerksamkeit beeinträchtigt zu sein scheint, sondern der selbstgesteuerte, kontrollierte Einsatz von Aufmerksamkeitsressourcen (Banaschewski et al., 2004). Hierfür spricht auch die Beobachtung, dass Aufmerksamkeits- und Konzentrationsprobleme oft kaum oder nur in verminderter Form auftreten, wenn Kinder sich einer selbstgewählten Tätigkeit widmen. Eltern berichten uns oft, dass Kinder mit ADHS sich ausdauernd mit einem Lieblingsspiel beschäftigen können, selbst wenn dieses ein hohes Maß an Aufmerksamkeit erfordert (z. B. Puzzle, Bausteine, Fantasiespiele mit Puppen).

Uns ist es in diesem Zusammenhang wichtig zu erwähnen, dass sowohl das Fokussieren der Aufmerksamkeit auf bestimmte Reize als auch das Aufrechterhalten der Aufmerksamkeit über einen längeren Zeitraum nicht bloß Fähigkeiten sind, die mehr oder minder ausgeprägt sein können, sondern *aktive psychische Prozesse*. Motivationale Anreize können auch bei fremdbestimmten Aufgaben die Aufmerksamkeitsleistung erheblich beeinflussen (Lauth-Lebens & Lauth, 2020). In der Lerntherapie können Sie sich diesen Aspekt zunutze machen, indem Sie motivierende Bedingungen herstellen (siehe Kapitel 4.2: Systematisch belohnen).

Langzeitstudien haben übrigens gezeigt, dass Aufmerksamkeits- und Konzentrationsprobleme bei vielen ADHS-Betroffenen bis ins Jugend- und Erwachsenenalter bestehen bleiben (Döpfner, Hautmann et al., 2015; von Wirth et al., 2021).

Auch in dieser Altersgruppe zeigen sich die Probleme besonders bei von außen auferlegten, sich wiederholenden Aufgaben. Gerade für Jugendliche und junge Erwachsene mit ADHS ist es daher wichtig, einen Beruf zu finden, der ihren Interessen entspricht und den sie als abwechslungsreich erleben.

1.1.2 Hyperaktivität

Viele Kinder mit ADHS zeigen eine ausgeprägte Ruhelosigkeit und scheinen ständig unter Strom zu stehen. Sie laufen herum, zappeln, springen und klettern bei jeder Gelegenheit, also auch in Situationen, in denen dies gerade unpassend oder nicht angemessen ist. Hyperaktives Verhalten fällt vor allem in Situationen auf, die relative Ruhe verlangen und ein hohes Maß an Eigenkontrolle erfordern. Im Unterricht, bei den Hausaufgaben oder bei den Mahlzeiten gelingt es betroffenen Kindern kaum, längere Zeit stillzusitzen. Selbst ständige Aufforderungen („Jetzt bleib doch mal ruhig stehen!") scheinen die Unruhe kaum beeinflussen zu können.

In der Schule reagieren Lehrkräfte und Mitschülerinnen und Mitschüler oft genervt auf das unruhige Verhalten der Kinder. Finger und Füße scheinen ständig in Bewegung zu sein, immer wieder wird auf dem Stuhl herumgerutscht oder gekippelt, auf den Tisch geklopft oder getrommelt, nervös mit Gegenständen gespielt oder aufgestanden. Dabei können ungewollt Missgeschicke und Unfälle geschehen (z. B. ein umgestoßenes Wasserglas, ein zerbrochener Stift, ein umgekippter Stuhl). In den Pausen zeigen die Kinder eine überschießende motorische Aktivität. Sie laufen auf den Schulhof, bevor sie die Jacke anhaben, und laufen, klettern und springen herum.

Bei ADHS treten hyperaktive Verhaltensweisen situationsübergreifend auf (Remschmidt, Schmidt & Poustka, 2017). Kinder mit ADHS zeigen daher nicht nur in der Schule, sondern auch zu Hause und bei Freizeitbeschäftigungen unruhiges Verhalten. Jüngere Kinder mit ADHS sind ständig unterwegs, laufen durchs Haus und klettern auf Möbel. Bei Schulkindern drückt Hyperaktivität sich vor allem dadurch aus, dass es ihnen schwerfällt, sitzen zu bleiben, wenn dies verlangt wird. Sie stehen z. B. während der Mahlzeiten häufig vom Tisch auf. Anstatt sich einer leisen Aktivität zu widmen, toben sie lieber durchs Haus. Beim Spielen mit Gleichaltrigen schaffen es meist nur kurz, sich auf eine ruhige Beschäftigung (z. B. ein Brettspiel) einzulassen.

Um von Hyperaktivität zu sprechen, muss die Ruhelosigkeit im Verhältnis zu dem, was in der gleichen Situation von Kindern auf der gleichen Entwicklungsstufe zu erwarten wäre, extrem ausgeprägt sein. Nicht jedes lebhafte Kind ist hyperaktiv. Nur wenn der Bewegungsdrang so massiv ausgeprägt ist, dass im Vergleich zu Gleichaltrigen eine extrem ausgeprägte körperliche Unruhe vorliegt, kann man von Hyperaktivität sprechen. Gerade bei jüngeren Kindern sollte man mit der Diagnosestellung vorsichtig sein, da auch viele normal aktive Kinder im Vorschulalter gerne herumlaufen oder klettern und nicht lange still sitzen bleiben möchten. Im Schulalter fällt die Abgrenzung zwischen unauffälligem und auffälligem oder hyperaktivem Verhalten oft leichter. Im Jugend- und Erwachsenenalter vermindern sich die Symptome der Hyperaktivität oft und die Betroffenen klagen eher über eine innere Unruhe (Faraone et al., 2015).

1.1.3 Impulsivität

Impulsive Menschen neigen dazu, plötzlich und unüberlegt zu handeln, ohne die Folgen ihrer Handlungen zu bedenken. Viele Kinder mit ADHS sind ungeduldig und haben Schwierigkeiten, abzuwarten, bis sie an der Reihe sind, oder ihre Bedürfnisse aufzuschieben. Im Unterricht und bei Gesprächen platzen sie mit der Antwort heraus, bevor die Frage gestellt ist, oder unterbrechen andere. Wenn sie etwas wissen wollen, dann sind sie kaum in der Lage, mit ihrer Frage zu warten, bis der andere ausgesprochen hat. Wenn sie aber selbst etwas erzählen möchten, reden sie oft übermäßig viel und merken nicht, wenn es anderen zu viel wird. Wenn sie etwas haben oder tun wollen, muss es oft sofort sein, und es fällt es ihnen schwer, ihren Wunsch aufzuschieben.

Ihr Verhalten wird im Unterricht oft als störend erlebt. Sie rufen häufig in den Unterricht, ohne sich zu melden, unterbrechen die Lehrkräfte, um etwas Wichtiges zu fragen oder zu erzählen, fassen Dinge an, die sie nicht anfassen sollen, oder nehmen anderen Kindern Sachen, die sie haben möchten, einfach weg. Auch im Kontakt mit Gleichaltrigen kann ausgeprägt impulsives Verhalten zu Problemen führen. Andere Kinder können genervt darauf reagieren, wenn Gespräche ständig unterbrochen werden oder immer wieder in laufende Spiele geplatzt wird. Manche Kinder mit ADHS wirken auf andere Personen distanzlos, da sie andere oft anfassen und bei Gesprächen kein Blatt vor den Mund nehmen. Eltern und Lehrkräfte berichten uns auch oft, dass Kinder mit ADHS bei Diskussionen oder Rangeleien nicht merken, wo der Spaß aufhört, und mit ihrer wilden Art anderen Kindern Angst einflößen können. Gerade bei Wut und Frustration kann es dazu kommen, dass sie überstürzt Spielsachen oder Arbeitsmaterialien zerstören und regelrecht ausflippen. Oft bereuen sie diese Ausbrüche im Nachhinein. Möglicherweise tragen negative Rückmeldungen durch Gleichaltrige dazu bei, dass viele Kinder mit ADHS dazu neigen, sich ständig mit anderen zu vergleichen und ein ausgeprägtes Konkurrenzdenken zu entwickeln.

Studien haben gezeigt, dass Kinder mit ADHS im Vergleich zu Gleichaltrigen ein erhöhtes Unfallrisiko haben (Lange et al., 2016; Merrill et al., 2009). Gerade impulsives und unbedachtes Handeln (z.B. das Anfassen einer heißen Pfanne oder das Überqueren einer Straße, ohne zu schauen) kann zu Unfällen und Verletzungen führen (z.B. Verbrennungen, Verstauchungen, Arm- und Beinbrüche, Verkehrsunfälle). Im Jugend- und Erwachsenenalter lässt die Impulsivität oft nach (Biederman, Mick & Faraone, 2000; Döpfner, Hautmann et al., 2015).

1.2 Problematische Situationen

ADHS-Symptome treten häufig in mehreren Lebensbereichen auf, sind aber nicht unbedingt in allen Situationen gleich stark ausgeprägt. Oft sind unaufmerksame, hyperaktive und impulsive Verhaltensweisen stärker ausgeprägt in Situationen, die eine längere Aufmerksamkeitsspanne oder geistige Anstrengung erfordern oder die den Reiz des Neuen verloren haben. In diesen Anforderungssituationen gelingt es Kindern mit ADHS schlechter als anderen, stillzusitzen, sich zu konzentrieren und Handlungsimpulse oder Bedürfnisse zu unterdrücken. Auch in Gruppensituationen sind die Verhaltensprobleme oft stärker ausgeprägt. Kaum oder nur in geringem Maße zeigen sich die Symptome bei manchen Kindern, wenn sie sich in einer neuen oder klar strukturierten Situation befinden, wenn sie sich nur mit einer Person im Raum befinden oder sich einer selbstgewählten Beschäftigung widmen können. In bestimmten Situationen können Kinder mit ADHS sich also über einen längeren Zeitraum völlig unauffällig verhalten.

Eltern berichten besonders häufig, dass sie die Hausaufgabensituation als belastend erleben. Andere familiäre Situationen, die häufig als belastend erlebt werden, sind z.B. die Mahlzeiten, wenn die Eltern telefonieren oder etwas anderes Wichtiges erledigen müssen, wenn Besuch kommt oder das Kind bei anderen zu Besuch ist, wenn das Kind sich morgens an- und ausziehen soll oder wenn es sich abends bettfertig machen soll (Breuer & Döpfner, 1997).

Manchmal sind Kinder zu Hause bei den Hausaufgaben und in anderen Anforderungssituationen leicht abgelenkt, rutschen auf dem Stuhl und reagieren schnell wütend und frustriert, während sie in der Schule als unauffällig erlebt werden. In diesen Fällen stellt sich oft heraus, dass die Schule eine stark strukturierte und positiv verstärkende Lernumgebung bietet.

Bei den meisten Kindern mit ADHS führen die Symptome jedoch auch zu schulischen Problemen. Dies wird nachvollziehbar, wenn man sich verdeutlicht, welche Anforderungen in der Schule an ein Kind gestellt werden. An den meisten Schulformen dauern die Schultage mittlerweile bis in den Nachmittag hinein und hat das handlungsorientierte Lernen an Bedeutung verloren, während der Umgang mit theoretischen Aufgaben und selbstständiges Lernen immer wichtiger werden. Im Unterricht müssen die Kinder der Lehrkraft über eine längere Zeit genau zuhören und dabei eine längere Zeit stillsitzen. Wenn sie etwas sagen möchten, müssen sie aufzeigen und warten, bis sie an der Reihe sind. In Einzelarbeitsphasen müssen sie die Aufmerksamkeit eine längere Zeit bewusst auf eine vorgegebene Aufgabe richten. Aber auch bei Gruppenarbeiten und Kooperationen mit Mitschülerinnen und Mitschülern können hyperaktive und impulsive Verhaltensweisen zu Problemen führen. Wochenpläne erfordern, dass Kinder Aufgaben planen und einteilen, Materialien verwalten und ihre Zeit einteilen. Dies alles kann Kinder mit ADHS überfordern und zu schulischen Problemen führen, während ihre positiven Eigenschaften (z.B. Tatendrang, Begeisterungsfähigkeit, Humor) in den Hintergrund geraten.

1.3 Oppositionelles Verhalten und andere Begleiterscheinungen

Etwa 75 % der Kinder mit ADHS zeigen auch in anderen Bereichen Auffälligkeiten (Jensen & Steinhausen, 2015). Am häufigsten zeigen sie soziale und emotionale Probleme, umschriebene Entwicklungsstörungen (Motorik, Sprache, schulische Fertigkeiten) und Tic-Störungen (Faraone et al., 2015).

1.3.1 Oppositionell-verweigerndes und aggressives Verhalten

Viele Kinder mit ADHS entwickeln soziale Probleme. Es gelingt ihnen oft weniger gut als anderen Kindern, sich an wichtige Regeln zu halten, und sie geraten daher häufig in Konflikte mit Eltern, Lehrkräften, Geschwistern und anderen Kindern.

Im Kontakt mit anderen Kindern verhalten Kinder mit ADHS sich oft distanzlos und kaspern herum, ohne zu merken, wann es zu viel wird. Sie unterbrechen Aktivitäten, platzen in Gespräche und nehmen sich einfach die Spielsachen oder Materialien, die sie gerade haben wollen. Viele Eltern berichten, dass ihr Kind als Störenfried wahrgenommen wird und immer wieder versucht, andere Kinder zu dominieren und zu kontrollieren. Manche Kinder mit ADHS verhalten sich auch aggressiv gegenüber anderen. Gerade Kinder mit ausgeprägter Impulsivität haben oft eine geringe Frustrationstoleranz und können negative Gefühle nur schwer kontrollieren. Wenn sie sich im Spiel oder bei einer Gruppenarbeit benachteiligt oder ungerecht behandelt fühlen, werden sie schnell wütend. Dabei kann es zu teils heftigen Wutausbrüchen kommen. Nicht selten verhalten sie sich im Kontakt mit anderen so, wie es eigentlich bei jüngeren Kindern üblich ist, sodass ihr Sozialverhalten oft unreif wirkt. Andere Kinder können auf diese Verhaltensweisen genervt und ablehnend reagieren. Viele Kinder mit ADHS sind daher wenig beliebt und werden von anderen gemieden.

Auch im Kontakt mit erwachsenen Bezugspersonen verhalten Kinder mit ADHS sich oft aufbrausend und impulsiv. Manche Kinder verletzen Regeln eher aus Unachtsamkeit als vorsätzlich. Andere Kinder widersetzen sich aktiv den Anweisungen und Regeln der Erwachsenen. Lehrkräfte sind oft verzweifelt, weil die betroffenen Kinder scheinbar nicht aus ihrem Fehlverhalten lernen, sich nicht von negativen Konsequenzen aufhalten lassen und immer wieder problematisches Verhalten zeigen, das auch die anderen Schülerinnen und Schüler ablenkt und stört.

Studienergebnisse zeigen, dass bis zu 50 % der Kinder mit ADHS eine oppositionelle Verhaltensstörung entwickeln und sie damit deutlich häufiger als Gleichaltrige oppositionelles Trotzverhalten zeigen (Beauchaine, Hinshaw & Pang, 2010; Erskine et al., 2016; Nock et al., 2007). Kinder mit einer oppositionellen Verhaltensstörung geraten häufig in Streit mit Eltern, Lehrkräften und anderen erwachsenen Bezugspersonen. Sie können sich weniger gut als andere Kinder an wichtige Regeln halten und weigern sich oft, Anweisungen zu befolgen. Im Kontakt mit anderen Kindern ärgern sie diese oft absichtlich und beginnen Streit. Manchmal bedrohen und schikanieren sie andere Kinder auch regelrecht. Sie neigen dazu, leicht reizbar zu sein, sich leicht ärgern zu lassen und schnell wütend zu werden. Viele Kinder mit einer oppositionellen Verhaltensstörung haben für ihr Alter ungewöhnlich häufige oder heftige Wutausbrüche. Nach einem Streit oder Fehlverhalten schieben sie häufig die Schuld auf andere und können einen großen Wunsch nach Rache entwickeln.

Aggressives und oppositionelles Verhalten ist bei Kindern bis zu einem gewissen Grad normal. Jedes Kind ist mal wütend und streitet mit anderen. In bestimmten Entwicklungsphasen sind diese Verhaltensweisen typischerweise stärker ausgeprägt. Zum Beispiel beginnt mit etwa zwei Jahren bei vielen Kindern eine Trotzphase, die häufig mit heftigen Wutausbrüchen einhergeht, welche dann im Kindergartenalter wieder seltener werden. Von einer Verhaltensstörung spricht man erst dann, wenn das problematische Verhalten länger andauert und deutlich stärker ausgeprägt ist als bei den meisten anderen Kindern des gleichen Alters. Beispiele hierfür sind ein extremes Maß an Streiten oder Tyrannisieren, erhebliche Destruktivität gegen Eigentum oder ungewöhnlich heftige und häufige Regelverletzungen und Wutausbrüche (Remschmidt, Schmidt & Poustka, 2017).

Bei einigen Kindern tritt das oppositionelle Verhalten nur in der Familie auf. Bei anderen Kindern lassen sich die Verhaltensprobleme auch in der Schule oder im Kindergarten und im Kontakt mit Gleichaltrigen oder anderen Kindern beobachten. Das Verhalten der Kinder kann je nach Situation und Person sehr unterschiedlich ausfallen. Es kann also sein, dass ein Kind in der Schule die Mitarbeit verweigert und sich gegenüber seinen Mitschülerinnen und Mitschülern aggressiv verhält, in der Lerntherapie aber meist gut mitmacht. Es besteht aber auch die Möglichkeit, dass das Kind sich in der Lerntherapie Ihren Regeln und Aufforderung widersetzt oder Streit zu suchen scheint. In diesem Fall können die in Kapitel 3 (Rahmenbedingungen) und Kapitel 4 (Spezifische Interventionen) beschriebenen Interventionen Ihnen helfen, positive Interaktionen herzustellen und das Problemverhalten des Kindes in den Griff zu bekommen.

1.3.2 Emotionale Probleme

Viele Kinder mit ADHS haben wenig Vertrauen in ihre eigenen Fähigkeiten, fühlen sich in sozialen Situationen unsicher oder entwickeln Ängste und auch depressive Gedanken. Dies ist eigentlich nicht verwunderlich, wenn man bedenkt, dass die ADHS-Symptome der Kinder seit dem Kindergartenalter zu Misserfolgen und negative Rückmeldungen von anderen führen. Kinder mit ADHS leiden oft darunter, dass sie bei anderen Kindern keinen Anschluss finden und von ihren Eltern und Lehrkräften oft ermahnt und kritisiert werden.

Gerade Mädchen mit ADHS entwickeln deutlich häufiger als Gleichaltrige emotionale Probleme (Biederman et al., 2008; Levy et al., 2004). Je nach Studie zeigen 15 bis 40 % der Kinder mit ADHS eine Angststörung (z. B. Trennungsangst, soziale Phobie) oder eine Depression (Kain, Landerl & Kaufmann, 2008). Da im Alltag die hyperaktiven und impulsiven Verhaltensweisen meist in den Vordergrund treten, werden die emotionalen Probleme der Kinder oft weniger beachtet.

1.3.3 Lernschwierigkeiten und Lernstörungen

Fast alle Studien zeigen, dass ADHS-Symptome sich negativ auf die schulische Leistung auswirken und Kinder mit ADHS geringere Leistungen in Lese-, Rechtschreib- oder Rechentests zeigen (MTA Cooperative Group, 1999; Scholtens et al., 2013; Tosto et al., 2015). Möglicherweise erklären diese Leistungsprobleme, warum Kinder mit ADHS häufiger als andere Kinder eine Schulklasse wiederholen oder die Schule wechseln müssen (Barkley et al., 2006; Erskine et al., 2016). Es ist allerdings auch möglich, dass oppositionell-verweigernde Verhaltensweisen (z. B. Nichteinhalten von Schulregeln und aktives Widersetzen gegen Aufforderungen) hierbei eine Rolle spielen.

Spezifische Lernstörungen kommen bei Kindern mit ADHS ebenfalls häufiger vor. Je nach Studie zeigen 10 bis 45 % der Kinder mit ADHS eine Lese-Rechtschreibstörung (LRS) oder eine Rechenstörung (Monuteaux et al., 2005; Sexton et al., 2012). Umgekehrt zeigen Kinder mit einer spezifischen Lernstörung verglichen mit Gleichaltrigen ebenfalls häufiger Aufmerksamkeitsprobleme (Galuschka & Schulte-Körne, 2016; Haberstroh & Schulte-Körne, 2019).

Da sowohl ADHS als auch die umschriebenen Entwicklungsstörungen schulischer Fertigkeiten familiär gehäuft auftreten, wurden in Zwillingsstudien die genetischen Hintergründe des gemeinsamen Auftretens von ADHS und Lernstörungen untersucht. Dabei zeigte sich, dass es Betroffene gibt, bei denen die ADHS und die Lernstörung von unterschiedlichen Personen und somit unabhängig voneinander vererbt wurden. Allerdings gibt es auch Personen, bei denen das gemeinsame Auftreten von ADHS und Lernstörung zurückzuführen ist auf gemeinsame genetische Faktoren, die unabhängig sind von den genetischen Einflüssen, die für die Entstehung einer ADHS oder einer Lernstörung allein eine Rolle spielen (Kain, Landerl & Kaufmann, 2008; Pennington, Willcutt & Rhee, 2005).

Interessanterweise zeigen vor allem Kinder mit Aufmerksamkeits- und Konzentrationsproblemen (der unaufmerksame ADHS-Subtyp) häufig Lernschwierigkeiten (Schuchardt et al., 2015). Gerade die ruhigen, unaufmerksamen Kinder scheinen also häufiger eine genetisch bedingte Disposition für die Entstehung einer Lernstörung aufzuweisen und aufgrund von Problemen in der Selbststeuerung besonders schwer vom Unterricht profitieren zu können.

Im Einzelfall kann es sehr schwierig sein zu unterscheiden, ob Lernschwierigkeiten eine sekundäre Folge der ADHS-Symptome darstellen (z. B. Flüchtigkeitsfehler infolge von Unaufmerksamkeit) oder Merkmale einer spezifischen Lernstörung sind. Manchmal gelingt diese Unterscheidung, wenn das Kind gebeten wird, eine Fehlerkorrektur durchzuführen. Kinder mit ADHS sind dann häufig in der Lage, Flüchtigkeitsfehler zu erkennen, während Kinder mit einer spezifischen Lernstörung eigene Lese-, Rechtschreib- oder Rechenfehler trotz Hinweisen häufig nicht erkennen und korrigieren können. Eine weitere Möglichkeit besteht darin, die Teilleistungsdiagnostik zu wiederholen, nachdem eine Behandlung der ADHS erfolgt ist. Studien haben gezeigt, dass sich die Lese-, Rechtschreib- und Rechenleistungen von Kindern mit ADHS durch eine (pharmakologische) Behandlung oft etwas verbessern (Kortekaas-Rijlaarsdam et al., 2019; Langberg & Becker, 2012). Ist dies nicht der Fall und zeigen sich auch nach einer erfolgreichen Behandlung der ADHS noch ausgeprägte Probleme im Lesen, Rechtschreiben oder Rechnen, spricht dies eher für das Vorliegen einer Entwicklungsstörung schulischer Fertigkeiten.

Unabhängig davon, ob schulische Leistungsprobleme durch die ADHS-Symptome verursacht werden oder ob zusätzlich zur ADHS noch eine spezifische Lernstörung vorliegt, haben die betroffenen Kinder es in der Schule besonders schwer. Obwohl sie sich häufig in besonderem Maße anstrengen, kommt es immer wieder zu Misserfolgserlebnissen. Es ist daher eigentlich nicht verwunderlich, dass die Kinder zunehmend an mangelndem Selbstvertrauen leiden und Ängste entwickeln. Auch aggressiv-oppositionelle Verhaltensweisen und soziale Probleme werden bei Kindern mit ADHS und einer Lernstörung häufiger beobachtet als bei Kindern, bei denen nur eine dieser Störungen vorliegt (Carroll et al., 2005; Willcutt et al., 2007; Willcutt & Pennington, 2000).

In der Lerntherapie sind ADHS-Symptome ohne zusätzliche Probleme und Auffälligkeiten daher eher die Ausnahme. Nicht selten werden Sie mit Kindern in Kontakt treten, die nicht nur unaufmerksame, hyperaktive oder impulsive Verhaltensweisen zeigen, sondern auch Lernschwierigkeiten haben, unsicher und ängstlich sind, leicht frustriert und wütend reagieren, Arbeitsaufträge verweigern oder sich Ihren Aufforderungen widersetzen.

1.4 Gibt es ADHS wirklich?

Manchmal wird hinterfragt, ob es ADHS wirklich gibt oder ob es sich bei Kindern mit einer vermeintlichen ADHS nicht eher um besonders lebhafte Kinder handelt, deren Bewegungsdrang als störend erlebt wird.

Tatsache ist, dass es Kinder mit stark ausgeprägten unaufmerksamen, hyperaktiven und impulsiven Verhaltensweisen gibt und dass viele dieser Kinder unsere Unterstützung benötigen. Internationale epidemiologische Studien zeigen, dass weltweit etwa 3 bis 5 % aller Schulkinder die diagnostischen Kriterien einer ADHS (siehe hierzu Abschnitt 1.6.1) erfüllen (Polanczyk et al., 2015). Die diagnostischen Kriterien erfordern nicht nur, dass eine bestimmte Anzahl an ADHS-Symptomen vorliegt, sondern auch, dass diese zu einer bedeutsamen Beeinträchtigung der sozialen, schulischen oder beruflichen Funktionsfähigkeit führen. Die betroffenen Kinder leiden unter ihrem Verhalten und dessen Auswirkungen. Sie ärgern sich und sind frustriert, wenn sie wieder mal etwas vergessen haben, eine Prüfung nicht geschafft haben, aus Versehen etwas kaputt gemacht haben oder von anderen abgewiesen und kritisiert werden. Die sozialen und schulischen Probleme können so stark ausgeprägt sein, dass es sich aus unserer Sicht bei einer ADHS um eine psychische Störung mit Krankheitswert handeln kann, deren Behandlungskosten von den Krankenkassen übernommen werden.

Dabei lässt sich nicht abstreiten, dass die klassischen ADHS-Symptome heute wahrscheinlich als störender empfunden werden als noch vor wenigen Jahrzehnten und ADHS daher mehr in den Fokus gerückt ist. Viele Ausbildungswege sind theoretischer und kopflastiger geworden. Nicht nur Schule und Studium, sondern auch viele Berufsausbildungen stellen hohe Anforderungen an Konzentration und Ausdauer und bieten wenig Raum für praktisches Arbeiten und körperliche Bewegung. Während das Bedürfnis nach körperlicher Bewegung früher in vielen Berufen von Vorteil war, ist es heute oft hinderlich. Zudem sind viele Aspekte des modernen Schulalltags für Kindern mit ADHS eher ungünstig. Die Schultage sind länger geworden, es gibt weniger Bewegungsmöglichkeiten und die Kinder müssen sich zunehmend selbst organisieren (z. B. bei der Bearbeitung von Wochenplänen). Außerdem lenken moderne Formen der Kommunikation (E-Mail, ständig neu hereinkommende Chat-Nachrichten, Push-Nachrichten) Kinder mit ADHS permanent ab und erschweren ihnen die Konzentration.

Andere Kritiker hinterfragen, ob eine kategoriale Diagnostik, bei der eine Ja-oder-Nein-Entscheidung getroffen wird, sinnvoll ist. Sie führen an, dass Merkmale wie Konzentrationsfähigkeit, Impulsivität oder das Bedürfnis nach körperlicher Aktivität auf einem Kontinuum angeordnet werden können und jeder Cut-off-Wert, der zwischen klinisch auffälligem und normalem Verhalten unterscheiden soll, etwas Willkürliches an sich hat.

Die Unterscheidung zwischen ADHS und altersentsprechendem Verhalten ist tatsächlich oft schwierig. Der Übergang von unauffälligem zu auffälligem oder problematischem Verhalten ist fließend. Jedes Kind hat manchmal Schwierigkeiten, sich zu konzentrieren, und lässt sich leicht ablenken. Auch das Bedürfnis, sich zu bewegen und körperlich aktiv zu sein, ist bei Kindern bis zu einem gewissen Grad Teil einer normalen Entwicklung. Nur wenn das unaufmerksame, hyperaktive oder impulsive Verhalten eines Kindes wesentlich stärker ausgeprägt ist als bei den meisten anderen Kindern des gleichen Alters und es zu erheblichen Schwierigkeiten führt, kann man von einer ADHS sprechen. Außerdem müssen weitere Kriterien (z.B. in Bezug auf Mindestdauer und Beginn der Symptomatik) erfüllt werden (siehe Kapitel 1.6: Wie wird festgestellt, dass eine ADHS vorliegt?). Um festzustellen, ob eine ADHS vorliegt oder nicht, ist daher eine umfangreiche Diagnostik durch eine dafür qualifizierte Fachperson notwendig.

Ein weiterer Nachteil der kategorialen Diagnostik ist, dass die betroffenen Kinder stigmatisiert und ausgegrenzt werden können. In seltenen Fällen erleben wir tatsächlich, dass Eltern und Lehrkräfte nach der Diagnosestellung resignieren und weniger bereit sind, an den Problemen zu arbeiten. In den meisten Fällen aber kann die Diagnose ADHS helfen, Lösungen für schwierige Situationen zu finden. Da weltweit dieselben diagnostischen Kriterien angewandt werden, können internationale Forschergruppen ihre Ergebnisse zu Ursachen und Therapiemöglichkeiten austauschen. Je besser Ärztinnen und Ärzte, Therapeutinnen und Therapeuten, Lehrkräfte und Eltern verstehen, warum ein Kind ADHS-Symptome zeigt und welche Interventionen Kindern in ähnlichen Situationen geholfen haben, desto größer ist die Wahrscheinlichkeit, dass effektive Maßnahmen und Behandlungen durchgeführt werden. Heute erhalten viel mehr Kinder mit ADHS eine umfangreiche Behandlung, die verschiedene Komponenten umfasst und sowohl die ADHS-Symptome als auch die Begleiterscheinungen vermindert, als noch vor wenigen Jahrzehnten.

1.5 Ursachen

Bei der Entwicklung einer ADHS sind – wie bei vielen anderen psychischen Störungen – mehrere Faktoren beteiligt. Man geht davon aus, dass es nicht eine einzige Ursache gibt, sondern dass im Rahmen eines sogenannten multifaktoriellen Entstehungsmodells sowohl biologische Faktoren als auch Umweltfaktoren eine Rolle spielen (Faraone et al., 2021).

Genetische Faktoren scheinen die Entwicklung einer ADHS am stärksten zu beeinflussen. Eine Vielzahl an Studien zeigt, dass ADHS in Familien gehäuft auftritt: Eltern und Geschwister von Kindern mit ADHS zeigen – verglichen mit Personen aus der allgemeinen Bevölkerung – 5- bis 10-mal häufiger ebenfalls eine ADHS. Zwillingsstudien belegen eine hohe Heritabilität von 70 bis 80 % (Faraone et al.,

2015). Das heißt, dass der Anteil der Varianz der ADHS-Symptomatik, der durch genetische Variationen bestimmt wird, bei 70 bis 80 % liegt. Es gilt mittlerweile als gesichert, dass mehrere Genvarianten an der genetisch bedingten Disposition für die Entstehung einer ADHS beteiligt sind (Demontis et al., 2019). Die sogenannten Kandidatengene für ADHS kontrollieren komplexe Neurotransmitterfunktionen im dopaminergen und im serotonergen System. In Fachkreisen geht man davon aus, dass Fehlregulationen von Neurotransmittersystemen zu veränderten Hirnaktivitäten führen können, welche sich in Schwierigkeiten bei der Inhibition von motorischen Reaktionen und impulsiven Handlungen, aber auch im Bereich der Motivation, der Daueraufmerksamkeit und der Emotionsverarbeitung äußern (Bush, Valera & Seidman, 2005; Gallo & Posner, 2016).

Ebenfalls empirisch gut abgesichert ist der Befund, dass Umweltfaktoren mitbestimmen, ob eine genetische Disposition zur Entstehung einer ADHS führt oder nicht (Nikolas & Burt, 2010). Psychosoziale Faktoren, wie z. B. die familiären Bedingungen, scheinen zwar keine Ursache im engeren Sinne darzustellen, können aber entscheidend sein für die Ausprägung und den Verlauf der Symptome. Ungünstige Bedingungen, die in Familien mit ADHS gehäuft beobachtet werden, sind u. a. ein geringer sozioökonomischer Status, beengte Wohnverhältnisse, zu wenig elterliche Steuerung, viel Medienkonsum sowie psychische Störungen der Eltern und familiäre Konflikte (Döpfner, Frölich & Lehmkuhl, 2013; Faraone et al., 2021).

Lange Zeit nahm man an, dass früh erworbene Hirnschädigungen die Hauptursache für ADHS darstellen. Mittlerweile haben Studien gezeigt, dass diese nur eine geringe Rolle spielen. Frühe Umweltrisiken wie mütterlicher Stress und Nikotin- oder Alkoholkonsum während der Schwangerschaft, Umwelttoxine (z. B. Blei), Frühgeburtlichkeit, ein niedriges Geburtsgewicht und ungünstige psychosoziale Bedingungen in der frühen Kindheit (z. B. Deprivation, negative Mutter-Kind-Interaktionen) erhöhen das Risiko, später ADHS-Symptome zu entwickeln (Faraone et al., 2021). Allerdings ist der Zusammenhang zwischen diesen Faktoren und ADHS nicht so eng wie früher vermutet und es ist nicht immer klar, in welche Richtung die Kausalität läuft. Einige Studien haben z. B. gezeigt, dass negative Mutter-Kind-Interaktionen die Folge (und nicht die Ursache) frühkindlicher ADHS-Symptome (z. B. Regulationsprobleme, sehr unruhiges Temperament) sein können (siehe Banaschewski et al., 2017). Bei den meisten Kindern mit ADHS scheinen Komplikationen während der Schwangerschaft, bei der Geburt oder im Säuglingsalter keine ursächliche Rolle für die ADHS zu spielen.

1.6 Wie wird festgestellt, dass eine ADHS vorliegt?

Die Diagnosestellung einer ADHS erfordert eine umfangreiche Diagnostik, die durch eine dafür qualifizierte Fachperson vorgenommen werden sollte. Im Folgenden möchten wir Ihnen zunächst die diagnostischen Kriterien für ADHS vorstellen. Anschließend geben wir eine Übersicht über die Maßnahmen, die routinemäßig im diagnostischen Prozess eingesetzt werden. Schließlich gehen wir auf die Frage ein, was Sie tun können, wenn Sie bei einem Kind ADHS-Merkmale in der Lerntherapie beobachten.

1.6.1 Fachliche Kriterien für die Diagnose einer ADHS

Die beiden bekanntesten Klassifikationssysteme für psychische Störungen bei Kindern und Jugendlichen sind die ICD-10 (International Classification of Diseases, 10th Revision) der Weltgesundheitsorganisation (WHO; deutsche Ausgabe: WHO/Dilling, Mombour, Schmidt & Schulte-Markwort, 2016) und das DSM-5 (Diagnostic and Statistical Manual of Mental Disorders, Fifth Edition) der American Psychiatric Association (APA; deutsche Ausgabe: APA/Falkai et al., 2018).

Die beiden Klassifikationssysteme unterscheiden sich kaum in der Definition der Symptome einer ADHS, verwenden aber unterschiedliche Diagnosebezeichnungen. ICD-10 bezeichnet ADHS als *hyperkinetische Störung* oder als *einfache Aktivitäts- und Aufmerksamkeitsstörung*, während DSM-5 den Begriff *Aufmerksamkeitsdefizit-/Hyperaktivitätsstörung* verwendet. Beide Systeme legen weitgehend übereinstimmend fest, dass

- eine bestimmte Anzahl an Symptomen über einen längeren Zeitraum (mindestens sechs Monate) vorliegen muss,
- die Ausprägung der Symptome nicht mit dem Alter und dem Entwicklungsstand des Kindes zu vereinbaren und daher unangemessen ist,
- die Symptome in mehreren Lebensbereichen auftreten (zu Hause, Schule, Kindergarten, bei Freundinnen oder Freunden oder Verwandten, bei anderen Aktivitäten) und sich negativ auf soziale und schulische oder berufliche Aktivitäten auswirken,
- die Symptome oder die daraus resultierenden Beeinträchtigungen bereits in der Kindheit beginnen und
- die Symptome nicht durch andere Störungen (z. B. Autismus-Spektrum-Störungen, Angststörungen, depressive Störungen, Substanzmissbrauch) verursacht werden.

In Europa werden Diagnosen meist nach ICD-10 vergeben. ICD-10 gibt vor, dass für die Diagnose einer *einfache Aktivitäts- und Aufmerksamkeitsstörung* (F90.0) mindestens sechs Symptome von Unaufmerksamkeit, mindestens drei Symptome von Hyperaktivität und mindestens ein Symptom von Impulsivität seit mindestens sechs Monaten vorliegen müssen. Der untenstehende Kasten listet die Symptombeschreibungen nach ICD-10 auf. Bei Kindern, die Symptome im Bereich der Unaufmerksamkeit zeigen, aber nicht im Bereich der Hyperaktivität und Impulsivität, kann nach ICD-10 die Diagnose einer *Aufmerksamkeitsstörung ohne Hyper-*

aktivität (F98.8) vergeben werden. Diese Diagnose wird von einigen Fachleuten auch als ADS (= ADHS ohne „H" für Hyperaktivität) bezeichnet. Liegen sowohl ADHS-Symptome als auch Symptome einer oppositionellen Verhaltensstörung vor, kann nach ICD-10 die Diagnose *hyperkinetische Störung des Sozialverhaltens* (F90.1) gestellt werden.

Symptombeschreibungen für ADHS nach ICD-10 (WHO/Dilling, Mombour, Schmidt & Schulte-Markwort, 2016)[1]

G1. *Unaufmerksamkeit:* ... Die Kinder:

1. sind häufig unaufmerksam gegenüber Details oder machen Flüchtigkeitsfehler bei den Schularbeiten und sonstigen Arbeiten und Aktivitäten
2. sind häufig nicht in der Lage, die Aufmerksamkeit bei Aufgaben und beim Spielen aufrechtzuerhalten
3. scheinen oft nicht auf das zu hören, was zu ihnen gesagt wird
4. können oft Erklärungen nicht folgen oder ihre Schularbeiten, Aufgaben oder Pflichten am Arbeitsplatz nicht erfüllen (nicht wegen oppositionellem Verhalten oder weil die Erklärungen nicht verstanden werden können)
5. sind häufig beeinträchtigt, Aufgaben und Aktivitäten zu organisieren
6. vermeiden ungeliebte Arbeiten, wie Hausaufgaben, die geistiges Durchhaltevermögen erfordern
7. verlieren häufig Gegenstände, die für bestimmte Aufgaben oder Tätigkeiten wichtig sind, z. B. Unterrichtsmaterialien, Bleistifte, Bücher, Spielsachen und Werkzeuge
8. werden häufig von externen Stimuli abgelenkt
9. sind im Verlauf der alltäglichen Aktivitäten oft vergesslich.

G2. *Überaktivität:* ... Die Kinder:

1. zappeln häufig mit Händen und Füßen oder winden sich auf den Sitzen
2. verlassen ihren Platz im Klassenraum oder in anderen Situationen, in denen Sitzenbleiben erwartet wird
3. laufen häufig herum oder klettern exzessiv in Situationen, in denen dies unpassend ist (bei Jugendlichen oder Erwachsenen entspricht dem möglicherweise nur ein Unruhegefühl)
4. sind häufig unnötig laut beim Spielen oder haben Schwierigkeiten, sich ruhig mit Freizeitbeschäftigungen zu befassen
5. zeigen ein anhaltendes Muster exzessiver motorischer Aktivitäten, die durch die soziale Umgebung oder Vorschriften nicht durchgreifend beeinflussbar sind.

---

1 Abdruck erfolgt aus World Health Organisation/Dilling et al. (2016).

G3. *Impulsivität:* ... Die Kinder:
1. platzen häufig mit der Antwort heraus, bevor die Frage beendet ist
2. können häufig nicht in einer Reihe warten oder warten, bis sie bei Spielen oder in Gruppensituationen an die Reihe kommen
3. unterbrechen und stören andere häufig (z. B. mischen sie sich ins Gespräch oder Spiel anderer ein)
4. reden häufig exzessiv, ohne angemessen auf soziale Beschränkungen zu reagieren.

1.6.2 Fachliche Abklärung und Vorgehen bei der Diagnosestellung

Die Leitlinien der Arbeitsgemeinschaft der Wissenschaftlichen Medizinischen Fachgesellschaften (AWMF) empfehlen für Kinder mit (Verdacht auf) ADHS eine ausführliche diagnostische Untersuchung durch eine dafür qualifizierte Fachkraft (Deutsche Gesellschaft für Kinder- und Jugendpsychiatrie, Psychosomatik und Psychotherapie e. V. [DGKJP], Deutsche Gesellschaft für Psychiatrie und Psychotherapie, Psychosomatik und Nervenheilkunde [DGPPN] & Deutsche Gesellschaft für Sozialpädiatrie und Jugendmedizin [DGSPJ], 2017). Bei Kindern und Jugendlichen sollte die Diagnose z. B. von einer Fachärztin bzw. einem Facharzt für Kinder- und Jugendpsychiatrie und Psychotherapie oder einer Kinder- und Jugendlichenpsychotherapeutin bzw. einem Kinder- und Jugendlichenpsychotherapeuten gestellt werden. In Abschnitt 5.3.5 stellen wir Ihnen diese Berufsgruppen und relevante Institutionen, an die Eltern sich für eine diagnostische Abklärung wenden können, ausführlicher vor. Die Diagnostik erfolgt in der Regel ambulant und umfasst mehrere Termine.

Im Folgenden fassen wir das typische Vorgehen bei der Diagnostik der ADHS bei Kindern und Jugendlichen gemäß den Empfehlungen der AWMF-Leitlinie (DGKJP, DGPPN & DGSPJ, 2017) kurz zusammen:

1. *Exploration der Symptomatik und der Funktionsbeeinträchtigung:* Die Eltern und, wenn möglich, auch das Kind sowie die Lehrkräfte und Erzieherinnen und Erzieher werden umfassend zur Art, Häufigkeit und Intensität aktuell auftretender ADHS-Symptome in verschiedenen Lebensbereichen (Familie, Schule, Freizeit) befragt. Auch die aus dem Verhalten resultierenden Funktionsbeeinträchtigungen werden erfasst, wie z. B. stark konfliktbehaftete Beziehungen zu anderen (u. a. fehlende Integration in die Klassengemeinschaft, negativ aufgeladene und konfliktreiche Eltern-Kind-Beziehung), eine reduzierte Leistungsfähigkeit (u. a. schulische Leistungsprobleme) und Beeinträchtigungen in Aktivitäten oder der Teilhabe am gesellschaftlichen Leben (u. a. Schulverweise,

Ausschluss aus Freizeitbeschäftigungen wie z. B. Sportvereinen). Zu diesem Zweck werden meist standardisierte Interviewverfahren genutzt.

2. *Erhebung der Anamnese:* Dabei werden zum einen Informationen zur allgemeinen Entwicklung (allgemeine Entwicklungsanamnese) erhoben. Diese umfassen u. a. Fragen zur Lebenssituation und zu den familiären Bedingungen, unter denen das Kind aufwächst, Fragen zu Schwangerschafts- und Geburtskomplikationen, zur motorischen und sprachlichen Entwicklung, zur Sauberkeitsentwicklung, zum Sozialverhalten im Kindergarten und zur schulischen Entwicklung. Zum anderen werden Beginn und Verlauf der ADHS-Symptomatik sowie bereits erfolgte Behandlungen erfragt (störungsspezifische Entwicklungsanamnese).
3. *Exploration anderer Auffälligkeiten:* Da viele Kinder mit ADHS auch Auffälligkeiten in anderen Bereichen zeigen (Jensen & Steinhausen, 2015), ist es wichtig, diese ebenfalls zu beachten, da sie spezielle therapeutische Maßnahmen erfordern können. Dazu gehören Tics, Probleme im Sozialverhalten und Anzeichen für eine umschriebene Entwicklungsstörung der Motorik, der Sprache und der schulischen Fertigkeiten sowie Symptome einer Autismus-Spektrum-Störung, einer Angststörung oder depressiver Störungen und bei Jugendlichen der Konsum legaler und illegaler Drogen.
4. *Psychologische Tests:* Psychologische Tests sollten im diagnostischen Prozess nur ergänzend durchgeführt werden, z. B. bei Verdacht auf eine Intelligenzminderung oder eine Entwicklungsstörung schulischer Fertigkeiten. In der AWMF-Leitlinie (DGKJP, DGPPN & DGSPJ, 2017) wird betont, dass ADHS nicht allein aufgrund von psychologischen Tests diagnostiziert oder ausgeschlossen werden kann.
5. *Verhaltensbeobachtung:* Im Rahmen der Diagnostik soll eine Beobachtung des Verhaltens des Kindes und der Interaktionen zwischen dem Kind und seinen Eltern durchgeführt werden. Eventuell auftretende ADHS-Symptome während der Untersuchungssituation unterstützen die Diagnosestellung; es kann jedoch auch sein, dass während der Untersuchung keine ADHS-Symptome auftreten. Dies daran liegen, dass eine Untersuchungssituation in der Regel klar strukturiert ist und/oder für das Kind noch den Reiz des Neuen hat. Für die Diagnosestellung ist es daher nicht notwendigerweise erforderlich, dass während einer Untersuchungssituation ADHS-Symptome auftreten.
6. *Körperlich-neurologische Untersuchung:* Bei einer körperlich-neurologischen Untersuchung durch eine Ärztin oder einen Arzt wird u. a. der Entwicklungsstand des Kindes beurteilt. Zudem dient die Untersuchung dem Ausschluss von organischen Erkrankungen, die Verhaltensweisen auslösen können, die in manchen Situationen fälschlich als Anzeichen für eine ADHS bewertet werden können, wie z. B. Seh- oder Hörstörungen, Anfallsleiden und Schilddrüsenfunktionsstörungen.
7. *Ausschluss anderer Ursachen:* Konzentrationsprobleme, Unruhe und impulsives Verhalten bedeuten nicht automatisch, dass eine ADHS vorliegt. Neben soma-

tischen Ursachen (siehe oben), können auch andere Belastungen vorliegen, die die Verhaltensweisen des Kindes erklären können. Kinder können z. B. ADHS-Symptome zeigen, wenn sie schulisch überfordert sind oder familiäre Belastungen vorliegen. Ängste, Traurigkeit, starker Druck und das Gefühl, dass einem alles über den Kopf wächst, können dazu führen, dass Kinder sich schwer auf eine Aufgabe einlassen können, leicht abschweifen, grübeln oder ausagieren. Auch bestimmte psychische Störungen (z. B. Autismus-Spektrum-Störungen, Suchterkrankungen, Schlafstörungen) können mit einem erhöhten Bewegungsdrang, Müdigkeit und Konzentrationsproblemen einhergehen, welche manchmal fälschlicherweise als ADHS-Symptome interpretiert werden.

8. *Altersspezifische Besonderheiten:* ADHS-Symptome können über die gesamte Lebensspanne fortbestehen (Faraone, Biederman & Mick, 2006), aber das Erscheinungsbild der ADHS ist bei Schulkindern ein anderes als bei Jugendlichen oder Erwachsenen. Die Abgrenzung zwischen ADHS und altersentsprechendem Verhalten ist umso schwieriger, je jünger die Kinder sind (DGKJP, DGPPN & DGSPJ, 2017). Vor dem Alter von drei Jahren sollte die Diagnose ADHS daher gar nicht gestellt werden. Bei Kindern im Alter von vier bis sechs Jahren sollte die Diagnose nur bei sehr starker Symptomausprägung gestellt werden. Ab dem Schulalter treten die Symptome oft deutlicher hervor, da mit der Einschulung die Anforderungen, die an das Kind gestellt werden, erheblich größer werden. Im Jugendalter vermindert sich bei vielen Betroffenen die motorische Unruhe, während Konzentrationsprobleme und Schwierigkeiten im Bereich der Planung und Organisation weiter bestehen bleiben (Biederman, Mick & Faraone, 2000; Döpfner, Hautmann et al., 2015).

1.6.3 Was können Sie tun, wenn Sie ADHS-Symptome in der Lerntherapie beobachten?

Wenn ein Kind während der Lerntherapie unaufmerksame, unruhige oder impulsive Verhaltensweisen zeigt, ist es sinnvoll, zunächst einmal zu prüfen, ob diese Verhaltensweisen an bestimmte Situationen und Anforderungen gekoppelt sind. Am besten beobachten Sie in den kommenden Sitzungen, ob die ADHS-Symptome nur in Anforderungssituationen auftreten oder situationsübergreifend vorhanden sind. Kann sich das Kind beim gemeinsamen Spiel auf ruhige Aktivitäten einlassen und warten, bis es an der Reihe ist? Gelingt es ihm bei Gesprächen, andere ausreden zu lassen? Oder wechselt es ständig von einer Tätigkeit zur nächsten und möchte am liebsten die meiste Zeit aufstehen und herumlaufen?

Treten unaufmerksame, unruhige oder impulsive Verhaltensweisen nur in Anforderungssituationen auf, sind sie möglicherweise eine Folge der besonderen Leistung, die das Kind in diesen Situationen erbringen muss. Zum Beispiel müssen

Kinder mit einer LRS sich beim Lesen von Texten oder Aufgabenstellungen oft besonders anstrengen, sodass sie schnell erschöpft oder auch frustriert sind und unkonzentriert wirken oder die Aufgabe abbrechen.

Wenn Sie den Eindruck haben, dass das Auftreten der Symptome nicht auf Anforderungssituationen beschränkt ist, sollten Sie möglichst früh das Gespräch mit den Eltern suchen und die von Ihnen beobachteten Verhaltensprobleme offen ansprechen. Nachdem Sie Ihre Beobachtungen geschildert haben, können Sie bei den Eltern erfragen, ob die auffälligen Verhaltensweisen auch zu Hause auftreten, und wenn ja, sich das Ausmaß der Probleme schildern lassen. Bitten Sie hierzu die Eltern, genau zu beschreiben, welche Verhaltensweisen in den unterschiedlichen Situationen (z. B. Hausaufgaben, Mahlzeiten, morgendliche und abendliche Routinen, wenn andere Kinder zu Besuch kommen) auftreten und als problematisch empfunden werden.

Erkundigen Sie sich auch, ob es bereits ähnliche Rückmeldungen von Lehrkräften gab, und explorieren Sie ggf. die Verhaltensprobleme in der Schule. Mit Einverständnis der Eltern können Sie die Lehrkraft auch in einem persönlichen Gespräch oder Telefonat zum Verhalten des Kindes in der Schule und im Unterricht befragen.

Verdichtet sich der Verdacht auf das Vorliegen einer ADHS, sollten Sie die Eltern zu Diagnostik-, Beratungs- und Behandlungsoptionen beraten (siehe Kapitel 5.3: Weitere Hilfen für Familien). Langzeitstudien haben übereinstimmend gezeigt, dass eine ADHS negative Auswirkungen auf die schulische Laufbahn, den beruflichen Erfolg, soziale Kontakte und die Lebenszufriedenheit im Erwachsenenalter haben kann (Barkley et al., 2006; Döpfner, Mandler et al., 2021; Erskine et al., 2016). Eine multimodale Behandlung, die auf verschiedenen Ebenen ansetzt, kann dazu beitragen, dass es nicht soweit kommt. Je nachdem, wie stark ausgeprägt die ADHS-Symptome sind und unter welchen familiären und schulischen Bedingungen das Kind aufwächst, kann die Behandlung Interventionen in der Familie oder in der Schule umfassen sowie direkte Interventionen mit dem Kind (z. B. Selbstinstruktionstraining, Lerntherapie, Pharmakotherapie; siehe Kapitel 1.7: Behandlungsmöglichkeiten). Kindern, die eine solche umfangreiche Behandlung erhalten, gelingt es meist besser, die Schule zu meistern, weniger Konflikte mit Eltern und Lehrkräften zu haben und besser mit anderen Kindern klarzukommen (Arnold et al., 2015; Barkley et al., 2001; Daley et al., 2018; Döpfner, Ise et al., 2020; MTA Cooperative Group, 1999).

Da es nicht immer leicht ist, als problematisch empfundene Verhaltensweisen eines Kindes anzusprechen, beschreiben wir in Kapitel 5 (Konstruktive Zusammenarbeit mit den Eltern) eine mögliche Vorgehensweise bei Elterngesprächen und wie Sie auf mögliche schwierige Reaktionen von Eltern reagieren können.

1.7 Behandlungsmöglichkeiten

Die Leitlinien (DGKJP, DGPPN & DGSPJ, 2017) sprechen nicht nur Empfehlungen für den diagnostischen Prozess aus, sondern auch für die Behandlung von Kindern und Jugendlichen mit ADHS. Diese soll stets im Rahmen eines multimodalen Gesamtkonzeptes erfolgen, bei dem verschiedene individuell angepasste Behandlungskomponenten kombiniert werden.

Grundsätzlich soll bei jeder Behandlung eine Psychoedukation (Aufklärung und Beratung) der Eltern und auch des Kindes oder der bzw. des Jugendlichen angeboten werden. Dabei werden Informationen über die Merkmale von ADHS, mögliche Ursachen, den vermutlichen Verlauf und Behandlungsoptionen vermittelt. Ziel ist es u. a., dass die Familie ausreichend informiert ist, um gemeinsam (partizipativ) mit der Therapeutin bzw. dem Therapeuten oder der Ärztin bzw. dem Arzt eine Entscheidung über die weiteren Behandlungsschritte zu treffen.

Bei der Planung der weiteren Schritte spielen neben den Wünschen und Vorstellungen der Eltern und des Kindes oder der bzw. des Jugendlichen vor allem das Alter des Kindes und die Ausprägung der Symptomatik und der daraus resultierenden Beeinträchtigungen eine wichtige Rolle. Eine primär medikamentöse Behandlung wird z. B. nur bei Kindern ab dem Alter von sechs Jahren, die besonders stark ausgeprägte ADHS-Symptome und deutliche Funktionsbeeinträchtigungen zeigen, empfohlen. Bei Kindern mit einer moderaten ADHS-Symptomatik können nach den Leitlinien entweder eine psychosoziale Intervention, einschließlich Verhaltenstherapie, oder eine medikamentöse Therapie nach einer umfassenden Psychoedukation durchgeführt werden. Bei allen anderen Kindern mit ADHS kommt eine medikamentöse Behandlung nur dann in Betracht, wenn psychosoziale Interventionen nicht ausreichend wirksam waren und die Probleme nicht zufriedenstellend vermindern konnten.

1.7.1 Psychosoziale Interventionen

Zu den psychosozialen Interventionen zählen eine Vielzahl an Therapie- und Unterstützungsmöglichkeiten, die wir im Folgenden vorstellen.

Bei der Behandlungsplanung ist es wichtig, darauf zu achten, dass die Interventionen dort ansetzen, wo die Probleme am stärksten auftreten. Die meisten psychosozialen Interventionen wirken sehr spezifisch (Evans et al., 2018). Zum Beispiel kann eine familienzentrierte Behandlung die Eltern-Kind-Beziehung positiv beeinflussen und als problematisch empfundenes Verhalten in der Familie vermindern, sie wird aber eher nicht zu einer Veränderung des Verhaltens des Kindes in der Schule führen (Rimestad et al. (2019). Deshalb werden in der Regel mehrere Personen in die Behandlung einbezogen.

1.7.1.1 Kindzentrierte Interventionen

Zu den kindzentrierten Interventionen, die in den Leitlinien empfohlen werden, gehören:

1. *Spieltraining:* Dieses wird vor allem bei Vorschulkindern eingesetzt, die beim Spiel eine sehr starke Unruhe zeigen und ständig von einer Tätigkeit zur nächsten wechseln (siehe z. B. Döpfner, Schürmann & Frölich, 2019). Die Therapeutin bzw. der Therapeut versucht zunächst, die Spiel- und Beschäftigungsdauer des Kindes in einer vorstrukturierten Spielsituation zu verbessern. Anfangs kann das Kind zwischen verschiedenen Spielen frei wählen. Im Verlauf werden stärker fremdbestimmte und weniger vorstrukturierte Spielsituationen eingeführt. Vor Spielbeginn werden mit dem Kind das Thema oder die Spielregeln besprochen und Handlungspläne erstellt. Das Kind wird z. B. vorab gefragt, was es machen möchte und welche Rolle die Therapeutin bzw. der Therapeut einnehmen soll. Bei konstruktiven oder kreativen Spielen, z. B. mit Bauklötzen oder in der Spielküche, soll impulsives und ungesteuertes Verhalten dadurch gehemmt werden, dass Änderungen im Spielverhalten verbalisiert werden („Ich sehe, du willst jetzt nicht mehr den Turm bauen, sondern mit den Autos spielen."). Dadurch wird die Aufmerksamkeit des Kindes auf das Spiel gelenkt und neue Handlungspläne werden aufgebaut. Wenn das Kind vom Spiel abschweift, wird es verbal zurückgeführt („Was kommt als nächstes?"). Wenn das Kind dazu neigt, in schwierigen Situationen schnell wütend und frustriert zu reagieren, kann das Spieltraining dazu genutzt werden, die Problemlösefertigkeiten des Kindes zu verbessern. Das Kind kann beispielsweise nach alternativen Handlungen gefragt werden („Wie könntest du das sonst noch machen?") oder dazu angeleitet werden, über die Konsequenzen seiner Handlung nachzudenken („Was denkst du, passiert dann?"). Je nach Alter und Spielsituation können vorab bestimmte Verhaltensregeln mit dem Kind besprochen werden, z. B. ein bestimmtes Brettspiel bis zum Ende zu spielen. Wenn es dem Kind gelingt, die Regel einzuhalten, wird es gelobt oder mit sogenannten Token verstärkt (siehe Kapitel 4.2: Systematisch belohnen). Später werden die Eltern dazu angeleitet, das gelernte Spielverhalten in den Alltag zu übertragen.
2. *Training zur Regulation des Aktivierungsniveaus:* Dieses kann sowohl bei Kindern im Vorschulalter als auch bei älteren Kindern und Jugendlichen eingesetzt werden. Dabei lernt das Kind, sein Aktivierungsniveau (oder seinen Erregungszustand) wahrzunehmen und an die Anforderung der jeweiligen Situation anzupassen. Im ersten Schritt wird das Kind dazu angeleitet, sein geistiges und körperliches Aktivierungsniveau in verschiedenen alltäglichen Situationen zu beobachten. Oft wird eine Metapher eingesetzt, um die verschiedenen Aktivierungsniveaus zu verdeutlichen, z. B. Tiere (langsam und träge wie eine Schildkröte oder „schnell auf 100" wie ein Gepard) oder die Drehzahl eines Motors (siehe THOKI, Braun & Döpfner, in Vorb.). Im nächsten Schritt erarbeitet das Kind gemeinsam mit der Therapeutin bzw. dem Therapeuten Strategien, um

sein Aktivierungsniveau zu verändern. Im letzten Schritt wird das Kind dazu angeleitet, diese Strategien im Alltag anzuwenden, um sein Aktivierungsniveau an die jeweilige Anforderung oder Aufgabe anzupassen, z. B. indem es „Übungen zum Runterfahren“ einsetzt, wenn es zu „überdreht“ ist, um abends einzuschlafen, oder „Übungen zum Hochfahren“, wenn seine Drehzahl zu niedrig ist, um sich auf die Hausaufgaben zu konzentrieren. In Kapitel 4.4 (Handlungsplanung) wird dieser Ansatz ausführlicher dargestellt.

3. *Trainings organisatorischer Fertigkeiten:* Diese können ab dem Schulalter eingesetzt werden, um Kindern zu helfen, ihre Organisations- und Planungsfähigkeiten zu verbessern. Diese Fähigkeiten werden nicht nur benötigt, um schulische Anforderungen zu erfüllen; auch Freizeitaktivitäten, alltägliche Abläufe und Aufgaben in der Familie müssen geplant und organisiert werden. Trainings organisatorischer Fertigkeiten leiten Kinder dazu an, Aufgaben und Termine zu notieren, ihr Arbeitspensum einzuschätzen und sich die Zeit einzuteilen, ihre Materialien zu organisieren und Aufgaben systematisch zu planen und durchzuführen. Das Kind soll lernen, seinen Tag oder seine Aufgaben selbstständig zu strukturieren, Prioritäten zu setzen und bei komplexen Aufgaben Zwischenschritte festzulegen. Dabei kommen oft konkrete Hilfsmittel wie Hausaufgabenhefte, Kalender, Checklisten oder Merklisten zum Einsatz. Auch Ordnungssysteme, in denen festgelegt wird, an welchem Ort bestimmte Materialien (Bücher, Hefte, Stifte usw.) ihren festen Platz haben, können erstellt werden. Kern eines Trainings organisatorischer Fertigkeiten ist das Einüben der erarbeiteten Strategien und Abläufe in simulierten und realen Situationen. Zum Beispiel kann das Packen der Schultasche zunächst in der Therapiestunde geplant und eingeübt und die erarbeitete Routine auf einer Checkliste festgehalten werden, welche das Kind dann zu Hause anwenden kann.
4. *Selbstinstruktionstraining:* Dieses eignet sich besonders für Kinder, denen es auch unter günstigen Bedingungen schwerfällt, konzentriert und planvoll zu arbeiten. Das Grundprinzip besteht darin, dass das Kind einen Handlungsplan entwickelt, dessen Ausführung es mit seiner inneren Stimme begleitet. Oft lernt das Kind zunächst, einfache Aufgaben durch lautes Sprechen zu begleiten. Als Hilfsmittel können dabei sogenannte Signalkarten verwendet werden, die dem Kind helfen, Aufgaben Schritt für Schritt zu bewältigen (siehe z. B. Döpfner, Schürmann & Frölich, 2019). Häufig soll das Kind zunächst innehalten und die Aufgabenstellung laut vorlesen oder mit lauter Stimme überlegen, was zu tun ist (Karte 1: *Stopp, was soll ich tun?*). Als nächstes soll es einen Plan entwickeln (Karte 2: *Was ist mein Plan?*), dann die Aufgabe sorgfältig und planvoll durchführen (Karte 3: *Sorgfältig, Schritt für Schritt zum Ziel*) und abschließend das Ergebnis prüfen (Karte 4: *Stopp, überprüfen!*) und sich selbst loben (Karte 5: *Prima!*). Wichtig ist, dass die erste Karte mit „Stopp“ beginnt und so den eigentlichen Impuls hemmt und die Durchführung des neu entwickelten Handlungsplans einleitet. Später lernen die Kinder, ihre Handlungen gedanklich (leise)

mit ihrer inneren Stimme zu begleiten. Auch dieser Ansatz wird in Kapitel 4.4 ausführlicher dargestellt.

5. *Selbstmanagement-Training:* Bei diesem Ansatz wird das Kind oder die bzw. der Jugendliche zunächst dazu angeleitet, ihre bzw. seine Verhaltensprobleme zu registrieren. Anschließend lernt es, sich (Teil)ziele zu setzen, neue Verhaltensweisen zu entwickeln und sich für die erfolgreiche Durchführung selbst zu belohnen. Dabei kommen oft auch Techniken der Selbstinstruktion oder ein Training organisatorischer Fertigkeiten zum Einsatz.
6. *Soziales Kompetenztraining:* Dieses kann hilfreich sein, wenn ein Kind oder eine Jugendliche bzw. ein Jugendlicher sich aggressiv gegenüber anderen Kindern verhält. Manche Kinder wissen nicht so genau, wie sie Kontakt zu anderen Kindern aufnehmen, sich in ein bestehendes Spiel integrieren oder einen Konflikt mit anderen Kindern friedlich lösen können. Andere Kinder wissen zwar, wie das theoretisch geht, haben aber Probleme bei der Umsetzung. Bei einem sozialen Kompetenztraining wird das Kind dazu angeleitet, diese schwierigen Situationen genauer wahrzunehmen, die eigenen Gedanken und Gefühle zu identifizieren, die Intentionen und Erwartungen anderer Kinder genauer zu erkennen, Lösungen zu entwickeln und die Konsequenzen der eigenen Handlungen besser abzuschätzen. Auch Rollenspiele zum Einüben von konkreten Fertigkeiten (z. B. sich für etwas entschuldigen, einen Wunsch äußern, angemessen auf Kritik oder Ablehnung reagieren) werden häufig durchgeführt. Nicht selten werden aggressive Verhaltensweisen jedoch dadurch aufrechterhalten, dass das Kind die Erfahrung macht, dass es seine Wünsche durch aggressives Verhalten durchsetzen kann. In diesen Fällen ist es die Aufgabe der Bezugspersonen, dafür zu sorgen, dass aggressive Verhaltensweisen sich für das Kind nicht lohnen (siehe unten).

1.7.1.2 Eltern- und familienzentrierte Interventionen

Wenn ein Kind in der Familie Verhaltensauffälligkeiten zeigt, ist es wichtig, dass die Eltern etwas unternehmen und verändern. Eine Therapeutin bzw. ein Therapeut oder eine Beraterin bzw. ein Berater wird die Eltern daher in der Regel intensiv in die Behandlung miteinbeziehen und mit den Eltern besprechen, welche Veränderungen sie zu Hause durchführen können.

Sowohl für Kinder mit ADHS als auch für Kinder mit oppositionellem Trotzverhalten ist die Wirksamkeit verhaltenstherapeutischer Elterntrainings empirisch sehr gut abgesichert (Eyberg, Nelson & Boggs, 2008; Daley et al., 2018; Pelham & Fabiano, 2008; Döpfner, Schürmann & Frölich, 2019). Studien haben auch gezeigt, dass Elterntrainings, die darauf abzielen, das Erziehungsverhalten zu verbessern, deutlich wirksamer sind als die Arbeit mit dem Kind allein (Battagliese et al., 2015; Epstein et al., 2015).

Verhaltenstherapeutische Elterntrainings oder -schulungen werden durch verschiedene Berufsgruppen und Institutionen angeboten (u.a. Kinder- und Jugendlichenpsychotherapeutinnen oder -therapeuten, Erziehungsberatungsstellen). Sie werden als Einzel- oder Gruppentraining angeboten und beziehen, wenn möglich, beide Eltern ein. Häufig werden Eltern zunächst dazu angeleitet, familiäre Situationen zu definieren, die sie als besonders belastend erleben. Anschließend wird gemeinsam versucht zu verstehen, wie es dazu kommt, dass das Kind in diesen Situationen Verhaltensauffälligkeiten zeigt. Im nächsten Schritt wird erarbeitet, was Eltern tun können, um das Verhalten zu beeinflussen. Dabei wird beispielsweise besprochen, wie Eltern die Beziehung zu ihrem Kind stärken können, wie sie die Rahmenbedingungen der Situationen, in denen das Verhalten auftritt, ändern können und wie sie auf das Verhalten des Kindes reagieren können, um die Verhaltensauffälligkeiten zu reduzieren oder die Probleme zu lösen.

Elterntrainings können auch als Selbsthilfeprogramme unter Nutzung verschiedener Medien (z.B. Selbsthilfebücher, Online-Elterntrainer) durchgeführt werden. Informationen und Literaturtipps zu Selbsthilfeprogrammen haben wir in Abschnitt 5.3.6 (Online-Elterntrainings und Selbsthilfebücher) zusammengestellt.

1.7.1.3 Schulzentrierte Behandlungsansätze

Treten expansive Verhaltensauffälligkeiten auch im Kindergarten oder in der Schule auf, sind meist schulzentrierte Interventionen hilfreich.

Wenn ein Kind in der Schule expansive Verhaltensprobleme zeigt, sich also unkonzentriert, unruhig, impulsiv oder oppositionell verhält und dadurch den Unterricht stört oder in Konflikte gerät, sehen Lehrkräfte sich oft gezwungen, negative Konsequenzen zu setzen. Dies kann dazu führen, dass das Kind sich zurückgewiesen oder ungerecht behandelt fühlt und es immer häufiger zu negativen Interaktionen zwischen der Lehrkraft und dem Kind kommt.

Verhaltenstherapeutische Lehrkräftetrainings oder -schulungen zielen meist darauf ab, das Verständnis für die Problematik zu verbessern und mit den Lehrkräften zu erarbeiten, wie das betroffene Kind im Unterricht durch klare Strukturen, viel Lob sowie positive und negative Konsequenzen unterstützt werden kann. Eine Vielzahl von Studien belegt, dass solche verhaltenstherapeutischen Interventionen expansive Verhaltensauffälligkeiten in der Schule reduzieren können (Chronis, Jones & Raggi, 2006; Hanisch et al., 2020; Richard et al., 2015). Didaktische Interventionen, wie z.B. das Anpassen von Aufgabenstellungen, das Strukturieren der Lernzeit und der Einsatz von Lernstrategietrainings, zeigen bei Kindern mit ADHS einen positiven Effekt auf die schulische Leistung (DuPaul & Eckert, 1998).

Auch für Lehrkräfte und pädagogische Fachkräfte wurden Selbsthilfeprogramme entwickelt. Von unserer Arbeitsgruppe wurden z.B. in der Reihe „Den Alltag meistern mit ADHS“ Arbeitsbücher publiziert, mit denen wir Lehrkräfte und pädagogische Fachkräfte dabei unterstützen möchten, Lösungs- und Bewältigungsansätze für den Umgang mit unaufmerksamen, unruhigen, impulsiven oder auch oppositionellen oder aggressiven Verhaltensweisen einzelner Schülerinnen und Schüler zu finden (Döpfner, Eichelberger et al., 2021; Döpfner, Plück et al., 2021).

1.7.2 Pharmakotherapie

Wenn die ADHS-Symptome immer wieder zu Problemen führen und das Kind in seiner Teilhabe in der Familie und in der Schule stark beeinträchtigen (z. B. durch stark beeinträchtigte Beziehungen zu Familienmitgliedern oder Lehrkräften oder durch stark beeinträchtigte schulische Leistungsfähigkeit), dann kann über eine medikamentöse Unterstützung nachgedacht werden. Die deutschen Leitlinien sind im internationalen Vergleich (z. B. American Academy of Pediatrics [AAP], 2011; National Institute for Health and Care Excellence [NICE], 2018) eher vorsichtig in Bezug auf den Einsatz von Medikamenten. Und tatsächlich erhalten in Deutschland längst nicht alle Kinder mit ADHS eine Pharmakotherapie. Eine Auswertung von Krankenkassendaten aus den Jahren 2009 bis 2014 (Bachmann, Philipsen & Hoffmann, 2017) zeigte, dass weniger als die Hälfte der Kinder und Jugendlichen mit einer diagnostizierten ADHS eine medikamentöse Behandlung erhielt und dass die Verschreibungsrate von ADHS-Medikation bei Kindern und Jugendlichen in Deutschland eher rückläufig ist.

In Deutschland sind aktuell Psychostimulanzien, Atomoxetin und Guanfacin zur Behandlung von ADHS zugelassen. Am häufigsten werden Psychostimulanzien verschrieben, entweder Methylphenidat (Handelsnamen u. a. Ritalin®, Concerta®, Equasym®, Medikinet®) oder Dexamphetamin oder Lisdexamphetamin (Handelsnamen u. a. Attentin®, Elvanse®). Es gibt Methylphenidat-Präparate mit kurzer Tageswirkdauer und Präparate mit längerer Tageswirkdauer durch eine verzögerte Wirkstofffreisetzung (sogenannte Retard-Präparate).

Zahlreiche Studien bestätigen, dass Psychostimulanzien zu einer signifikanten Verbesserung von Unaufmerksamkeit, Hyperaktivität und Impulsivität führen (Banaschewski et al., 2006; NICE, 2018). Etwa 70 % der Kinder mit stark ausgeprägter ADHS profitieren von der Behandlung und zeigen eine wesentliche Verbesserung der ADHS-Symptome. Allerdings wirken Psychostimulanzien nur so lange, wie die Medikation eingenommen wird. Sobald die Medikamente abgesetzt werden, können die Verhaltensauffälligkeiten wieder zunehmen. Deshalb werden Medikamente oft über mehrere Jahre hinweg verschrieben, und es ist meist eine Kombination mit psychosozialen Interventionen sinnvoll.

Psychostimulanzien wirken nicht dämpfend, sondern aktivieren das sympathische Nervensystem, indem sie die Konzentration bestimmter Neurotransmitter (vor allem Dopamin und Noradrenalin) im Gehirn erhöhen. Das sympathische Nervensystem (Sympathikus) hat eine ergotrope Wirkung, d.h. es versetzt den Körper in eine erhöhte Leistungsbereitschaft. Eine Aktivierung des Sympathikus führt u.a. zu einer Steigerung der Herztätigkeit, des Blutdrucks und des Stoffwechsels. Auf diesem Wege wird die Aufmerksamkeit gesteigert und körperliche Unruhe und Impulsivität reduziert.

Bei Atomoxetin und Guanfacin handelt es sich nicht um Psychostimulanzien. Atomoxetin (Handelsname: u.a. Strattera®) ist ein sogenannter „selektiver Noradrenalin-Wiederaufnahmehemmer", der den Rücktransport des körpereigenen Neurotransmitters Noradrenalin nach dessen Ausschüttung in den synaptischen Spalt hemmt und so die Konzentration von Noradrenalin und (in deutlich geringerem Maße) auch von Dopamin im Gehirn erhöht. Eine Behandlung mit Atomoxetin führt ebenfalls zu einer signifikanten Verbesserung von Unaufmerksamkeit, Hyperaktivität und Impulsivität, jedoch stellt sich die Wirkung oft erst nach mehreren Wochen ein und die Wirksamkeit wird generell als geringer eingeschätzt (Banaschewski et al., 2006; Cortese et al., 2018).

Guanfacin (Handelsname: u.a. Intuniv®) zählt ebenfalls nicht zu den Stimulanzien. Der Arzneistoff stimuliert bestimmt Rezeptoren (Alpha2A-Rezeptoren) und bewirkt u.a. eine Abnahme des Blutdrucks und eine Senkung der Herzfrequenz. Der genaue Wirkmechanismus von Guanfacin bei der Behandlung von ADHS ist nicht vollständig geklärt. Trotz positiver Effekte auf die ADHS-Symptomatik (Hirota, Schwartz & Correll, 2014) ist Guanfacin in Deutschland derzeit für die Behandlung von ADHS bei Kindern und Jugendlichen nur dann zugelassen, wenn eine Behandlung mit Psychostimulanzien nicht geeignet ist, nicht vertragen wird oder unwirksam war.

Sowohl Psychostimulanzien als auch Atomoxetin und Guanfacin werden allgemein gut vertragen. Unerwünschte Nebenwirkungen treten meist nur vorübergehend auf und verschwinden fast immer mit dem Absetzen der Medikation oder einer Reduktion der Dosierung. Die häufigsten Nebenwirkungen sind Appetitlosigkeit, Schlaflosigkeit sowie Kopf- und Bauchschmerzen (Taylor et al., 2004). Manchmal treten eine traurige Verstimmung oder Ängste auf oder, insbesondere bei Atomoxetin, eine Erhöhung der Herzfrequenz oder des Blutdrucks. Guanfacin kann hingegen zu Müdigkeit, einem niedrigen Blutdruck und einer niedrigen Herzfrequenz führen sowie zu einem Anstieg des Body-Mass-Index (BMI). Bei Kindern mit einer individuellen oder familiären Vorgeschichte kann die Behandlung mit Psychostimulanzien Tics auslösen und im Einzelfall vorhandene Tics verstärken (Pringsheim & Steeves, 2011). In diesen Fällen sollte eher eine Behandlung mit Atomoxetin oder Guanfacin erwogen werden.

Bei einer mehrjährigen medikamentösen Behandlung der ADHS kann es aufgrund der Appetitminderung und des damit einhergehenden Gewichtsverlusts zu einer Verzögerung des Wachstums kommen (Swanson et al., 2007). Es gibt Hinweise, dass es sich dabei um eine vorübergehende Wachstumsverzögerung handelt, die später wieder nachgeholt werden kann (Faraone et al., 2008). Bei den Kontrolluntersuchungen werden dennoch neben Blutdruck und Puls auch regelmäßig Körpergewicht, Körpergröße und Wachstum des Kindes überprüft.

Viele Eltern sorgen sich, dass die Medikamente abhängig machen. Dies ist jedoch nicht der Fall. Zahlreiche Studien belegen, dass Kinder und Jugendliche unter einer medikamentösen Behandlung oft eher günstigere Entwicklungsverläufe haben. Sie erreichen bessere Schulabschlüsse und haben oft weniger soziale Probleme (Frederiksen et al., 2013; van de Loo-Neus et al., 2011). Außerdem zeigen sie im Erwachsenenalter weniger delinquentes Verhalten, haben seltener schwere Unfälle und erkranken seltener an einer Sucht (siehe Arnold et al., 2015; Chang et al., 2014; Lichtenstein et al., 2012). Allerdings gib es aus ethischen Gründen keine kontrolliert-randomisierten Studien zu den Vor- und Nachteilen einer langjährigen medikamentösen Behandlung, sodass unser Wissen vor allem aus Beobachtungsstudien stammt.

In unserer Psychotherapieambulanz erleben wir immer wieder, dass Eltern nach jahrelangem Zweifeln und vielen nicht medikamentösen Behandlungen an den Punkt kommen, an dem sie eine Pharmakotherapie ausprobieren möchten und dann erleichtert wahrnehmen, dass sich viele problematische Situationen durch die Medikation deutlich verbessern. Andererseits erleben wir aber auch, dass vielen Kindern durch Veränderungen in der Familie oder der Schule auch ohne Medikation geholfen werden kann. Auch wenn Studien zeigen, dass die Pharmakotherapie die Kernsymptome der ADHS oft besser vermindert als psychosoziale Interventionen (Catala-Lopez et al., 2017), ist eine medikamentöse Behandlung nicht immer notwendig. Wir empfehlen Eltern, sich vor Beginn einer Pharmakotherapie ausführlich durch eine Fachärztin bzw. einen Facharzt für Kinder- und Jugendpsychiatrie beraten zu lassen und darauf zu achten, dass auf eventuell auftretende Nebenwirkungen reagiert wird.

1.7.3 Neurofeedback und diätische Interventionen

In den Leitlinien wird Neurofeedback als *ergänzende Intervention* bezeichnet, die nur dann eingesetzt werden soll, wenn dadurch eine andere wirkungsvollere Therapie nicht verzögert oder verhindert wird (DGKJP, DGPPN & DGSPJ, 2017).

Dies liegt daran, dass die Studienlage zur Wirksamkeit von Neurofeedback derzeit nicht eindeutig ist. Eine Reihe von Studien berichtet positive Effekte von Neurofeedback auf die ADHS-Symptomatik von Kindern und Jugendlichen (siehe Lofthouse et al., 2012; Sonuga-Barke et al., 2013). Eine Metaanalyse von Cortese und Kollegen (Cortese et al., 2016) fand jedoch heraus, dass die positiven Effekte einer Neurofeedbackbehandlung nur durch Personen wahrgenommen wurden, die darüber informiert waren, dass eine Neurofeedbackbehandlung stattgefunden hatte (z. B. Eltern). Personen, die nicht von der Behandlung wussten, nahmen hingegen keine signifikante Veränderung im Verhalten der behandelten Personen wahr. Eine Ausnahme bildeten jedoch Neurofeedbackbehandlungen, die nach einem Standard-Trainingsprotokoll durchgeführt waren. Hier berichteten auch verblindete Beurteilende signifikante Verbesserungen der ADHS-Symptomatik. Die Leitlinien empfehlen daher, dass Neurofeedback, wenn überhaupt, dann nur mittels gut untersuchter Trainingsprotokolle und unter Einsatz von Transferaufgaben zum Übertragen des Erlernten in den Alltag durchgeführt werden soll.

Auch diätische Interventionen werden in den Leitlinien nicht uneingeschränkt empfohlen. Der Verzicht auf künstliche Farbstoffe und andere Ernährungszusätze kann zwar in Einzelfällen hilfreich sein, wird jedoch aufgrund fehlender Wirksamkeitsnachweise (siehe Sonuga-Barke et al., 2013) nicht als generelle Intervention für alle Kinder und Jugendlichen mit ADHS empfohlen. Ebenso kann in Einzelfällen der Verzicht auf bestimmte Nahrungsmittel oder Getränke (Eliminationsdiäten) sinnvoll sein, wenn es konkrete Hinweise darauf gibt, dass diese mit der ADHS-Symptomatik in Zusammenhang stehen. Zum Beispiel beobachten Eltern manchmal, dass zuckerhaltige Lebensmittel die ADHS-Symptome verstärken können. Allerdings fehlen auch hier empirische Nachweise, dass der Verzicht auf bestimmte Nahrungsmittel oder Getränke die ADHS-Symptomatik langfristig beeinflusst (siehe Sonuga-Barke et al., 2013). Da das Weglassen bestimmter Nahrungsmittel möglicherweise mit Mangelerscheinungen einhergehen kann, sollten Eltern sich in diesen Fällen zusätzlich an eine Ernährungsberaterin oder einen Ernährungsberater wenden.

Eine Nahrungsmittelergänzung mit ungesättigten Fettsäuren (Omega-3- und Omega-6-Fettsäuren) wurde einige Zeit als wirksam betrachtet (Bloch & Qawasmi, 2011). Mittlerweile geht man aber davon aus, dass der Effekt dieser Fettsäuren auf die ADHS-Symptomatik äußerst gering ist (siehe Gillies et al., 2012; Sonuga-Barke et al., 2013), sodass die Leitlinien hierzu keine Empfehlungen aussprechen. Tabelle 1) fasst die therapeutischen Maßnahmen bei ADHS zusammen.

Tabelle 1: Übersicht über therapeutische Maßnahmen bei ADHS (DGKJP, DGPPN & DGSPJ, 2017)

Interventionsform	Anmerkung
Psychoedukation	empfohlen als Grundlage aller folgenden Behandlungsschritte
Psychosoziale Interventionen	
Kindzentrierte Interventionen: • Spieltraining	 empfohlen als ergänzende Maßnahme bei Vorschulkindern
• kognitiv-verhaltenstherapeutische Ansätze (Regulation des Aktivierungsniveaus, Training organisatorischer Fertigkeiten, Selbstinstruktionstraining, Selbstmanagement-Training, soziales Kompetenztraining)	empfohlen als ergänzende Maßnahme bei Schulkindern und Jugendlichen
Eltern- und familienzentrierte Interventionen	empfohlen als Mittel der ersten Wahl bei Vorschulkindern mit ADHS und bei Schulkindern und Jugendlichen mit leichter oder mittelschwerer ADHS-Symptomausprägung
Schul- und kindergartenzentrierte Interventionen	empfohlen bei Kindern mit ADHS, die Verhaltensauffälligkeiten in der Schule oder im Kindergarten zeigen
Pharmakotherapie	
• Psychostimulanzien • Atomoxetin • Guanfacin	empfohlen als Mittel der ersten Wahl bei Kindern und Jugendlichen mit starker ADHS und alternativ zu psychosozialen Interventionen auch bei Kindern und Jugendlichen mit moderater ADHS
Weitere Interventionen	
Neurofeedback	empfohlen als ergänzende Maßnahme, wenn dadurch eine andere wirkungsvolle Therapie nicht verzögert oder behindert wird und unter der Voraussetzung, dass ein gut untersuchtes Standardprotokoll mit Transferübungen eingesetzt wird

Tabelle 1: Fortsetzung

Interventionsform	Anmerkung
Diätische Maßnahmen:	
• Verzicht auf künstliche Farbstoffe	nicht generell für alle Kinder und Jugendlichen mit ADHS empfohlen, auch wenn eine Durchführung im Einzelfall hilfreich sein kann
• Eliminationsdiäten	nur dann empfohlen, wenn es konkrete Hinweise auf Zusammenhänge zwischen bestimmten Nahrungsmitteln und ADHS-Symptomen gibt und eine Ernährungsberaterin bzw. ein Ernährungsberater einbezogen wird
• ungesättigte Fettsäuren (Omega-3-, Omega-6-Fettsäuren)	keine definitive Empfehlung aufgrund unklarer Datenlage

2 Der verhaltenstherapeutische Ansatz

Die in diesem Praxisleitfaden beschriebenen Interventionen basieren auf einem verhaltenstherapeutischen Ansatz. Das bedeutet, dass das Ziel der Interventionen der Aufbau oder die Zunahme von erwünschten Verhaltensweisen ist (z. B. konzentriertes Bearbeiten von Übungsaufgaben), während als problematisch empfundenes Verhalten (z. B. häufiges Aufstehen oder Arbeitsverweigerung) reduziert werden soll. Bei expansiven Verhaltensproblemen liegt ein wesentlicher Schwerpunkt der Verhaltenstherapie darin, das erwünschte Verhalten des Kindes systematisch zu verstärken und förderliche Rahmenbedingungen herzustellen, also die Situation, in der das problematische Verhalten auftritt, zu verändern. Auch kindzentrierte Interventionen (z. B. Selbstinstruktions- und Selbstmanagementtrainings) sind häufig Bestandteil eines verhaltenstherapeutischen Behandlungskonzeptes (siehe Abbildung 1).

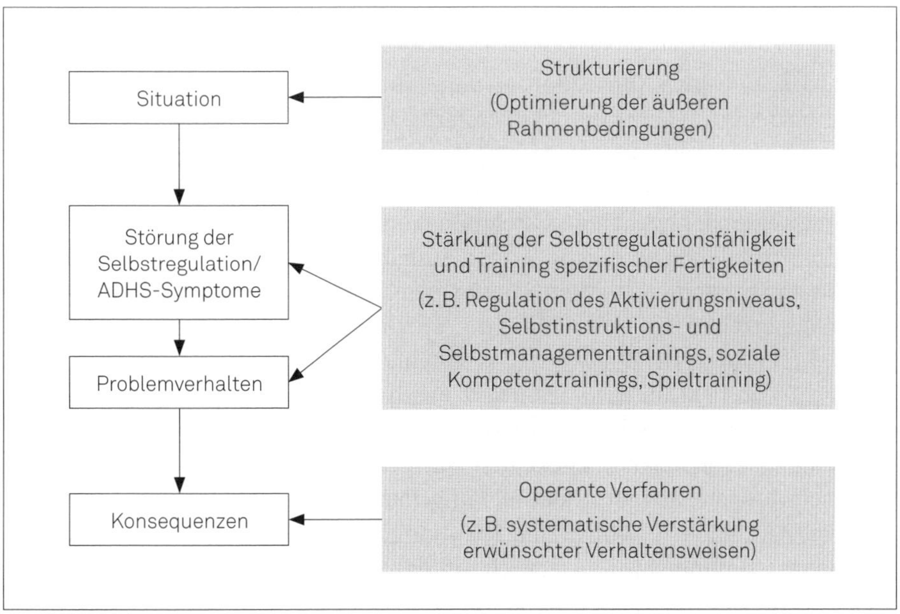

Abbildung 1: Ansatzpunkte bei der verhaltenstherapeutischen Behandlung von expansiven Verhaltensproblemen

Um Ansatzpunkte für Veränderungen zu finden, wird in der Verhaltenstherapie mit Kindern und Jugendlichen zunächst möglichst konkret und situationsbezogen definiert, welches Verhalten als problematisch empfunden wird *(Problemdefinition)* und welche Einflussfaktoren dazu beitragen, dass das Kind dieses Verhalten zeigt. In dieser sogenannten *Verhaltensanalyse* werden neben den Merkmalen des Kindes (Persönlichkeitsmerkmale, Temperament, Erkrankungen, Belastungen, aber auch Ressourcen und Stärken) auch die Merkmale der spezifischen Situationen, in denen das Verhalten auftritt (Rahmenbedingungen), betrachtet sowie die positiven oder negativen Konsequenzen, die auf das Verhalten folgen (siehe z. B. Wittchen & Hoyer, 2011). Basierend auf den Ergebnissen der Verhaltensanalyse werden dann passende Interventionen gewählt, die dem Kind oder der Jugendlichen bzw. dem Jugendlichen helfen, ein zuvor definiertes *Zielverhalten* zu zeigen oder zu erlernen.

2.1 Positive und negative Konsequenzen

Der amerikanische Psychologe Burrhus F. Skinner (1904–1990) beobachtete, dass Verhalten nicht nur durch vorhergehende Stimuli beeinflusst wird (wie etwa beim klassischen Konditionieren), sondern dass die Häufigkeit von Verhalten auch durch seine Konsequenzen bestimmt wird. Als *Verstärker* bezeichnete er eine Konsequenz, die die Auftretenswahrscheinlichkeit eines Verhaltens erhöht, während eine *Bestrafung* die Auftretenswahrscheinlichkeit verringert. Diese Beobachtung, die Skinner als *operante Konditionierung* bezeichnete, bildete die Grundlage für die vielfältigen operanten Methoden, mit denen heute in der Verhaltenstherapie gearbeitet wird.

Meist wirken positive Konsequenzen verstärkend. Ein Kind wird ein bestimmtes Verhalten demnach häufiger (oder verstärkt) zeigen, wenn auf das Verhalten eine angenehme Konsequenz folgt, wie z. B. Anerkennung, Zuwendung oder ein anderes schönes Ereignis. Man nennt dies *positive Verstärkung*. Auch das Wegfallen oder Entfernen eines unangenehmen Ereignisses oder Zustandes, wie z. B. der Abbruch oder die Vermeidung einer schwierigen Aufgabe, kann als angenehm empfunden werden und verstärkend wirken. Diese sogenannte *negative Verstärkung* kann gezielt eingesetzt werden, um erwünschte Verhaltensweisen aufzubauen, z. B., wenn eine Lehrperson einem Kind sagt, dass es keine Hausaufgaben aufbekommt, wenn es ihm gelingt, 15 Minuten konzentriert zu arbeiten. *Negative Verstärkungsprozesse* können aber auch ungeplant stattfinden und werden oft als Erklärungsmodell für Vermeidungsverhalten herangezogen. Man geht davon aus, dass die Vermeidung einer schwierigen Aufgabe oder einer angstauslösenden Situation zu einer kurzfristigen Reduktion von Angst und Spannung führt, welche als erleichternd und angenehm empfunden wird. Dadurch tritt das Vermeidungsverhalten immer häufiger auf, und das Kind macht nicht (oder nur sehr selten) die Erfahrung, die Situation meistern zu können. Langfristig bleiben Erfahrungen der Selbstwirksamkeit daher aus und die Angst vor der Situation wird immer größer.

Als negativ oder unangenehm erlebte Konsequenzen führen meist dazu, dass ein Verhalten seltener auftritt. Eine negative Konsequenz kann darin bestehen, dass ein unangenehmes Ereignis auf das Verhalten folgt, z. B., wenn ein Kind das verschüttete Wasser wieder aufwischen muss. Eine negative Konsequenz kann aber auch darin bestehen, dass etwas Schönes weggenommen oder entfernt wird, z. B., wenn ein Kind wegen eines Regelverstoßes während der Pause nicht auf den Schulhof darf.

In vielen Situationen hat ein Verhalten nicht nur eine, sondern mehrere, teils unterschiedliche Konsequenzen. Manche Konsequenzen folgen direkt auf das Verhalten (kurzfristige Konsequenzen), andere zeigen sich erst später (langfristige Konsequenzen). Ein Schüler, der die Schule schwänzt, erlebt z. B. kurzfristig angenehme Folgen seines Verhaltens: Die Angst vor dem Unterricht nimmt ab oder verschwindet, er hat freie Zeit und erfährt eventuell sogar Anerkennung durch seine Mitschülerinnen und Mitschüler. Langfristig überwiegen oft die negativen Folgen: Die Eltern schimpfen, die Lehrer geben schlechte Noten und ggf. muss der Schüler die Schule auch verlassen.

Kinder mit ADHS sprechen auf kleine und unmittelbare Belohnungen besser an als auf größere Belohnungen, die ihnen zu einem späteren Zeitpunkt in Aussicht gestellt werden (Jackson & MacKillop, 2016; Marx et al, 2021). Diese Fähigkeit, Belohnungen aufzuschieben, ist bei Kindern generell geringer ausgeprägt als bei Jugendlichen oder Erwachsenen (Oerter & Montada, 2008). Kinder mit ADHS sind jedoch besonders empfänglich für zeitnahe Belohnungen. Studien haben gezeigt, dass eine direkte Verstärkung bei Kindern mit ADHS zu einer Verbesserung ihrer Leistungsfähigkeit bei kognitiven Aufgaben führt. Interessanterweise ist dieser Effekt bei Kindern mit ADHS stärker ausgeprägt als bei Gleichaltrigen ohne ADHS (siehe Ma, van Duijvenvoorde & Scheres, 2016). Diese Beobachtung können Sie sich bei der Behandlung von Kindern mit ADHS oder ADHS-Symptomen zunutze machen, indem Sie erwünschtes Verhalten unverzüglich durch ein Lob oder eine kleine, attraktive Belohnung verstärken.

Die Wirksamkeit von systematischer Verstärkung und anderen operanten Verfahren ist bei Kindern mit expansiven Verhaltensproblemen gut belegt (Coles et al., 2020; Daley et al., 2018; De Meyer, Becker, Tripp & van der Oord, 2019; Waschbusch et al., 2020). In Kapitel 4.2 (Systematisch belohnen) stellen wir dar, wie Sie erwünschtes Verhalten im lerntherapeutischen Setting verstärken können. Obwohl es Hinweise darauf gibt, dass negative Konsequenzen bei Kindern mit ADHS und anderen expansiven Verhaltensproblemen weniger wirksam sind als bei Gleichaltrigen ohne expansive Verhaltensprobleme (Groen, Gaastra, Lewis-Evans & Tucha, 2013; Humphreys & Lee, 2011), können diese aus unserer Sicht unter ganz bestimmten Voraussetzungen angemessen sein. In Kapitel 4.3 (Negative Konsequenzen) beschreiben wir daher auch, wie Sie im lerntherapeutischen Setting negative Konsequenzen setzen können.

2.2 Problem- und Zieldefinition im lerntherapeutischen Kontext

Um passende Interventionen für ein bestimmtes Kind oder eine Jugendliche bzw. einen Jugendlichen auszuwählen, ist es wichtig, dass Sie sich vorab bewusst machen, welche Verhaltensweisen des Kindes oder der bzw. des Jugendlichen Sie als problematisch empfinden, da sie die Durchführung von Übungsaufgaben erschweren *(Problemverhalten)*, und welche Verhaltensweisen die Durchführung von Übungsaufgaben erleichtern oder erst ermöglichen würden *(Zielverhalten)*.

Versuchen Sie sich bei der Definition des *Problemverhaltens* anfangs auf einige wenige problematische Verhaltensweisen zu fokussieren, die Sie als belastend für das Kind oder die Jugendliche bzw. den Jugendlichen oder sich selbst erleben und die Sie als veränderbar einschätzen. So vermeiden Sie, dass an zu vielen Problemen gleichzeitig gearbeitet wird und nicht nur Sie, sondern auch das Kind oder die bzw. der Jugendliche sich überfordert fühlen. Bei der Problemdefinition ist es außerdem wichtig, dass das als problematisch empfundene Verhalten möglichst konkret und situationsspezifisch formuliert wird. Dabei können die folgenden Fragen hilfreich sein:

- Was genau macht das Kind oder die bzw. der Jugendliche?
- In welchen Situationen zeigt das Kind oder die bzw. der Jugendliche dieses Verhalten?
- Wie oft tritt das Verhalten auf?
- In welchen Situationen tritt das Verhalten nicht oder weniger stark ausgeprägt auf?

Das *Zielverhalten* sollte aus der Problemdefinition abgeleitet werden. Überlegen Sie möglichst genau, welches Verhalten das Kind oder die bzw. der Jugendliche in der spezifischen Situation zeigen soll, damit die lerntherapeutischen Übungsaufgaben durchgeführt werden können und das Kind oder die bzw. der Jugendliche von den Übungen profitieren kann. Versuchen Sie, realistische Ziele zu definieren, die das Kind oder die bzw. der Jugendliche erreichen kann. Das Ziel der Interventionen ist nicht ein „problemloses" Kind oder eine „problemlose" jugendliche Person, sondern eine Verminderung der Probleme. Häufig wird als Zielverhalten festgelegt, dass ein als problematisch empfundenes Verhalten seltener oder weniger intensiv auftritt oder durch ein anderes Verhalten ersetzt wird.

In den Tabellen 2 und 3 haben wir einige Beispiele für konkret und situationsspezifisch formulierte Problem- und Zieldefinitionen zusammengestellt. Im Folgenden möchten wir die Definition des Problem- und Zielverhaltens am Beispiel von Finn verdeutlichen.

Tabelle 2: Beispiele für die Problemdefinition

Unkonkrete oder nicht situationsspezifische Problemdefinition	Konkrete und situationsspezifische Problemdefinition
Julia ist ständig abgelenkt.	Julia hat in Stillarbeitsphasen Schwierigkeiten, bei den Aufgaben zu bleiben.
Emil ist unkonzentriert.	Emil hat in Stillarbeitsphasen Schwierigkeiten, mit einer Aufgabe zu beginnen.
Lukas macht nicht mit.	Lukas beginnt nicht mit den Übungsaufgaben, wenn ich ihn dazu auffordere.
Michelle zappelt pausenlos rum.	Während der Bearbeitung von Arbeitsblättern kippelt Michelle mit dem Stuhl und trommelt mit den Fingern auf den Tisch.
Vanessa hält sich nicht an Gesprächsregeln.	Vanessa unterbricht mich, wenn ich ihr eine Aufgabe erläutere.

Tabelle 3: Beispiele für die Definition von Zielverhalten

Problemdefinition	Zielverhalten
Während der Bearbeitung von Übungsaufgaben spielt Mila mit dem Stift.	Während der Bearbeitung von Übungsaufgaben legt Mila den Stift aus der Hand, wenn sie ihn nicht braucht.
Ava hat Schwierigkeiten, in Stillarbeitsphasen Aufgaben vollständig zu beenden und bricht Aufgaben ab, wenn sie nicht weiterkommt.	Ava bearbeitet in der Stillarbeitsphase mindestens eine Aufgabe vollständig und bittet mich um Hilfe, wenn sie diese braucht.
Jonas beginnt mit der Bearbeitung von Übungsaufgaben, bevor er die Aufgabenstellung gelesen hat.	Jonas nimmt den Stift erst dann in die Hand, nachdem er die Aufgabenstellung gelesen und sie mir in seinen eigenen Worten erklärt hat.
Elias beginnt bei Rechtschreibübungen nicht mit der Fehlerkorrektur, wenn ich ihn dazu auffordere.	Elias beginnt spätestens nach der zweiten Aufforderung mit der Fehlerkorrektur.
Ella unterbricht mich, wenn ich ihr eine Übung erkläre.	Ella hört auf zu sprechen und lässt mich den Satz beenden, wenn ich das vereinbarte Handzeichen zeige.

Fallbeispiel Finn: Problem- und Zielverhalten

Der neunjährige Finn befindet sich aufgrund einer ausgeprägten Lese-Rechtschreibstörung (LRS) seit zwei Monaten in lerntherapeutischer Behandlung. Wie viele Kinder mit einer LRS zeigt Finn Symptome der Unaufmerksamkeit. Er ist oft unkonzentriert und unaufmerksam gegenüber Details, schnell abgelenkt und häufig nicht in der Lage, sich längere Zeit auf eine Aufgabe oder Tätigkeit zu konzentrieren. Zudem zeigt er einen hohen Bewegungsdrang und impulsive Handlungen: Er wackelt in Stillarbeitsphasen oft auf dem Stuhl herum, unterbricht die Lerntherapeutin regelmäßig und beginnt häufig mit der Bearbeitung von Aufgaben, bevor er die Aufgabenstellung vollständig gelesen hat. Und das, obwohl die Lerntherapeutin ganz bewusst viele Bewegungsübungen mit Finn durchführt.

In den letzten Wochen empfindet die Lerntherapeutin es vor allem als problematisch, dass Finn während der Bearbeitung von Übungsaufgaben mehrfach aufsteht, um etwas zu erledigen oder zu holen. Kaum hat er begonnen, eine Aufgabe konzentriert zu bearbeiten, steht er wieder auf und sagt Sätze wie „Ich gehe mal kurz meinen Stift aus meiner Tasche holen." oder „Ich muss kurz schauen, ob mein Portemonnaie in meiner Jackentasche ist.".

Wenn die Lerntherapeutin Finn auffordert, sich wieder hinzusetzen und sitzen zu bleiben, bis er alle vorgesehenen Aufgaben bearbeitet hat, scheint er sie nicht zu hören und stürmt einfach davon. Die Lerntherapeutin wiederholt die Aufforderung oft mehrfach und ruft ihm hinterher, ohne dass Finn reagiert. (*Problemverhalten:* Finn steht während der Bearbeitung von Übungsaufgaben mehrfach auf und entfernt sich trotz mehrfacher Aufforderung sich hinzusetzen vom Arbeitsplatz, um etwas zu erledigen.)

An manchen Tagen ist die Lerntherapeutin über dieses Verhalten so verärgert, dass sie die Geduld verliert und Sätze sagt wie „Jetzt bleib doch endlich mal sitzen, das kann doch wirklich nicht so schwer sein" oder „Wenn du jetzt nicht zurückkommst, müssen wir gleich ganz von vorne anfangen". An manchen Tagen reagiert Finn wütend und sagt Sätze wie „Ist mir doch ganz egal. Ich habe sowieso keine Lust mehr." Es kommt auch vor, dass er eine Tür zuknallt oder Materialien auf den Boden wirft. Daraufhin fühlt sich die Lerntherapeutin häufig ratlos und überfordert. Da sie Finn ja schließlich nicht dazu zwingen kann, sitzen zu bleiben, gibt sie an dieser Stelle oft nach und fordert Finn lediglich auf, schnell wieder zurückzukommen („Also gut, dann geh jetzt deinen eigenen Stift holen und komm danach bitte direkt zurück").

An manchen Tagen hat die Lerntherapeutin das Gefühl, Finn nur noch zu ermahnen, und sie fühlt sich zu erschöpft, um Finn ständig aufzufordern, während der Bearbeitung von Übungsaufgaben sitzen zu bleiben. An diesen Tagen kommentiert sie es nicht, wenn er aufsteht, und wartet einfach ab, bis er wiederkommt. Einerseits fühlt sie sich dann erleichtert, dass die Situation ohne Wutausbruch verläuft, andererseits hat sie den Eindruck, dass Finn sich immer weniger bemüht, ihren Aufforderungen nachzukommen.

Sie wünscht sich, dass Finn nur zwischen zwei Aufgaben aufsteht, um etwas zu holen oder zu erledigen (nicht während einer Aufgabe) und dass er sie vorher fragt, ob er aufstehen darf *(Zielverhalten)*.

Wenn Sie diesen Praxisleitfaden dazu nutzen möchten, das Verhalten eines bestimmten Kindes oder einer bzw. eines Jugendlichen zu verändern, bietet das Arbeitsblatt 1 (Problemverhalten; siehe Anhang) Ihnen die Möglichkeit, zwei problematische Verhaltensweisen aufzuschreiben, die das Kind oder die bzw. der Jugendliche in der Lerntherapie zeigt. Sie können auf dem Arbeitsblatt auch eintragen, wie stark das Problemverhalten ausgeprägt ist. Wenn Sie die Problemstärke über mehrere Wochen hinweg regelmäßig eintragen, können Sie sehen, ob im Verlauf eine Reduktion des Problemverhaltens auftritt.

2.3 Verhaltensanalyse im lerntherapeutischen Setting

Ziel der Verhaltensanalyse ist es, herauszufinden, welche Merkmale oder Faktoren möglicherweise dazu beitragen, dass das individuelle Problemverhalten des Kindes oder der bzw. des Jugendlichen auftritt (auslösende Bedingungen) oder bestehen bleibt (aufrechterhaltende Bedingungen). Man spricht auch von der Erstellung eines *individuellen Bedingungsmodells*. Wenn Sie das Verhalten eines bestimmten Kindes oder einer bzw. eines Jugendlichen in der Lerntherapie verändern möchten, können Sie das Arbeitsblatt 2 (Bedingungsmodell; siehe Anhang und Abbildung 2) nutzen, um mögliche Einflussfaktoren auf das zuvor definierte Problemverhalten zu sammeln. In Tabelle 4 haben wir einige Leitfragen aufgelistet, die Ihnen helfen können, die für das lerntherapeutische Setting relevanten Merkmale auf den verschiedenen Ebenen (Kind, Situation, eigenes Verhalten) zu beschreiben.

Tabelle 4: Leitfragen zur Erstellung eines individuellen Bedingungsmodells im lerntherapeutischen Setting

	Leitfragen
Merkmale des Kindes	*Welche individuellen Voraussetzungen bringt das Kind mit?* • Welche Temperamentsmerkmale zeigt das Kind? • Zeigt das Kind Probleme in der Selbststeuerung, der Konzentration, der Impulsivität oder der Emotionsregulation?

Tabelle 4: Fortsetzung

	Leitfragen
	• Liegen körperliche oder psychische Belastungen oder Beeinträchtigungen vor? • Welche Stärken und Ressourcen hat das Kind?
Merkmale der Situation	*Welche Rahmenbedingungen bestehen in der Lerntherapie?* • Besteht eine positive und vertrauensvolle therapeutische Beziehung zwischen Ihnen und dem Kind? • Ist der Arbeitsplatz gut strukturiert und reizarm? • Sind die Arbeitsmaterialien gut strukturiert? • Gibt es eine feste zeitliche Struktur, an der sich das Kind orientieren kann?
Verhalten der Lerntherapeutin bzw. des Lerntherapeuten	*Wie kommunizieren Sie Ihre Erwartungen und Aufgabenstellungen?* • Gibt es klare Regeln, an denen sich das Kind orientieren kann? • Geben Sie klare Aufforderungen, damit das Kind weiß, was von ihm erwartet wird? *Wie reagieren Sie auf das Verhalten des Kindes?* • Loben und verstärken Sie das Kind regelmäßig, wenn es sich so verhält, wie Sie es von ihm erwarten? • Reagieren Sie manchmal inkonsequent oder ungehalten, wenn das Kind als problematisch empfundenes oder regelverletzendes Verhalten zeigt? • Wirkt Ihre Reaktion auf das Problemverhalten des Kindes *verstärkend* (z. B. indem eine Aufgabe vermieden werden kann)?

Fallbeispiel Finn: Verhaltensanalyse

Nach der Definition des Problemverhaltens überlegt die Lerntherapeutin, welche Faktoren das Problemverhalten möglicherweise ausgelöst haben oder aufrechterhalten, und füllt das Arbeitsblatt 2 (Bedingungsmodell) aus (siehe Abbildung 2).

Individuelle Voraussetzungen des Kindes: Die Lerntherapeutin trägt Lese-Rechtschreibschwierigkeiten, Konzentrationsprobleme, Impulsivität und einen hohen Bewegungsdrang als mögliche Einflussfaktoren ein. Sie vermutet zudem, dass Finn aufgrund zahlreicher Misserfolgserlebnisse ein niedriges Selbstwertgefühl und eine niedrige Frustrationstoleranz entwickelt hat und schreibt dies ebenfalls auf.

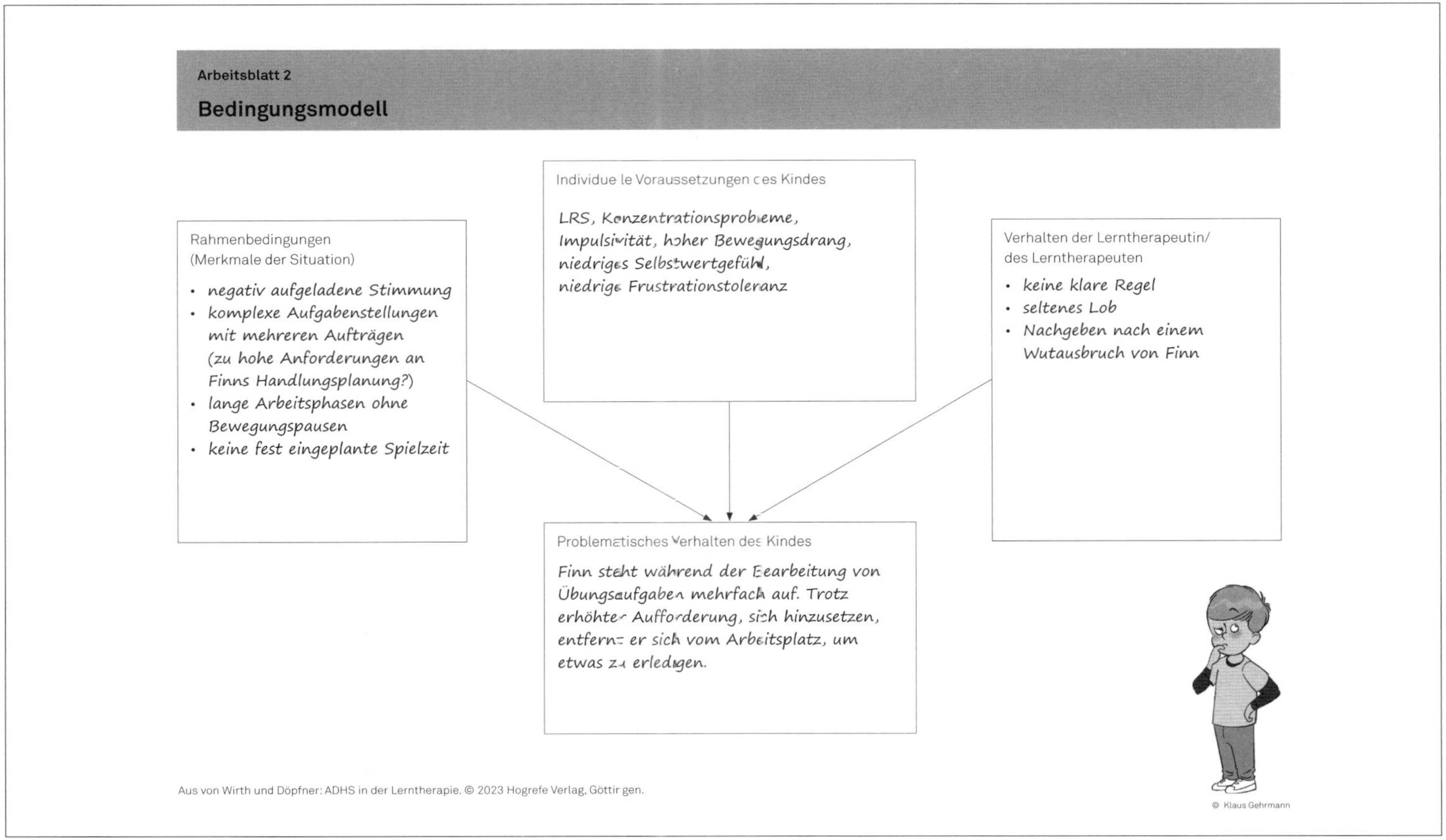

Abbildung 2: Bedingungsmodell im Fallbeispiel Finn (Arbeitsblatt 2)

Rahmenbedingungen der Lerntherapie: Anschließend betrachtet die Lerntherapeutin die Situation, in der das Problemverhalten typischerweise auftritt, genauer. Als erstes fragt sie sich, ob eine positive und vertrauensvolle Beziehung besteht. Dabei fällt ihr auf, dass sie die Sitzungen mit Finn zunehmend als anstrengend empfindet und sich immer öfter eine negativ aufgeladene Stimmung einstellt. Unter diesen Veränderungen leidet die therapeutische Beziehung, die sie anfangs durchaus als positiv empfunden hat. Die Lerntherapeutin hat den Eindruck, dass Finn nicht mehr gerne zu den Sitzungen kommt.

Als zweites nimmt die Lerntherapeutin den Arbeitsplatz und die Arbeitsmaterialien unter die Lupe. Sie findet, dass der Arbeitsplatz ausreichend strukturiert ist und keine überflüssigen, ablenkenden Reize enthält. Auch bewertet sie den Schwierigkeitsgrad der Lese-Rechtschreibübungen als adäquat und gut auf die Lernziele abgestimmt. Allerdings fällt ihr auf, dass die Aufgabenstellungen hohe Anforderungen an Finns Handlungsplanung stellen. Viele Übungen enthalten komplexe Aufgabenstellungen mit gleich mehreren Aufträgen, sodass Finn möglicherweise den Überblick verliert und die Aufgaben deshalb abbrechen möchte.

Schließlich geht die Lerntherapeutin in Gedanken die zeitliche Struktur der Sitzungen durch. Dabei fällt ihr auf, dass die Arbeitsphase innerhalb der Sitzungen recht lang ist und keine Bewegungspausen während der Arbeitsphase vorgesehen sind, sodass Finn aufgrund seiner Konzentrationsprobleme und seines hohen Bewegungsdrangs möglicherweise überfordert ist. Auch fällt ihr auf, dass die Arbeitsphase oft länger dauert als geplant, sodass am Ende der Sitzung keine Zeit für einen positiven Abschluss, z. B. in Form einer Spielzeit, bleibt. Die Lerntherapeutin kommt zu dem Schluss, dass das Fehlen einer festen zeitlichen Struktur mit einer vorhersagbaren Dauer der Arbeitsphase und einer fest eingeplanten und durchgeführten Spielzeit möglicherweise die Entstehung des Problemverhaltens begünstigt hat.

Verhalten der Lerntherapeutin: Dann prüft die Lerntherapeutin ihr eigenes Verhalten in der Situation. Ihr fällt auf, dass sie keine klare Regel in Bezug auf Sitzenbleiben-Müssen oder Aufstehen-Dürfen während der Arbeitsphase mit Finn vereinbart hat. Sie war einfach davon ausgegangen, dass Finn weiß, dass er während der gesamten Arbeitsphase auf seinem Stuhl sitzen bleiben sollte. Sie überlegt nun, ob dies ein realistisches Ziel für Finn ist oder ob sie damit zu viel von ihm erwartet. Als individuelles Zielverhalten hat sie im vorherigen Schritt ja bereits ein weniger hoch gestecktes Ziel definiert („Finn steht nur zwischen zwei Aufgaben auf, um etwas zu holen oder zu erledigen (nicht während einer Aufgabe) und fragt vorher, ob er aufstehen darf.“).

Abschließend betrachtet die Lerntherapeutin ihre Reaktionen auf Finns Verhalten. Dabei fällt ihr zunächst auf, dass sie Finn in den ersten Wochen der

Lerntherapie viel mehr gelobt hat als nun. Seitdem die Lerntherapie für Finn den Reiz des Neuen verloren hat und die Konzentrationsprobleme und der hohe Bewegungsdrang deutlicher zutage treten, reagiert sie zunehmend nur noch auf die Verhaltensweisen, die sie als störend oder problematisch empfindet, und sie neigt dazu, es zu übersehen oder zu ignorieren, wenn Finn sich so verhält, wie sie es von ihm erwartet. Wenn Finn sich also direkt nach der ersten Aufforderung wieder hinsetzt, denkt sie sich: „Wie ärgerlich, dass er gerade aufgestanden ist, dadurch hat er den Faden verloren und muss sich die Aufgabe wieder neu durchlesen." Meist gibt sie ihm dann keine positive Rückmeldung, obwohl er ihre Aufforderung direkt befolgt hat.

Außerdem muss die Lerntherapeutin sich eingestehen, dass sie Finns Wutausbrüche wahrscheinlich ungewollt belohnt, indem sie sich inkonsequent verhält und ihre Aufforderung nach einem Wutausbruch zurückzieht. Möglicherweise hat Finn bereits zu Hause oder in der Schule die Erfahrung gemacht, dass er durch einen Wutanfall eine unliebsame Aufgabe vermeiden kann. Die Lerntherapeutin bestätigt ihm nun durch ihr Verhalten, dass ein Wutausbruch eine wirksame Strategie ist, um sich durchzusetzen.

2.4 Teufelskreismodell

Zur Verdeutlichung, wie bestimmte Interaktionsmuster zur Aufrechterhaltung von oppositionell-verweigerndem Verhalten beitragen können, wird häufig das Teufelskreismodell herangezogen (Döpfner, Schürmann & Frölich, 2019; Hanisch et al., 2018). Das Teufelskreismodell (siehe Abbildung 3) ist ein ursprünglich von Barkley (1981) entwickeltes Modell, das typische Interaktionen beschreibt, in die Erwachsene (Eltern, Lehrkräfte, Therapeutinnen und Therapeuten) und Kinder mit expansiven Verhaltensweisen manchmal geraten. Wir möchten hier zunächst den Teufelskreis vorstellen. Da der Teufelskreis Ansatzpunkte aufzeigt, um das Verhalten des Kindes (und auch das Verhalten der erwachsenen Person) zu ändern, ist er für diesen Praxisleitfaden von großer Bedeutung. Wir bitten Sie daher, zu reflektieren, ob und in welchen Situationen Sie ebenfalls in diesen Teufelskreis geraten oder geraten sind und ob Sie sich in den beschriebenen Reaktionen zumindest teilweise wiederfinden.

1. Die bzw. der Erwachsene stellt dem Kind eine Aufforderung

In vielen alltäglichen Situationen (auch in der Lerntherapie) werden Kinder dazu aufgefordert, etwas Bestimmtes zu tun oder zu lassen. Die Kinder können dieser Aufforderung nachkommen oder auch nicht. Wenn ein Kind tut, was der Erwach-

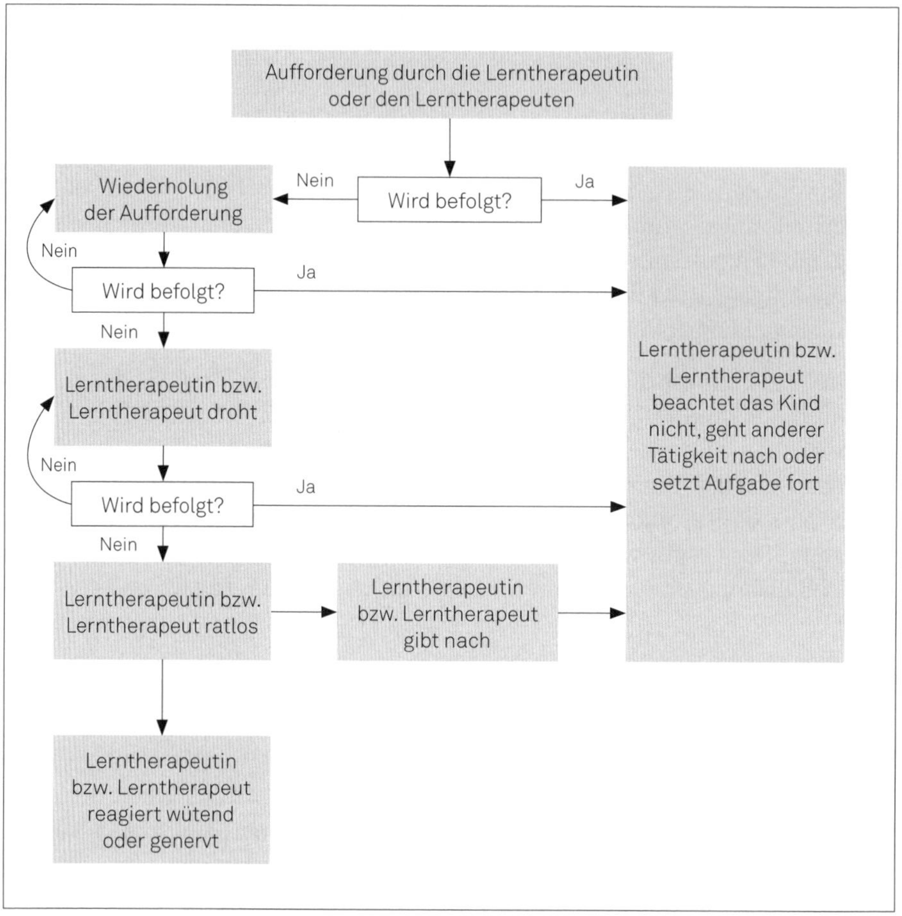

Abbildung 3: Teufelskreismodell (nach Döpfner, Schürmann & Frölich, 2019)

sene gesagt hat, dann beachten viele Erwachsene dies nicht weiter. Vielleicht, weil sie meinen, das Verhalten des Kindes sei selbstverständlich. Statt dem Kind Beachtung zu schenken, gehen sie zu einer anderen Aufgabe über oder fahren beispielsweise mit der Übungsaufgabe fort. Wenn das Kind der Aufforderung nicht nachkommt, beginnt oft der Teufelskreis.

2. Die bzw. der Erwachsene wiederholt die Aufforderung

Oft wiederholen Erwachsene ihre Aufforderungen mehrfach. Mit jeder Wiederholung werden sie ärgerlicher, gereizter und lauter. Kommt es dazu, dass ein Kind der Aufforderung nun nachkommt, dann wird dem erneut häufig keine positive Beachtung geschenkt. Im Gegenteil: Viele Erwachsene sind weiterhin verärgert und sagen Sätze wie „Warum nicht gleich so?“ oder „Geht doch!“. Wenn ein Kind einer Aufforderung trotz mehrfacher Wiederholungen immer noch nicht nachkommt, dreht sich der Teufelskreis weiter.

3. Die bzw. der Erwachsene droht

Nicht selten werden nun Drohungen ausgesprochen. Dem Kind wird angekündigt, was passieren wird, wenn es nicht tut, was ihm gesagt wird. Weil Erwachsene zu diesem Zeitpunkt oft schon sehr verärgert sind, kann es vorkommen, dass die Drohungen nicht gut überlegt und daher zu heftig sind. Wenn ein Kind an dieser Stelle tut, was der Erwachsene sagt, wenden viele Erwachsene sich verärgert ab und wenden sich einer anderen Aktivität zu. Wenn das Kind trotz der ausgesprochenen Drohungen weiterhin nicht tut, was der Erwachsene sagt, geht der Teufelskreis weiter.

4. Die bzw. der Erwachsene ist ratlos

An dieser Stelle fühlen Erwachsene sich oft ratlos und wissen nicht mehr weiter. Viele sehen jetzt nur noch zwei Möglichkeiten, zu reagieren: (1) Sie geben nach und fordern nicht mehr das, was sie eigentlich wollten. (2) Die zweite Möglichkeit, die manche Erwachsene sehen, ist eine (verbal) aggressive Reaktion auf das oppositionelle Verhalten des Kindes. Der Erwachsene schreit das Kind an oder beschimpft es.

5. Welche Erfahrungen macht das Kind im Teufelskreis?

Ein Kind kann im Teufelskreis unterschiedliche Erfahrungen machen. Wenn die bzw. der Erwachsene am Ende ihre bzw. seine Aufforderung zurückzieht, macht das Kind die Erfahrung, dass es nur lange genug durchhalten muss, um einer unliebsamen Aufgabe entgehen zu können. Es lernt, dass es die Aufforderungen und Drohungen der erwachsenen Person nicht ernst zu nehmen braucht. Dies erhöht die Wahrscheinlichkeit, dass das Kind beim nächsten Mal erneut nicht tut, wozu ihn die bzw. der Erwachsene auffordert. Wenn die erwachsene Person am Ende aggressiv reagiert und das Kind anschreit oder beschimpft, dann bietet sie dem Kind ein aggressives Rollenmodell. Das Kind lernt, dass man sich mit aggressivem Verhalten durchsetzen kann. Vielleicht wird das Kind beim nächsten Mal tun, was die bzw. der Erwachsene ihm sagt. In Situationen mit Gleichaltrigen oder Geschwistern steigt jedoch die Wahrscheinlichkeit, dass es sich aggressiv verhält, um seine Wünsche und Interessen durchzusetzen. Wenn das Kind es schafft, aus dem Teufelskreis auszusteigen und der Aufforderung der erwachsenen Person nachkommt, macht es die Erfahrung, dass angemessenes Verhalten nicht weiter beachtet und nicht belohnt wird. Auch diese Erfahrung kann dazu führen, dass das Kind in Zukunft eher seltener das tut, wozu die erwachsene Person es auffordert.

6. Welche Erfahrungen macht die bzw. der Erwachsene im Teufelskreis?

Fast alle Erwachsenen geraten im Umgang mit Kindern von Zeit zu Zeit in den Teufelskreis. Insbesondere Eltern und Lehrkräfte von Kindern mit ADHS kennen den Teufelskreis meist gut, da Kinder mit ADHS Aufforderungen allein schon wegen ihrer Unaufmerksamkeit und ihrer Impulsivität häufig nicht befolgen. Auch Lerntherapeutinnen und Lerntherapeuten können in den Teufelskreis geraten, vor allem, wenn sie mit mehreren Kindern gleichzeitig in einer Lerngruppe arbeiten. Erwachsene machen im Teufelskreis ebenfalls ungünstige Erfahrungen. Sie fühlen sich nach einer Eskalation beispielsweise hilflos oder schämen sich und bereuen ihr aggressiven Verhalten. Gerade Eltern berichten oft, dass sie den Eindruck haben, mit ihrem Kind nur noch zu schimpfen und immer seltener schöne Erlebnisse teilen und positive Erfahrungen machen.

Fallbeispiel Finn: Der Teufelskreis

Auch Finn und seine Lerntherapeutin geraten manchmal in den Teufelskreis. Da die Stimmung mittlerweile insgesamt negativ aufgeladen ist, reagiert die Lerntherapeutin schnell gereizt, wenn Finn während der Bearbeitung von Übungsaufgaben aufsteht, um etwas zu holen. Wenn er ihre Aufforderung, sich wieder hinzusetzen, direkt befolgt, erhält er daher kein Lob von ihr. Stattdessen scheint sie weiterhin verärgert zu sein. Wenn er ihre Aufforderung nicht befolgt und sich weiter vom Arbeitsplatz entfernt, wiederholt die Lerntherapeutin ihre Aufforderung immer wieder. Mit jedem Mal wird ihre Stimme gereizter und manchmal kündigt sie auch negative Konsequenzen an. Finn kann dann richtig wütend werden. Er fühlt sich gleichzeitig erschöpft und aufgekratzt, sein Kopf kann nicht mehr denken und er möchte am liebsten ganz schnell rennen und sich bewegen, anstatt zurück zum Tisch zu gehen und die schwierigen Aufgaben zu bearbeiten, bei denen er sowieso wieder irgendetwas übersieht. Manchmal wird er so wütend, dass er einfach in den Flur läuft und die Tür zuknallt oder Sachen auf den Boden wirft. Dann lässt die Lerntherapeutin ihn in Ruhe seine Sachen holen.

2.5 Ausstieg aus dem Teufelskreis

In der Regel ist es für den Ausstieg aus dem Teufelskreis notwendig, an verschiedenen Stellen anzusetzen. An dieser Stelle möchten wir Ihnen einen kurzen Überblick über die notwendigen Schritte geben und den Ausstieg aus dem Teufelskreis anhand einer Abbildung verdeutlichen (siehe Abbildung 4). In den folgenden Kapiteln werden die Schritte dann ausführlich dargestellt.

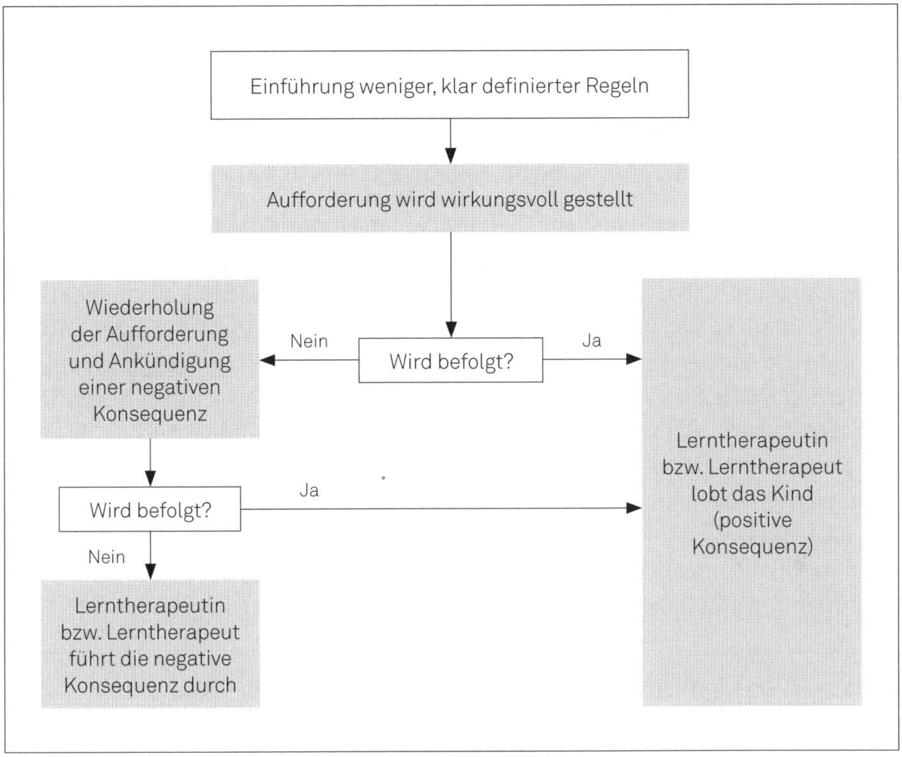

Abbildung 4: Ausstieg aus dem Teufelskreis (nach Döpfner, Eichelberger et al., 2021)

1. Bauen Sie eine positive und vertrauensvolle Beziehung auf!

Wenn Erwachsene und Kinder in den Teufelskreis geraten, machen sie häufig negative Erfahrungen miteinander, die die Beziehung belasten können. Zunächst können Sie daher dafür sorgen, dass die Beziehung zwischen Ihnen und dem Kind sich verbessert, indem Sie (wieder) vermehrt positive Erfahrungen miteinander machen. Sie können z.B. versuchen, vermehrt auf Positives und Erfreuliches beim Kind zu achten und ausreichend Zeit für schöne Aktivitäten in der lerntherapeutischen Sitzung einzuplanen (siehe Kapitel 3.1: Beziehungsaufbau).

2. Stellen Sie klare Regeln auf und formulieren Sie wirkungsvolle Aufforderungen!

Gerade Kinder mit einer ADHS haben häufig Probleme in der Selbststeuerung. Klar und eindeutig formulierte Regeln und Aufforderungen sind für diese Kinder wichtig, damit sie genau wissen, was von ihnen erwartet wird, und erhöhen die

Wahrscheinlichkeit, dass ein Kind Regeln und Aufforderungen befolgt. In Kapitel 4.1 (Regeln einführen und wirkungsvolle Aufforderungen stellen) geben wir dazu konkrete Hinweise.

3. Belohnen Sie das Kind, wenn es Regeln und Aufforderungen befolgt!

Wenn das Kind sich an eine Regel hält und einer Aufforderung nachkommt, sollte es die Erfahrung machen, dass es sich lohnt, erwünschtes Verhalten zu zeigen. Es sollte also unmittelbar auf das Verhalten des Kindes eine positive Konsequenz, beispielsweise ein kurzes Lob, folgen (siehe Kapitel 4.2: Systematisch belohnen). Wenn das Kind die erste Aufforderung nicht befolgt, sollte die Aufforderung noch einmal wiederholt werden und eine negative Konsequenz, beispielsweise die erforderliche Wiedergutmachung eines entstandenen Schadens, angekündigt werden. Kommt das Kind der zweiten Aufforderung nach, sollte es für dieses Verhalten sofort belohnt werden. Sie können z. B. sagen: „Ich freue mich, dass du den Stift aufgehoben hast und wir jetzt weiterarbeiten können". Wird die zweite Aufforderung nicht befolgt, soll die negative Konsequenz durchgeführt werden, damit das Kind lernt, dass Problemverhalten sich nicht lohnt (siehe Kapitel 4.3: Negative Konsequenzen).

4. Führen Sie positive und negative Konsequenzen unmittelbar und zuverlässig durch!

Bei Kindern mit ADHS oder expansiven Verhaltensweisen ist es wichtig, dass die Reaktionen der Erwachsenen unmittelbar und zuverlässig erfolgen. Auf erwünschtes Verhalten sollte daher sofort und am besten immer ein kurzes Lob, eine anerkennende Geste oder ein anderer Verstärker folgen. Auch negative Konsequenzen sollten nach Möglichkeit zuverlässig und zeitnah durchgeführt werden. Unsere Erfahrung zeigt, dass nicht die Härte der Konsequenz ausschlaggebend ist, sondern die Zuverlässigkeit, mit der eine negative Konsequenz durchgeführt wird. Nehmen wir z. B. ein Kind, das immer wieder seinem jüngeren Bruder das Lieblingsspielzeug wegnimmt. Wenn das Kind die Erfahrung macht, dass es das Spielzeug jedes Mal sofort zurückgeben muss, wird es sein Verhalten eher ändern, als wenn es die Erfahrung macht, dass die Eltern an manchen Tagen ein Auge zudrücken und es das Spielzeug behalten darf, während die Eltern an anderen Tagen sehr streng reagieren und eine harte Strafe aussprechen.

2.6 Interventionsplanung

Die Verhaltensanalyse und das Teufelskreismodell zeigen, dass es auf verschiedenen Ebenen Ansatzpunkte für Veränderungen gibt. Förderliche Rahmenbedingungen können Sie schaffen, indem Sie eine positive und vertrauensvolle Beziehung zwischen Ihnen und dem Kind aufbauen und aufrechterhalten, den Arbeitsplatz und Arbeitsmaterialien reizarm und strukturiert gestalten und eine feste zeitliche Struktur der lerntherapeutischen Sitzungen einführen, in der neben Arbeitsphasen auch ausreichend Zeit für Entspannung, Bewegung und angenehme Aktivitäten vorgesehen ist. In Kapitel 3 (Rahmenbedingungen) beschreiben wir detailliert, wie Sie diese Anregungen umsetzen können.

In Kapitel 4 (Spezifische Interventionen) beschreiben wir, wie Sie als Lerntherapeutin oder Lerntherapeut Ihre eigenen Verhaltensweisen und Reaktionsmuster ändern können. Dabei geht es einerseits um die Einführung klarer Regeln und wirkungsvoller Aufforderungen und andererseits um Ihre Reaktionen auf erwünschte und unerwünschte Verhaltensweisen. Damit das Kind lernt, dass es sich lohnt, erwünschtes Verhalten zu zeigen, beschreiben wir ausführlich, wie Sie dieses durch positive Konsequenzen verstärken können (Kapitel 4.2: Systematisch belohnen). In Kapitel 4.3 geben wir Hinweise, welche natürlichen negativen Konsequenzen im lerntherapeutischen Setting gesetzt werden können und wie ein Verstärker-Entzugs-System bei häufig auftretenden Verhaltensproblemen entwickelt und durchgeführt werden kann.

Kindzentrierte Interventionen sind häufig ebenfalls Bestandteil eines verhaltenstherapeutischen Behandlungskonzeptes (siehe Kapitel 1.1: Kernsymptome von ADHS). Bei Kindern mit expansiven Verhaltensproblemen kann z. B. ein Training der Konzentration, des Selbstmanagements, der Selbstinstruktion, der Impulskontrolle, der Emotionsregulation oder der sozialen Kompetenzen durchgeführt werden. Dabei werden bestimmte Fertigkeiten oder Verhaltensweisen mit dem Kind eingeübt (z. B. im Rollenspiel) und Anreize gegeben, das neue Verhalten im Alltag umsetzen (z. B. durch Therapieaufgaben). In Kapitel 4.4 (Handlungsplanung) haben wir einige kindgerechte Übungen zur Verbesserung der Selbstregulation und des Selbstmanagements für Sie zusammengestellt.

Der Schwerpunkt dieses Praxisleitfadens liegt jedoch darin, Sie dabei zu unterstützen, die Situation, in der das Problemverhalten auftritt, und die Konsequenzen, die auf das Verhalten folgen, anzupassen. Der Praxisleitfaden enthält daher kein umfangreiches Konzentrationstraining und keine ausführliche Darstellung von Lerntipps. Für Kinder, die vorrangig zur Behandlung einer ADHS vorstellig werden, sollten daher ergänzend Therapieprogramme zur Steigerung von Konzentration und organisatorischen Fertigkeiten eingesetzt werden (z. B. ATTENTIONER: Jacobs & Petermann, 2013; Training mit aufmerksamkeitsgestörten Kindern: Lauth & Schlottke, 2019; SELBST: Walter & Döpfner, 2009; THOKI-ADHS: Braun & Döpfner, in Vorb.).

Nicht bei jedem Kind sind alle hier vorgestellten Interventionen indiziert. Bei einigen Kindern haben Sie vielleicht die Erfahrung gemacht, dass Sie in den oben beschriebenen Teufelskreis geraten. Bei anderen Kindern beobachten Sie zwar kein oppositionelles oder regelverletzendes Verhalten, Sie fragen sich aber, wie Sie die Lerntherapie gestalten können, damit das Kind trotz seiner Konzentrationsprobleme und seines hohen Bewegungsdrangs die Übungsaufgaben bearbeiten kann, ohne dabei überfordert zu werden und frustriert zu reagieren. Tabelle 5 gibt einen Überblick über die in diesem Praxisleitfaden beschriebenen Interventionen und soll dazu dienen, die Interventionsplanung zu erleichtern.

Tabelle 5: Entscheidungshilfe für die Interventionsplanung

Ergebnis der Verhaltensanalyse	Ansatzpunkt für Veränderungen	Indizierte Intervention(en)	Welches Kapitel?
Es besteht keine positive und vertrauensvolle therapeutische Beziehung zwischen dem Kind und der Lerntherapeutin oder dem Lerntherapeuten.	Änderung der Rahmenbedingungen	Aufbau und Aufrechterhaltung einer positiven Beziehung	→ Kap. 3.1
Der Arbeitsplatz ist nicht ausreichend strukturiert und enthält viele ablenkende Reize.	Änderung der Rahmenbedingungen	Gestaltung eines reizarmen und strukturierten Arbeitsplatzes	→ Kap. 3.2
Die Arbeitsmaterialien und Aufgabenstellungen sind komplex und enthalten ablenkende Reize (z.B. Mehrfachaufträge, viel Text, ablenkende Illustrationen).	Änderung der Rahmenbedingungen	Gestaltung strukturierter Arbeitsmaterialien	→ Kap. 3.2
Die Dauer der Arbeitsphase ist zu lang und überfordert das Kind möglicherweise.	Änderung der Rahmenbedingungen	Anpassung der Arbeitszeit an das Alter des Kindes und die individuelle Ausprägung der unaufmerksamen, hyperaktiven oder impulsiven Verhaltensweisen	→ Kap. 3.3

Tabelle 5: Fortsetzung

Ergebnis der Verhaltensanalyse	Ansatzpunkt für Veränderungen	Indizierte Intervention(en)	Welches Kapitel?
Es gibt keine feste zeitliche Struktur.	Änderung der Rahmenbedingungen	Einführung einer festen zeitlichen Struktur	→ Kap. 3.3
Das Kind ist leicht ablenkbar und häufig unkonzentriert.	Kindzentrierte Intervention	Verbesserung von Handlungsplanung	→ Kap. 4.4
	Änderung des Verhaltens der Lerntherapeutin oder des Lerntherapeuten	Systematisches Belohnen erwünschter Verhaltensweisen	→ Kap. 4.2
	Änderung des Verhaltens der Lerntherapeutin oder des Lerntherapeuten	Setzen negativer Konsequenzen, wenn Aufforderungen oder Regeln nicht befolgt werden	→ Kap. 4.3
Das Kind zeigt einen hohen Bewegungsdrang und/oder reagiert häufig impulsiv.	Kindzentrierte Intervention	Verbesserung von Handlungsplanung	→ Kap. 4.4
	Änderung des Verhaltens der Lerntherapeutin oder des Lerntherapeuten	Systematisches Belohnen erwünschter Verhaltensweisen	→ Kap. 4.2
	Änderung des Verhaltens der Lerntherapeutin oder des Lerntherapeuten	Setzen negativer Konsequenzen, wenn Aufforderungen oder Regeln nicht befolgt werden	→ Kap. 4.3
Das Kind zeigt Probleme in der Emotionsregulation und reagiert schnell frustriert oder wütend.	Kindzentrierte Intervention	Regulation des Aktivierungsniveaus	→ Kap. 4.4
	Änderung der Rahmenbedingungen	Vermeidung von Überforderung durch Anpassung der Arbeitszeit an das Alter und die individuellen Voraussetzungen des Kindes	→ Kap. 3.3

Tabelle 5: Fortsetzung

Ergebnis der Verhaltensanalyse	Ansatzpunkt für Veränderungen	Indizierte Intervention(en)	Welches Kapitel?
Das Kind zeigt oppositionelles Verhalten, widersetzt sich Anweisungen.	Änderung des Verhaltens der Lerntherapeutin oder des Lerntherapeuten	Einführung von klaren Regeln für die Lerntherapie	→ Kap. 4.1
	Änderung des Verhaltens der Lerntherapeutin oder des Lerntherapeuten	Stellen wirkungsvoller Aufforderungen	→ Kap. 4.1
	Änderung des Verhaltens der Lerntherapeutin oder des Lerntherapeuten	Systematisches Belohnen erwünschter Verhaltensweisen	→ Kap. 4.2
	Änderung des Verhaltens der Lerntherapeutin oder des Lerntherapeuten	Setzen negativer Konsequenzen, wenn Aufforderungen oder Regeln nicht befolgt werden	→ Kap. 4.3

Fallbeispiel Finn: Interventionsplanung

Die Verhaltensanalyse im Fallbeispiel Finn zeigte, dass spezifische Merkmale der Situation das Problemverhalten möglicherweise begünstigt haben. Hierzu zählen die negativ aufgeladene Stimmung, die komplexen Aufgabenstellungen der Übungsaufgaben, die zu lange Dauer der Arbeitsphasen und das Fehlen fest eingeplanter und durchgeführter Bewegungspausen und Spielzeiten. Auch das Verhalten der Lerntherapeutin hat die Entstehung und Aufrechterhaltung des Problemverhaltens möglicherweise begünstigt, z. B. indem sie keine klaren Regeln aufgestellt hat und sein verweigerndes Verhalten durch ihr inkonsequentes Verhalten ungewollt verstärkt hat. Hieraus lassen sich konkrete Ansatzpunkte für Interventionen ableiten. Im Fallbeispiel Finn wären auf der Ebene der situationsspezifischen Rahmenbedingungen Interventionen zur Verbesserung der therapeutischen Beziehung (Kapitel 3.1: Beziehungsaufbau), zur Gestaltung strukturierter Arbeitsmaterialien (Kapitel 3.2: Schaffung eines gut strukturierten und reizarmen Arbeitsplatzes) und zur Einführung einer festen zeitlichen Struktur mit ausreichend Bewegungsmöglichkeiten und einer festgelegten und damit vorhersagbaren Dauer der Arbeitsphase (Kapitel 3.3: Einführung einer festen zeitlichen Struktur) indiziert.

Zudem sollte die Lerntherapeutin prüfen, inwieweit eine Änderung ihres eigenen Verhaltens möglich ist, um den Teufelskreis zu durchbrechen. Auf dieser Ebene wären im Fallbeispiel Finn die Einführung einer klaren Regel (Kapitel 4.1: Regeln einführen und wirkungsvolle Aufforderungen stellen) und das systematische Belohnen erwünschter Verhaltensweisen (Kapitel 4.2: Systematisch belohnen) indiziert.

3 Rahmenbedingungen

In diesem Kapitel möchten wir darauf eingehen, welche Rahmenbedingungen dazu beitragen können, expansive Verhaltensprobleme in der Lerntherapie zu reduzieren. Konkret geht es dabei um den Aufbau einer positiven Beziehung zwischen Ihnen und dem Kind, die Schaffung eines strukturierten und reizarmen Arbeitsplatzes und die Einführung einer festen zeitlichen Struktur der lerntherapeutischen Sitzungen, in der neben Arbeitsphasen auch Bewegung, Entspannung und Spiel vorgesehen sind. Diese Rahmenbedingungen schaffen die Basis für die Durchführung der spezifischen Interventionen, wie das Aufstellen klarer Regeln und die Einführung positiver und negativer Konsequenzen, auf die wir in Kapitel 4 (Spezifische Interventionen) eingehen werden. Einige der hier beschriebenen Punkte werden Ihnen sicherlich bekannt vorkommen. Wir möchten Sie ermutigen, sich trotzdem mit den hier beschriebenen Rahmenbedingungen auseinanderzusetzen und zu überprüfen, ob Sie vielleicht Möglichkeiten der Anpassung oder Veränderung sehen.

3.1 Beziehungsaufbau

Eine positive und vertrauensvolle Beziehung ist eine wichtige Basis für den (lern) therapeutischen Prozess. Kinder, die sehr unruhig sind und sich oppositionell-verweigernd oder aggressiv verhalten, werden jedoch oft als anstrengend erlebt, wodurch sich eine negative Sichtweise auf das Kind entwickeln kann. Wenn nur noch das problematische Verhalten wahrgenommen wird und die positiven Eigenschaften und Verhaltensweisen des Kindes in den Hintergrund geraten, kann es dazu kommen, dass schneller genervt reagiert wird und das Kind immer weniger positive Aufmerksamkeit erhält. Dabei gibt es bei jedem Kind auch immer Dinge, die das Kind gut macht und die Sie an ihm wertschätzen können. Indem Sie vermehrt Situationen schaffen, in denen das Kind sich als kompetent erlebt und Sie auf Positives und Erfreuliches achten und darüber auch mit dem Kind sprechen, kann sich die Stimmung in der lerntherapeutischen Sitzung verbessern und die Beziehung zwischen Ihnen und dem Kind positiv beeinflusst werden.

Der Aufbau einer positiven Beziehung, in der das Kind sich als Person wertgeschätzt fühlt, bildet eine wichtige Grundlage für Veränderung. Wenn eine positive

Beziehung besteht, wird das Kind motivierter sein, sich auf Aufgaben und Übungen einzulassen, und auch eher bereit sein, Kritik anzunehmen und sein Verhalten anzupassen. Auch Sie selbst haben vielleicht schon die Erfahrung gemacht, dass Sie, wenn eine positive Beziehung zum Kind besteht, eher bereit sind, problematisches oder störendes Verhalten des Kindes als eine ungünstige Lösung einer belastenden Situation zu bewerten (z. B. Aufgabe abbrechen, wenn sie nicht verstanden wird) und nicht als persönlichen Angriff zu interpretieren. Nicht zuletzt wird durch eine positive Beziehung auch Ihr Lob für das Kind wertvoller und somit wirkungsvoller.

Im Folgenden haben wir einige konkrete Empfehlungen zusammengestellt, die Ihnen helfen können, die Beziehung zwischen Ihnen und dem Kind zu stärken. Auch wenn Ihnen einige dieser Empfehlungen sicherlich sehr vertraut sind, ist es für Sie evtl. trotzdem hilfreich, sich diese anzusehen und zu reflektieren, ob Sie sie (noch mehr) umsetzen können.

3.1.1 Positive Verhaltensweisen und Stärken wahrnehmen und rückmelden

Wie bereits erwähnt, können Sie die Beziehung zwischen sich und dem Kind positiv beeinflussen, indem Sie nicht nur das problematische Verhalten wahrnehmen, sondern Ihre Aufmerksamkeit bewusst auf positive und erfreuliche Verhaltensweisen und Eigenschaften des Kindes richten. In einem ersten Schritt können Sie überlegen, wann Sie sich über das Kind freuen, was das Kind gut kann und welche Eigenschaften des Kindes Sie gut finden. Wenn Sie möchten, können Sie Ihre Überlegungen in die *Positiv-Liste* (Arbeitsblatt 3; siehe Anhang) eintragen. Wenn es Ihnen schwerfällt, positive Aspekte zu benennen, kann es hilfreich sein, auch Kleinigkeiten zu beachten, die für andere Kinder scheinbar selbstverständlich sind, für dieses Kind jedoch eine Herausforderung darstellen (z. B. alle benötigten Materialien bereitlegen). Im nächsten Schritt können Sie dazu übergehen, während der lerntherapeutischen Sitzung Positives und Erfreuliches wahrzunehmen und dies dem Kind mitzuteilen. Es ist nicht notwendig, jede Kleinigkeit überschwänglich zu loben. Häufig reicht es aus, wenn Sie das Kind anlächeln oder sein Verhalten kurz kommentieren („Schön!"). Achten Sie auch auf Situationen, in denen das Kind eine üblicherweise schwierige Situation besser bewältigt als sonst (z. B. wenn das Kind eine Aufgabenstellung genau durchliest). Loben Sie das Kind, indem Sie das positive Verhalten benennen (z. B. „Toll, dass du so sorgfältig arbeitest."). Manchmal wird in diesen Situationen übersehen, dass das Kind eine besondere Leistung erbracht hat, die für Kinder mit ADHS nicht selbstverständlich ist. Sätze wie „Warum denn nicht immer so?" oder „Geht ja doch!" werden oft als Kritik empfunden und das, obwohl das Kind sich besonders angestrengt hat! Versuchen Sie daher nach Möglichkeit, auf das erwünschte Verhalten zu fokussieren.

In manchen Situationen ist es unpassend, ein direktes Lob auszusprechen. Dies ist z. B. der Fall, wenn das Kind konzentriert an einer Aufgabe arbeitet und Sie es dabei nicht stören möchten. Versuchen Sie in diesen Situationen, sich das positive Verhalten zu merken oder zu notieren und dem Kind nach Ablauf der Situation oder am Ende der Sitzung eine positive Rückmeldung zu geben. Wenn Sie sich dafür entscheiden, dem Kind am Ende der Sitzung eine Rückmeldung zu geben, sollten Sie dies nicht damit beginnen, die negativen Verhaltensweisen aufzuzählen. Gegebenenfalls können Sie in einem Satz sagen, dass manches nicht so gut gelaufen ist. Im Anschluss sollten Sie dann ausführlich auf die positiven Dinge eingehen, die Sie während der Sitzung wahrgenommen haben.

Manchmal scheinen Kinder Lob und Anerkennung nicht wahrzunehmen und zeigen keine sichtbaren Reaktionen auf eine positive Rückmeldung. Wenn das Lob aus Sicht des Kindes unpassend oder übertrieben ist, kann es sogar vorkommen, dass Kinder widersprechen oder das gerade gelobte Verhalten abbrechen oder gar rückgängig machen. Vor allem in Gruppensituationen sollten Sie darauf achten, dass das Kind sich durch Ihr Lob nicht blamiert fühlt. Überlegen Sie daher genau, was Ihnen gefallen hat. Ist es die Tatsache, dass das Kind ein bestimmtes Verhalten beherrscht, oder eher die Tatsache, dass das Kind das Verhalten in einer bestimmten Situation gezeigt hat? Wenn Sie zu einem 10-jährigen Kind sagen, dass Sie es ganz toll finden, dass es ihm gelungen ist, sein Mäppchen auf den Tisch zu legen, wird das Kind sich wahrscheinlich nicht ernst genommen fühlen. Wenn Sie dagegen sagen, dass Sie sich freuen, dass das Kind heute selbst daran gedacht hat, zu Beginn der Arbeitsphase sein Mäppchen auf den Tisch zu legen, kann es das Lob wahrscheinlich besser annehmen.

3.1.2 Ausreichend Zeit für Kennenlernen und angenehme Aktivitäten einplanen

Einige Kinder haben aufgrund ihrer bisherigen Lernerfahrungen zunächst eine kritische Haltung gegenüber der Lerntherapie. Nicht selten sind Kinder anfangs wenig motiviert, da sie bisher oft die Erfahrung gemacht haben, dass sie die an sie gestellten Aufgaben trotz häufigem Üben nicht bewältigen können (z. B. trotz intensivem Üben mit den Eltern viele Rechtschreibfehler im Diktat). Damit das Kind nicht den Eindruck bekommt, dass Sie nur auf seine Lernschwierigkeiten fokussieren, und Sie nicht nur als fordernd und begrenzend erlebt, ist es hilfreich, zu Beginn der Lerntherapie ausreichend Zeit in den Sitzungen einzuplanen, um das Kind mit all seinen Stärken und Ressourcen kennenzulernen. Im Folgenden stellen wir zwei Möglichkeiten vor, wie Sie die Stärken und Ressourcen des Kindes in den ersten Sitzungen erarbeiten können: das *Kennenlern-Poster* und das *Stärken-Interview*.

Die Erstellung eines *Kennenlern-Posters* ist eine beliebte Intervention, um den Blick des Kindes auf seine positiven Eigenschaften und Fähigkeiten zu lenken und die therapeutische Beziehung zu stärken. Bereiten Sie die Erstellung des Kennenlern-Posters vor, indem Sie das Kind (und die Eltern) in einer der vorherigen Sitzungen bitten, ein Foto des Kindes und eventuell auch Fotos wichtiger Personen (Geschwister, Eltern, Großeltern, Freunde, etc.) mitzubringen. Alternativ kann das Kind auch ein Selbstportrait malen oder mitbringen. Legen Sie außerdem Zeitschriften bereit, in denen das Kind Bilder seiner Hobbys oder Lieblingsspielzeuge entdecken kann.

Erläutern Sie dem Kind, dass Sie gemeinsam mit ihm ein Poster erstellen möchten, das all seine Interessen und Stärken zeigt. Bitten Sie das Kind, sein Foto oder sein Selbstportrait in die Mitte zu kleben. Überlegen Sie nun gemeinsam, welche Interessen und Stärken das Kind hat. Sie können das Kind unterstützen, indem Sie Fragen stellen wie z. B.: „Was magst du gerne? Womit spielst du gerne? Hast du ein Hobby? Gibt es etwas, wofür du dich besonders interessierst? Hast du eine Lieblingsmusik? Was ist dein Lieblingsfach in der Schule? Was hast du gerne gemacht, als du klein warst? Was kannst du gut? Wann bist du stolz auf dich? Welche Menschen magst du besonders gern? Gibt es etwas, das du dir wünschst?" Sie können das Kind auch danach fragen, wie andere es beschreiben würden: „Was mag deine Mutter gerne an dir? Gibt es etwas, was die Lehrerin an dir lobt? Gibt es etwas, was dein Bruder gerne mit dir unternimmt?"

Jede Antwort sollte auf dem Poster festgehalten werden. Hierfür gibt es unterschiedliche Möglichkeiten. Das Kind kann die Antworten aufschreiben oder Sie können ihm anbieten, die Antwort aufzuschreiben, wenn das Kind (z. B. aufgrund starker Rechtschreibprobleme) nicht selbst schreiben möchte. Wenn ausreichend Zeit zur Verfügung steht, kann das Kind in den bereitgelegten Zeitschriften nach passenden Fotos oder Bildern suchen und diese anschließend ausschneiden und aufkleben. Zudem besteht die Möglichkeit, die Antworten aufzumalen (z. B. eine Schere malen für „Ich bastele gerne"). Der Fantasie sind hier keine Grenzen gesetzt! Überlegen Sie nun, ob das Kind einverstanden ist, wenn Sie das Poster im Therapieraum aufhängen, oder ob das Kind das Poster mit nach Hause nehmen möchte. Wenn Sie für das Poster ein Foto verwendet haben, sollten Sie unbedingt auch das Einverständnis der Eltern einholen, bevor Sie das Bild an einer Stelle aufhängen, an der andere Besucherinnen und Besucher Ihrer Praxis das Poster sehen können.

Das *Stärken-Interview* ist eine geeignete Intervention für Kinder, die spontan nur sehr wenige oder keine positiven Eigenschaften oder Fähigkeiten benennen können. Sie können das Interview auch als Vorbereitung auf das *Kennenlern-Poster* durchführen. Erklären Sie dem Kind, dass Menschen manchmal ganz unterschiedliche Dinge mögen. Zum Beispiel mögen Menschen manchmal unterschiedliche Eissorten (der eine mag Schokoladeneis, der andere Vanilleeis), unterschiedliche

Bücher (die eine mag gerne Abenteuergeschichten, die andere mag Pferdegeschichten) oder unterschiedliche Spiele (der eine spielt gerne draußen, die andere lieber drinnen). So kann es auch sein, dass verschiedene Menschen unterschiedliche Sachen an einer Person mögen (die Mutter mag es, dass das Kind hilfsbereit ist, und der Bruder mag es, dass das Kind immer so viele lustige Ideen hat). Erklären Sie dem Kind zudem, dass die Menschen um es herum durch den ganzen Stress im Alltag manchmal ganz vergessen, ihm zu sagen, was sie an ihm mögen. Geben Sie dem Kind nun das *Stärken-Interview* (Arbeitsblatt 4; siehe Anhang) und erklären Sie ihm, dass Sie erfahren möchten, wie andere Menschen das Kind sehen und welche Stärken andere Menschen an ihm schon entdeckt haben. Besprechen Sie mit dem Kind, wen es interviewen könnte. Als Interviewpartner eignen sich Familienmitglieder (Eltern, Großeltern, Geschwister, Tanten, Onkel usw.) und auch Freundinnen und Freunde, Nachbarinnen und Nachbarn oder Lehrkräfte. Bitten Sie das Kind, das Interview zur nächsten Sitzung ausgefüllt wieder mitzubringen. Erfahrungsgemäß freuen sich nicht nur selbstunsichere Kinder über die wertschätzenden Rückmeldungen der Interviewpartner.

Um dauerhaft eine positive Beziehung zwischen Ihnen und dem Kind aufrechtzuerhalten, können Sie eine regelmäßige *Spiel-&-Spaß-Zeit* einplanen. Bei der Spiel-&-Spaß-Zeit geht es darum, gemeinsam eine schöne und angenehme Zeit zu verbringen und dem Kind zu zeigen, dass Sie sich für das Kind interessieren. In Abschnitt 3.3.1 (Mögliche Phasen einer lerntherapeutischen Sitzung) haben wir ausführliche Empfehlungen für die Gestaltung der gemeinsamen Spielzeit aufgeschrieben.

3.2 Schaffung eines gut strukturierten und reizarmen Arbeitsplatzes

Kinder mit Konzentrations- und Selbststeuerungsproblemen sind verglichen mit Gleichaltrigen oft leichter ablenkbar und haben Schwierigkeiten, für längere Zeit bei einer Aufgabe zu bleiben. Sie können das Kind während der Lerntherapie unterstützen, indem Sie seinen Arbeitsplatz gut strukturiert und reizarm gestalten. Dabei können die im Folgenden genannten Punkte hilfreich sein.

3.2.1 Gestaltung eines reizarmen Arbeitsplatzes

Der Therapieraum sollte freundlich und kindgerecht gestaltet sein, aber nicht zu viele *ablenkende* Reize enthalten. Der Arbeitsplatz sollte also möglichst frei sein von Reizen, die einen starken Aufforderungscharakter haben und beim Kind den Wunsch auslösen, sich mit ihnen zu beschäftigen, mit ihnen zu spielen oder über sie nachzudenken. Manche Reize ziehen die Aufmerksamkeit sehr stark auf sich und erschweren es daher den Kindern, sich auf Lernaufgaben zu konzentrieren. Dazu zählen z. B. Geräusche von spielenden Kindern, Spielsachen oder ein blinkendes Handy. Es gibt aber auch Reize, die die Konzentration sogar verbessern können.

Die *Theorie der optimalen Stimulation* nach Zentall (1977) geht davon aus, dass Kinder mit ADHS eine zu geringe Aktivierung des Gehirns zeigen, um sich gut konzentrieren zu können, und daher bewusst oder unbewusst auf die Suche nach stimulierenden Reizen gehen. Bestimmte äußere Reize können laut dieser Theorie das Aktivierungslevel erhöhen und dazu führen, dass die Kinder sich nicht mehr in Tagträumen verlieren oder von anderen Ablenkungen angezogen werden. Empirische Studien konnten tatsächlich zeigen, dass leise und konstante Hintergrundgeräusche, wie z. B. das Geräusch eines Ventilators oder einer Klimaanlage, bei Kindern mit ADHS die Konzentration und damit die Leistung bei Lernaufgaben verbessern können (siehe Pickens, Khan & Berlau, 2019; Söderlund, Björk & Gustafsson, 2016).

Auch leise Musik scheint bei einigen Kindern mit ADHS die Konzentration zu verbessern. Ein US-amerikanisches Forschungsteam untersuchte die Auswirkung von leiser Radiomusik auf das Lernverhalten von Kindern mit und ohne ADHS (Pelham et al., 2011). Es zeigte sich, dass das Abspielen der Musik bei Kindern ohne ADHS keinen Einfluss auf die Bearbeitung von Lernaufgaben hatte. Bei Kindern mit ADHS zeigten sich sehr unterschiedliche Effekte. Etwa 30 % der Kinder mit ADHS profitierte von der Hintergrundmusik und zeigte bessere Leistungen, wenn das Radio spielte, als wenn es ruhig war. Bei den meisten anderen Kindern mit ADHS hatte die Hintergrundmusik keinen Einfluss auf das Lernverhalten. Allerdings konnten sich etwa 10 % der Kinder mit ADHS schlechter konzentrieren, wenn das Radio an war, und zeigte deutlich bessere Leistungen, wenn es im Hintergrund still war.

Auch Gespräche können oft nur schwer ausgeblendet werden; diese können es Kindern mit ADHS erschweren, sich zu konzentrieren. Eine Studie aus Kanada (Pelletier et al., 2016) konnte z. B. zeigen, dass leise Gespräche und weitere typische Geräusche, die in einem Großraumbüro zu hören sind, bei erwachsenen Studienteilnehmenden mit ADHS die Konzentration und damit die Leistung in einer Lernaufgabe verringerten. Bei Studienteilnehmenden ohne ADHS hatte die Geräuschkulisse ebenfalls einen negativen Effekt auf die Leistung in der Lernaufgabe. Auch diese Gruppe konnte sich weniger gut konzentrieren, wenn die Geräuschkulisse zu hören war, als wenn sie die Lernaufgabe in einem leisen Raum bearbeiten konnte. Allerdings war der negative Effekt der Geräuschkulisse bei den Teilnehmenden mit ADHS deutlich stärker ausgeprägt. Sie konnten die Gespräche und andere typische Bürogeräusche deutlich weniger gut ausblenden als die Teilnehmenden ohne ADHS.

Diese Studien zeigen uns, dass es große individuelle Unterschiede gibt. Manche Kinder brauchen absolute Ruhe zum Lernen, während andere Kinder bei bestimmten Hintergrundgeräuschen besser arbeiten können.

Um herauszufinden, welche Reize das Kind im lerntherapeutischen Setting potenziell ablenken können, nehmen Sie am besten selbst für einige Minuten den Sitzplatz des Kindes ein und versuchen Sie, sich in das Kind hineinzuversetzen. Überprüfen Sie zunächst, welche potenziell ablenkenden *visuellen Reize* anwesend sind. Welche interessanten Gegenstände oder Situationen kann das Kind von seinem Arbeitsplatz aus beobachten (z. B. Poster, Blick durchs Fenster auf einen Spielplatz)? Können Sie einige der Reize entfernen oder durch das Aufsetzen einer Schirmmütze oder das Aufstellen eines Sichtschutzes, der von Ihnen einsehbar ist, ausschalten? Besteht die Möglichkeit, den Arbeitstisch an einer anderen Stelle im Raum zu platzieren, an der das Kind weniger visuellen Reizen ausgesetzt ist? Wenn Sie sich unsicher sind, können Sie verschiedene Veränderungen der Lernsituation ausprobieren und das Kind in den verschiedenen Situationen beobachten und um seine Einschätzung bitten.

Prüfen Sie anschließend, ob es am Arbeitsplatz des Kindes ablenkende *akustische Reize* gibt, wie z. B. Stimmen im Flur. Viele Kinder können sich nicht gut konzentrieren, wenn sie Gespräche oder andere Hintergrundgeräusche hören, wie z. B. Geräusche einer Straße oder einer Baustelle oder eine tickende Uhr. Wenn dies der Fall ist, können Sie den Einsatz von Ohrenstöpseln oder Kopfhörern in Stillarbeitsphasen erwägen. Manchmal reicht es auch schon, während der Lerntherapie das Fenster zu schließen.

Wenn Kinder gerne leise Hintergrundmusik hören möchten, können Sie einen Versuch wagen und ausprobieren, ob Musik die Konzentration des Kindes verbessert. Achten Sie darauf, dass die Musik nicht zu laut und möglichst ohne Gesang oder Text ist, da dieser zum Zuhören oder Mitsingen verleiten kann. Auch von Hörspielen raten wir aus diesem Grund ab. Wenn Sie sich unsicher sind, empfehlen wir Ihnen, Radiogeräte oder elektronische Geräte zum Musikhören während der Lernzeit lieber auszuschalten.

3.2.2 Gestaltung eines strukturierten Arbeitsplatzes

Gegenstände oder Arbeitsmaterialien am Arbeitsplatz (Pflanzen, Stifte, Eieruhr, Spielfiguren o. Ä.) stellen zusätzliche Ablenkungsmöglichkeiten dar. Auf dem Arbeitsplatz des Kindes sollten sich daher nur die benötigten Materialien in Reichweite des Kindes befinden. Prüfen Sie, während Sie auf dem Sitzplatz des Kindes sitzen, welche Gegenstände oder Materialien Sie in die Hand nehmen können und Sie zum Ausprobieren und Spielen verleiten. Gegenstände, die nicht zur Bearbeitung von Aufgaben benötigt werden (z. B. Pflanzen, Dekorationen), sollten nach

Möglichkeit an einer anderen Stelle aufbewahrt werden. Für Materialien, die das Kind bei jeder Aufgabe benötigt, können Sie feste Ablageflächen festlegen. Zum Beispiel können Sie mit Klebeband ein Viereck auf dem Tisch markieren, in dem die Dose mit Stiften oder das Mäppchen platziert werden soll („Stifte-Parkplatz"). Für Arbeitsmaterialien, die nicht bei jeder Aufgabe zum Einsatz kommen, sollten Sie festlegen, wo das Kind diese aufbewahren soll, wenn es sie nicht benötigt. Wählen Sie hierfür z. B. eine Kiste, die auf einem Regalfach steht (statt auf dem Tisch), sodass das Kind sie während der Arbeitszeit nicht anfassen oder einsehen kann. Die Kiste kann mit einem Symbol oder Bild gekennzeichnet werden. Legen Sie abschließend auch fest, wo erledigte Aufgaben aufbewahrt werden sollen. Hierfür kann eine Mappe oder ein gesondertes Fach („Fertig-Fach") gewählt werden, das ebenfalls mit dem Symbol oder Bild des Kindes gekennzeichnet ist.

Während der Lerntherapie können Sie nun das Kind dazu anleiten, nach jeder Aufgabe bzw. Arbeitsphase den Arbeitsplatz aufzuräumen. Nicht mehr benötigte Marialien sollen in die Kiste gelegt werden. Erledigte Aufgaben sollen in der Mappe abgeheftet oder im „Fertig-Fach" abgelegt werden. Überprüfen Sie zudem, falls zutreffend, ob Ihr eigener Arbeitsplatz gut geordnet ist, um dem Kind ein positives Vorbild zu geben.

3.2.3 Gestaltung strukturierter Arbeitsmaterialien

Nachdem Sie die Struktur und die Ablenkungen im Therapieraum und am Arbeitsplatz des Kindes geprüft haben, bitten wir Sie, auch die Gestaltung der Arbeitsmaterialien genauer zu betrachten. Kinder mit ADHS benötigen oft lange, bevor sie mit einer Aufgabe beginnen, oder starten mit der Bearbeitung einer Aufgabe, bevor sie die Erläuterungen gelesen und verstanden haben. Auch brechen sie Aufgaben häufig vorzeitig ab oder unterbrechen die Bearbeitung, sodass sie oft Schwierigkeiten haben, Arbeitsaufträge in der dafür vorgegebenen Zeit fertigzustellen. Kapitel 4.4 (Handlungsplanung) geht ausführlicher auf die Frage ein, wie Sie Kinder mit Konzentrationsproblemen dazu anleiten können, sich bei der Erledigung von Arbeitsaufträgen besser zu strukturieren.

Zusätzlich können Sie das Kind unterstützen, indem Sie Arbeitsmaterialien und -aufträge übersichtlich und strukturiert gestalten. Unter anderem hat es sich bewährt, den Kindern Einzelaufträge zu geben anstatt Mehrfachaufträge. Damit helfen Sie dem Kind, auf die zu bearbeitende Aufgabe zu fokussieren und Unwichtiges zu ignorieren. Sie können z. B. die zu bearbeitende Aufgabe auf einem Arbeitsblatt markieren oder Arbeitsblätter mit mehreren Aufgaben zerschneiden, um die Aufgaben einzeln vorzulegen. Achten Sie auch darauf, dass Arbeitsblätter übersichtlich gestaltet sind und wenige ablenkende Reize (Illustrationen o. Ä.) enthalten. Die Aufgabenstellung sollte kurz und prägnant formuliert sein und keinen überflüssigen Text enthalten. Wichtige Schlüsselwörter in der Aufgabenstellung können Sie fett drucken oder farblich markieren, wobei letzteres auch gemeinsam mit dem Kind möglich ist (siehe Kapitel 4.4).

Die *Checkliste Arbeitsplatz und Arbeitsmaterial* (Arbeitsblatt 5; siehe Anhang) fasst diese Vorschläge noch einmal zusammen. Sie können die Checkliste nutzen, um zu prüfen, welche der Vorschläge Sie bereits umsetzen und welche sie erproben möchten.

3.3 Einführung einer festen zeitlichen Struktur

Eine feste zeitliche Struktur (Routine) der Lerntherapie gibt Kindern mit Konzentrations- und Selbststeuerungsproblemen die Möglichkeit, sich an bekannten Strukturen zu orientieren. Wenig strukturierte Situationen erhöhen die Wahrscheinlichkeit, dass Kinder mit ADHS die Übersicht verlieren und von der Situation überfordert werden, was sich in unkontrollierten und auch regelüberschreitenden Verhaltensweisen äußern kann. Eine feste Routine bietet dem Kind hingegen Sicherheit. Es ist wichtig, dass das Kind weiß, was während der Lerntherapie von ihm erwartet wird. Es sollte wissen, welche Phasen in welcher Reihenfolge durchlaufen werden, wie lange diese Phasen jeweils dauern und welches Verhalten in den einzelnen Phasen von ihm erwartet wird. Dies können Sie erreichen, indem Sie sowohl eine feste Routine für die gesamte lerntherapeutische Sitzung einführen als auch Strukturierungshilfen und Handlungsanleitungen während der Arbeitsphase.

Im Folgenden möchten wir Ihnen zunächst eine Übersicht geben über mögliche Phasen einer lerntherapeutischen Sitzung. Im Anschluss möchten wir Hilfestellungen für die individuelle Planung und Umsetzung einer festen Routine geben.

3.3.1 Mögliche Phasen einer lerntherapeutischen Sitzung

3.3.1.1 Begrüßung

Zu Beginn der Sitzung werden das Kind und ggf. auch die Eltern im Wartebereich begrüßt. Aktuelle Informationen, z.B. aus der Schule, können ausgetauscht werden.

3.3.1.2 Austausch mit Eltern

In Einzelfällen kann es sinnvoll sein, eine feste Zeit einzuplanen, in der ein Austausch mit den Eltern ohne Anwesenheit des Kindes erfolgt. Wenn Eltern stark belastet sind und länger als geplant mit Ihnen über die (schulischen) Probleme des Kindes sprechen möchten, kann der Einsatz einer Sanduhr, einer Eieruhr oder eines Time Timers Ihnen helfen, die geplante zeitliche Struktur aufrechtzuerhalten und dafür zu sorgen, dass ausreichend Zeit für lerntherapeutisches Arbeiten mit dem Kind verbleibt.

3.3.1.3 Entspannungsübungen

Entspannungsübungen können eine hilfreiche Maßnahme zur Vorbereitung auf Stillarbeitsphasen sein, da sie dem Kind helfen, Stress abzubauen und zur Ruhe zu kommen. Selbst bei jungen Kindern mit hyperaktiven und impulsiven Verhaltensweisen können einfache Atem- und Körperübungen zu mehr Entspannung und Konzentration führen (Cohen et al., 2018). Studien belegen zudem, dass Atem- und Entspannungsübungen helfen, Ängste zu lindern (Caldwell et al., 2019; Clark & Hirschman, 1990; Weaver & Darragh, 2015). Dies lässt sich u. a. dadurch erklären, dass der Körper nicht gleichzeitig emotional erregt (= ängstlich) und entspannt sein kann. Wenn sich die Körpermuskulatur entspannt, beruhigt sich auch die emotionale Anspannung. Zudem können Entspannungsübungen helfen, die Aufmerksamkeit bewusst weg von Angstgedanken und hin zu einer anderen Wahrnehmung oder einer schönen Vorstellung zu lenken. Der angstreduzierende Effekt von Entspannungsübungen ist in der Lerntherapie von besonderer Bedeutung, da viele Kinder mit Lernstörungen aufgrund anhaltender schulischer Misserfolge Versagensängste entwickeln (Livingston, Siegel & Ribary, 2018).

Es gibt eine ganze Reihe von kurzen körperlichen oder kognitiven Entspannungsübungen, die bei Kindern mit ADHS erfolgreich eingesetzt werden können, z. B. Atemübungen, Körper- und Bewegungsübungen, Fantasiereisen und Progressive Muskelentspannung. Auf Arbeitsblatt 6 haben wir Beschreibungen ausgewählter Entspannungsübungen sowie Durchführungshinweise für Sie zusammengestellt (siehe Anhang). Sie können die Beschreibungen während der Sitzung zur Hand nehmen. Nicht jedes Kind spricht auf jede Übung gleich gut an. Probieren Sie deshalb verschiedene Übungen aus, um herauszufinden, welche Übung das Kind gerne durchführt und sich dabei spürbar entspannen kann.

3.3.1.4 Bewegung („Flitzepause“)

Verglichen mit Gleichaltrigen haben Kinder mit ADHS oft einen hohen Bewegungsdrang. Besonders in Lernsituationen wirken sie oft ruhelos, kippeln mit dem Stuhl oder zappeln mit Händen und Füßen. In Studien wurde beobachtet, dass die körperliche Aktivität von Kindern mit ADHS mit steigendem Schwierigkeitsgrad der Aufgaben zunimmt. Je anspruchsvoller die Aufgabe, desto stärker scheint das Bedürfnis nach körperlicher Aktivität zu sein (Dekkers et al., 2021; Kofler, Sarver & Wells, 2020).

Eine kurze Bewegungspause („Flitzepause“) bietet dem Kind die Gelegenheit, für einige Minuten aufzustehen und sich aktiv zu bewegen. Das ist wichtig, da das dauerhafte Unterdrücken des Bewegungsdrangs einen negativen Effekt auf das Lernverhalten haben kann. So zeigte z. B. eine US-amerikanische Studie (Sarver et al., 2015), dass es einen Zusammenhang gibt zwischen dem Ausmaß der körperlichen Aktivität, die Kinder während einer Lernsituation zeigen, und der Leistung der Kinder in einer anschließenden Testsituation. Interessanterweise zeigten Kinder mit ADHS umso bessere Testleistungen, je *aktiver* sie in der Lernsituation gewesen waren. Bei Kindern ohne ADHS verhielt es sich genau andersherum: Sie zeigten dann bessere Leistungen, wenn sie sich in der Lernsituation besonders *ruhig* verhalten hatten. In einer weiteren Studie (Hartanto et al., 2016) zeigte sich bei Kindern mit ADHS ebenfalls ein positiver Zusammenhang zwischen körperlicher Aktivität und der Leistung in einem computerbasierten kognitiven Test. In dieser Studie wurde beobachtet, dass es Kindern mit ADHS umso besser gelang, vorschnelle Handlungen zu hemmen, je mehr sie sich in der Testsituation bewegten.

Möglicherweise stellt hyperaktives oder unruhiges Verhalten von Kindern mit ADHS eine Kompensationsstrategie dar, um die Aktivierung des Gehirns zu steigern. Die Autorinnen und Autoren der beiden Studien empfehlen daher, den Bewegungsdrang des Kindes nicht zu unterdrücken, sondern körperliche Bewegung in Lernsituationen zu integrieren (Sarver et al., 2015; Hartanto et al., 2016). Allerdings gibt es auch Studien, die zeigen, dass bestimmte Hilfsmittel – wie z. B. Fidget Spinner – die Konzentration von Kindern mit ADHS nicht verbessern, sondern sogar erschweren (Graziano, Garcia & Landis, 2020). Wie empfehlen daher den Einsatz von Flitzepausen vor, während und/oder nach den einzelnen Lerneinheiten.

Hierfür sprechen auch empirische Studien, die zeigen, dass sportliche Aktivitäten, die kurz vor Beginn einer Lernsituationen durchgeführt werden, die Aufmerksamkeitsleistung von Kindern mit ADHS verbessern (siehe Lehnert, 2014). Zum Beispiel fand ein Forschungsteam aus Brasilien heraus, dass ein 30-minütiges Intervalltraining auf einem Laufband die Reaktionszeiten, die Daueraufmerksamkeit und das impulsive Verhalten der Kinder in einem anschließenden Aufmerksamkeitstest verbesserte (Medina et al., 2010). Zudem gibt es Hinweise, dass regelmäßige sportliche Aktivitäten (vor allem Ausdauertraining) bei Kindern mit ADHS zu einer dauerhaften Verbesserung der kognitiven Leistungsfähigkeit führen (siehe Übersichtsarbeiten von Lehnert, 2014; Den Heijer et al., 2017). Allerdings ist noch unklar, welche sportlichen Aktivitäten am besten dazu geeignet sind, kognitive Fähigkeiten positiv zu beeinflussen. Einerseits wird davon ausgegangen, dass durch jede moderate oder intensive sportliche Aktivität das physiologische Erregungsniveau gesteigert wird, wodurch mediierende Prozesse in Gang gesetzt werden (u. a. biochemische Veränderungen und generelle physiologische Prozesse wie ein Anstieg des zerebralen Blutflusses), die zu einer verbesserten Aufmerksamkeit führen. Andererseits ist davon auszugehen, dass Sportarten mit unterschiedlicher Komplexität (z. B. Radfahren, Ballsportarten, Fangspiele, Seilspringen, Aerobic) auch differenzielle Effekte auf unterschiedliche kognitive Fähigkeiten wie Daueraufmerksamkeit, Planungsfähigkeit und Verhaltenshemmung haben (siehe Lehnert, 2014).

Die Gestaltungsmöglichkeiten der Flitzepause im lerntherapeutischen Setting hängen maßgeblich von den räumlichen Gegebenheiten ab. Die Flitzepause kann entweder draußen stattfinden, innerhalb des Gebäudes oder im Therapieraum (siehe Tabelle 6). Zudem können Bewegungspausen entweder fest im Verlauf der lerntherapeutischen Sitzung eingeplant oder nach Bedarf durchgeführt werden. Sie können z. B. eine Flitzepause nach Beendigung der aktuellen Aufgabe ankündigen, wenn Sie merken, dass das Kind nicht mehr ruhig sitzen kann. Flitzepausen haben sich mittlerweile sowohl im schulischen Alltag als auch im therapeutischen Setting etabliert. Wichtig ist, dass Sie eine Bewegungsform finden, die das Kind aktiviert und ihm gleichzeitig auch Spaß macht. Fragen Sie das Kind, ob es Flitzepausen aus der Schule kennt und welche Bewegungsspiele oder Materialen/Geräte es gerne mag.

Tabelle 6: Ideen für die Flitzepause (jeweils drei bis fünf Minuten)

Im Außenbereich	Im Innenbereich	Im Therapieraum
• über den Hof oder die Wiese flitzen • einmal um das Gebäude flitzen • Seilspringen • auf dem Trampolin hüpfen • mit dem Hüpfball hüpfen	• das Treppenhaus einmal hoch und wieder runter flitzen • im Flur einen Zick-Zack-Parcours laufen • Tischfußball spielen • mit einem Boxsack kämpfen • Hula-Hoop-Reifen	• Hampelmann • auf der Stelle flitzen • jonglieren • rhythmisch mit geschlossenen Beinen hin und her springen • auf einem Balance-Ball stehen • Liegestütze machen

3.3.1.5 Arbeitsphase

Die Arbeitsphase in einer lerntherapeutischen Sitzung stellt für ein Kind mit ADHS eine besondere Herausforderung dar. Es wird hier gleich mit mehreren Anforderungen konfrontiert, die für Kinder mit Aufmerksamkeits-, Organisations- und Selbstregulationsproblemen verglichen mit Gleichaltrigen schwieriger zu bewältigen sind. Das Kind soll stillsitzen und sich auf die Aufgaben konzentrieren und zudem bereit sein, Aufgaben zu bearbeiten bzw. an Themen zu arbeiten, die in der Vergangenheit häufig zu Misserfolgserlebnissen geführt haben (z. B. Übungen zur Verbesserung der Rechtschreibleistung bei einem Kind mit einer ADHS und einer LRS). Gerade in der Arbeitsphase ist es daher wichtig, das Kind nicht zu überfordern. Sowohl die Formulierung realistischer Lernziele als auch der Einsatz von Strukturierungshilfen und Handlungsanleitungen tragen dazu bei, einer Überforderung des Kindes entgegenzuwirken. Im Folgenden möchten wir näher auf diese beiden Punkte eingehen.

1. Realistische Lernziele

Als Lerntherapeutin oder Lerntherapeut wissen Sie genau, wie wichtig es ist, individuell zugeschnittene Lernziele zu entwickeln. Für alle Kinder gilt, dass Lernziele erreichbar sein sollten und Übungen so zusammengestellt werden sollten, dass das Kind gefordert, aber nicht überfordert wird und die Aufgaben erfolgreich bewältigen kann. Bei Kindern mit ADHS ist die Zeit, die für die Bearbeitung von Übungsaufgaben eingeplant werden kann, häufig deutlich kürzer als bei Kindern ohne Konzentrations- und Selbstregulationsprobleme. Dies sollte bei der Formulierung von Lernzielen und der Planung von Übungsaufgaben unbedingt berücksichtigt werden. Wenn Eltern eine hohe Erwartungshaltung in Bezug auf den Lernerfolg zeigen, kann es manchmal schwierig sein, diesem Druck zu widerstehen. Bedenken Sie aber, dass es bei Kindern mit einer starken Ausprägung der ADHS-Symptomatik manchmal schon einen Erfolg darstellt, wenn das Kind 10 oder 15 Minuten konzentriert mit Ihnen an Übungsaufgaben gearbeitet hat. Überfordern Sie das Kind durch eine zu lange Arbeitsphase oder zu schwere Aufgaben, macht es die Erfahrung, Ihren Erwartungen nicht entsprochen zu haben (z. B. da es abgelenkt war, viele Flüchtigkeitsfehler gemacht hat oder eine Aufgabe nicht zu Ende bringen konnte). Diese Erfahrung kann bei Kindern negative Gefühle wie Versagensängste, Traurigkeit oder Wut hervorrufen, welche in der Folge dazu führen können, dass das Kind in der nächsten Sitzung blockiert oder oppositionell-verweigerndes Verhalten zeigt. Es hat sich daher bewährt, Eltern in einem gesonderten Elterngespräch zu vermitteln, wie sich die unaufmerksamen, hyperaktiven oder impulsiven Verhaltensweisen des Kindes auf sein Lernverhalten auswirken (siehe auch Kapitel 1: ADHS und expansives Problemverhalten) und warum es notwendig ist, in der Lerntherapie auch ausreichend Zeit für Phasen der Bewegung, der Entspannung und des Beziehungsaufbaus einzuplanen.

2. Strukturierungshilfen und Handlungsanleitungen

In Kapitel 3.2 (Schaffung eines gut strukturierten und reizarmen Arbeitsplatzes) finden Sie Hinweise für die Gestaltung des Arbeitsplatzes und der Arbeitsmaterialien. In diesem Absatz möchten wir darauf eingehen, wie Sie Arbeitsabläufe strukturiert gestalten und dafür sorgen können, dass das Kind weiß, wie es sich verhalten soll.

Vor Beginn der Arbeitsphase sollten Sie die neue Phase benennen und dem Kind deutlich machen, welches Verhalten nun für wie lange von ihm erwartet wird. Welches Verhalten im Einzelfall erwartet wird, hängt von der individuellen Symptomausprägung der ADHS ab und von den Regeln, die Sie für dieses Kind aufgestellt haben (siehe Kapitel 4.1: Regeln einführen und wirkungsvolle Aufforderungen stellen). Bei einem Kind mit einem hohen Bewegungsdrang könnte z. B. die Regel „Während der Arbeitszeit stehe ich nur mit vorheriger Ankündigung von meinem Stuhl auf" definiert werden. Kurz vor Beginn der Arbeitsphase könnten Sie dann sagen:

> „Nun beginnt gleich unsere Arbeitszeit. Ich möchte, dass du dich jetzt auf den Stuhl setzt und zehn Minuten sitzen bleibst. Denke daran, dass wir vereinbart haben, dass du mir vorher Bescheid gibst und auf mein OK wartest, wenn du aufstehen möchtest, um etwas zu holen oder zur Toilette zu gehen."

Während und nach der Arbeitszeit sollte das Kind regelmäßig gelobt werden, wenn es es schafft, die Regel einzuhalten („Jetzt sitzt du schon zwei Minuten ruhig auf deinem Platz. Super!"; siehe Kapitel 4.2: Systematisch belohnen).

Geben Sie dem Kind anschließend einen Überblick über die anstehenden Aufgaben oder Übungen. Damit sorgen Sie dafür, dass das Kind weiß, was auf es zukommt, und sich während der Lernsituation nicht überfordert fühlt. Gerade für Kinder mit ADHS ist es wichtig, dass Aufgaben und Abläufe vorhersehbar sind. So zeigte eine aktuelle Studie (Kofler Sarver & Wells, 2020), dass Kinder mit ADHS sich in einer Lernsituation umso ruhiger verhielten, je vorhersehbarer der Schwierigkeitsgrad der Lernaufgaben war.

Um dem Kind einen Überblick zu geben, können Sie das Arbeitsblatt 7 (Meine Aufgaben; siehe Anhang und Abbildung 5) verwenden. Tragen Sie alle für die aktuelle Sitzung geplanten Aufgaben oder Übungen auf dem Arbeitsblatt 7 ein. Wie bereits erwähnt, sollten die zu bearbeitenden Aufgaben oder Übungen nach Möglichkeit einzeln vorgelegt werden (siehe Abschnitt 3.2.3: Gestaltung strukturierter Arbeitsmaterialien) und daher möglichst Einzelaufgaben statt Mehrfachaufträge auf dem Arbeitsblatt 7 eingetragen werden.

Erläutern Sie nun die erste Aufgabe. Überlegen Sie gemeinsam mit dem Kind, welche Materialien es für diese Aufgabe benötigt, und fordern Sie es auf, diese aus seiner Kiste zu holen. Tragen Sie nun auf dem Arbeitsblatt 7 ein, in welcher Zeit das Kind die Aufgabe erledigen soll. Wenn es sich um eine Übung handelt, die Sie gemeinsam mit dem Kind durchführen, können Sie eintragen, wie lange diese Übung dauern soll. Um dem Kind zu helfen, sich hinsichtlich der verstreichenden Zeit zu orientieren, kann eine gute sichtbare Wanduhr, Eieruhr oder Sanduhr oder ein Time Timer aufgestellt werden. So kann das Kind jederzeit prüfen, wie viel Zeit ihm zur Bearbeitung der Aufgabe noch verbleibt bzw. wie lange die Übung noch dauern wird.

Nachdem die vereinbarte Zeit für die erste Aufgabe abgelaufen ist, sollten Sie prüfen, ob es dem Kind gelungen ist, die Aufgabe zu erledigen. Wenn das Kind

Arbeitsblatt 7

Meine Aufgaben

Datum: XX.XX.

Meine Aufgaben	Zeit: Vorgabe	Zeit: geschafft?
1. Gut zuhören, Wörter nachsprechen und Silben klatschen	3 Min.	☺
2. Arbeitsblatt 4: Silbenbögen einzeichnen	3 Min.	☺
3. …		
4. …		

Abbildung 5: Arbeitsblatt 7: Meine Aufgaben – Beispiel

die Aufgabe in der vorgesehenen Zeit erledigt hat, sollten Sie seine Anstrengung loben und die Aufgabe mit einem Häkchen oder einem Smiley auf dem Arbeitsblatt markieren. Bei einer gemeinsam durchgeführten Übung sollten Sie das Kind loben und ein Häkchen oder einen Smiley eintragen, als Belohnung dafür, dass das Kind es geschafft hat, über die gesamte vereinbarte Zeit hinweg mit Ihnen die Übung durchzuführen (siehe Abbildung 5). Als nächstes können Sie die inhaltliche Ausführung der Aufgabe besprechen und dem Kind ggf. helfen, Fehler zu korrigieren. Fordern Sie das Kind nun auf, die erledigte Aufgabe abzuheften oder in seinem Fertig-Fach abzulegen und nicht mehr benötigte Materialien in seine Kiste zu räumen.

Erläutern Sie anschließend die zweite Aufgabe und überlegen Sie gemeinsam mit dem Kind, ob es zusätzlich zu den Materialien, die bereits auf seinem Tisch liegen, noch weitere Materialien benötigt. Wenn dies der Fall ist, können Sie das Kind auffordern, erneut zu seiner Kiste zu gehen und die noch benötigten Materialien zu holen. Tragen Sie nun auf dem Arbeitsblatt 7 (Meine Aufgaben) ein, in welcher Zeit das Kind die zweite Aufgabe erledigen soll bzw. wie lange Sie gemeinsam mit dem Kind die Aufgabe durchführen werden. Wenn die vereinbarte Zeit verstrichen ist, sollten Sie erneut prüfen, ob das Kind die Aufgabe in der vorgegebenen Zeit erledigt hat (oder die Zeit durchgehalten hat), und wenn dies der Fall ist, sollten Sie das Kind loben und die Aufgabe mit einem Häkchen oder einem Smiley auf dem Arbeitsblatt markieren. Besprechen Sie nun die inhaltliche Ausführung der zweiten Aufgabe und helfen Sie ggf. Fehler zu korrigieren. Leiten Sie das Kind anschließend dazu an, nicht mehr benötigte Materialien aufzuräumen. Diese Abfolge sollte für jede Aufgabe durchlaufen werden.

Je nach Alter und Konzentrationsfähigkeit des Kindes sollten Sie in regelmäßigen Abständen eine kurze Pause einplanen, damit das Kind sich erholen und Kraft für die nächste Aufgabe tanken kann. Dabei ist es meist sinnvoll, für die Pause eine Aktivität zu wählen, die das Kind nach der Pause leicht wieder unterbrechen kann.

Sie können sich z. B. kurz mit dem Kind über etwas Alltägliches unterhalten oder etwas zu trinken anbieten. Bei Kindern mit einem hohen Bewegungsdrang können Sie auch während der Arbeitsphase eine oder mehrere Flitzepausen (siehe oben) einlegen.

Bleiben Sie zudem während der Arbeitszeit in der Nähe des Kindes. Dies gibt Ihnen die Möglichkeit, die einzelnen Arbeitsschritte anzuleiten und erwünschtes Verhalten zeitnah zu verstärken. Im unteren Teil des Arbeitsblattes 8 (Checkliste Routinen; siehe Anhang) finden Sie eine Zusammenfassung dieser Vorschläge zur zeitlichen Strukturierung. Sie können anhand der Checkliste prüfen, welche der Vorschläge Sie bereits umsetzen und welche Sie erproben möchten.

3.3.1.6 Spielzeit

Wie weiter oben bereits erwähnt (siehe Kapitel 3.1: Beziehungsaufbau), ist es wünschenswert, dass das Kind Sie nicht nur als fordernd und begrenzend erlebt, sondern auch eine schöne und angenehme Zeit mit Ihnen verbringt. Die Einführung einer besonderen *Spiel-&-Spaß-Zeit* stellt eine Möglichkeit dar, eine entspannte Atmosphäre zu schaffen und zu zeigen, dass Sie sich für das Kind interessieren. Dabei hat sich nach unseren Erfahrungen die im Folgenden beschriebene Vorgehensweise bewährt.

1. Sammeln Sie gemeinsam mit dem Kind Vorschläge für Spiele, die Ihnen beiden Spaß machen

Da es bei Brett- und Regelspielen leicht zu Schwierigkeiten in der Regelakzeptanz und der Frustrationstoleranz kommen kann, sind gerade bei jüngeren Kindern Rollenspiele (Autos, Puppen), kreative Spiele (gemeinsam basteln, malen) oder Konstruktionsspiele (Bauklötze, Kneten) besser geeignet. Bei diesen Spielen geht es nicht um richtig oder falsch, sondern darum, gemeinsam ein Ziel zu erreichen oder einer Tätigkeit nachzugehen.

2. Planen Sie die Spiel-&-Spaß-Zeit fest in die lerntherapeutische Sitzung ein

Wenn möglich, sollte die Spiel-&-Spaß-Zeit in jeder Sitzung durchgeführt werden und nicht an Bedingungen gekoppelt werden. Das Kind sollte sich darauf verlassen können, dass die gemeinsame Spielzeit stattfindet, auch wenn es an diesem Tag nicht alle Regeln eingehalten hat oder nicht alle Lernaufgaben bewältigen konnte. Während der Spiel-&-Spaß-Zeit sollte Ihre Aufmerksamkeit ausschließlich auf das Kind und das gemeinsame Spiel gerichtet sein und nicht auf andere Tätigkeiten (Aktendokumentation, Aufräumen, o. Ä.).

3. Lassen Sie das Kind bestimmen, was und wie gespielt wird

Zu Beginn der Spielzeit sollte das Kind ein Spiel seiner Wahl bestimmen. Sie können z. B. sagen:

> „Als nächstes beginnt die Spielzeit. Wir haben jetzt zehn Minuten Zeit, um etwas zu spielen. Was möchtest du gerne tun? Du kannst dir z. B. ein Spiel, die Bausteine oder die Puppen aus dem Schrank aussuchen. Sobald du ein Spiel ausgesucht hast, stelle ich die Eieruhr, damit sie uns daran erinnert, wann die Zeit vorbei ist."

Versuchen Sie zu vermeiden, die Kontrolle über das Spiel zu übernehmen. Manche Kinder möchten erstmal nur, dass Sie ihm beim Spiel zuschauen. In diesem Fall ist es am besten, wenn Sie sich entspannen und das Kind einige Zeit beobachten. Manchmal ist es dann eine gute Idee, dazu überzugehen, das Spielverhalten des Kindes zu beschreiben. So zeigen Sie dem Kind, dass Sie sein Spiel wahrnehmen und sich dafür interessieren. Sie sollten aber keine Anordnungen geben, sondern lediglich das Spiel kommentieren. In manchen Fällen ergibt sich dadurch der Einstieg in eine gemeinsame Aktivität („Welchen Stift suchst du denn? Ich helfe dir, ihn zu finden!").

4. Üben Sie keine Kritik und loben Sie das Kind gelegentlich

In der Spielzeit sollte es kein Richtig oder Falsch geben und keine Spielregeln, an die sich das Kind unbedingt halten muss. Das Kind sollte daher Spielregeln verändern dürfen. Sollte das Kind die Spielregeln umgehen, können Sie dies sachlich feststellen („Ok, jetzt spielen wir ‚Julian darf bei Memory immer drei Karten umdrehen'."). Während der Spielzeit sollte das angenehme Miteinander im Vordergrund stehen, ohne dass das Kind belehrt oder korrigiert wird. Dabei sollten Sie das Kind auch gelegentlich loben, wenn Ihnen etwas aufrichtig gefällt („Das ist dir ja wirklich super gelungen.").

5. Beenden Sie die Spielzeit vorzeitig, wenn das Kind sich aggressiv verhält

Wenn das Kind sich während der Spielzeit aggressiv oder grenzüberschreitend verhält (z. B. ein Spiel zerstört), hat es sich aus unserer Erfahrung bewährt, sich zunächst umzudrehen und wegzuschauen. Wenn das aggressive Verhalten anhält, sollten Sie das Kind in einem sachlichen Ton auffordern, das Verhalten zu beenden. Kündigen Sie ihm an, dass Sie die Spielzeit beenden werden, wenn es das Verhalten weiterhin zeigt. Wenn das Verhalten trotzdem nicht beendet wird, können Sie die Eieruhr, die Sanduhr, oder den Time Timer ausschalten. Sagen Sie dem Kind, dass die Spielzeit nun vorbei ist, und kündigen Sie die nächste Phase an. Wichtig ist, dass Sie dem Kind deutlich machen, dass in der nächsten Sitzung wieder eine

Spielzeit stattfinden wird, in der es das Spiel fortsetzen oder erneut spielen kann. Beenden Sie jedoch nach Möglichkeit nicht die lerntherapeutische Sitzung vorzeitig.

3.3.1.7 Eintauschen von Token

In Kapitel 4.2 (Systematisch belohnen) werden wir ausführlich darauf eingehen, wie Sie erwünschtes Verhalten durch ein Token-System („Punkte-Plan") systematisch verstärken können. Wenn Sie sich für den Einsatz eines Punkte-Plans entscheiden, sollten Sie das Eintauschen der Punkte in eine Belohnung (z. B. etwas Schönes aus der Schatzkiste aussuchen) fest in den Ablauf der Sitzung einplanen, da das zeitnahe Eintauschen der Punkte für die Wirksamkeit des Punkte-Plans von großer Bedeutung ist.

3.3.1.8 Abschied

Am Ende der Sitzung werden das Kind und ggf. die Eltern verabschiedet. Eventuell können die Eltern über den Verlauf und das Thema der Sitzung sowie über Übungsaufgaben für zu Hause informiert werden.

3.3.2 Planung und Umsetzung einer festen zeitlichen Struktur

Überlegen Sie, welche Phasen in welcher Reihenfolge für das jeweilige Kind sinnvoll sind und wie lange die einzelnen Phasen dauern sollen. Bei der Planung spielen das Alter des Kindes und die individuelle Ausprägung der unaufmerksamen, hyperaktiven, impulsiven oder oppositionellen Verhaltensweisen eine entscheidende Rolle. Als Faustregel gilt: Je jünger das Kind und je stärker die Ausprägung der ADHS-Symptomatik, desto kürzer sollte die Arbeitsphase sein und desto mehr Pausen sollten Sie einplanen. Überlegen Sie, wie lange sich dieses Kind mit entsprechender Unterstützung maximal auf eine oder mehrere Aufgaben konzentrieren kann. Planen Sie die Arbeitsphase zu Beginn der Lerntherapie lieber etwas kürzer und mit mehr Pausen, um Überforderung und Frustration aufseiten des Kindes zu vermeiden und stattdessen dem Kind die Möglichkeit zu geben, den Anforderungen zu entsprechen. Wenn das Kind weiß, dass die Arbeitsphase immer nach einer bestimmten Zeit endet und danach eine angenehme Aktivität folgt (z. B. Flitzepause, Spielzeit), kann dies seine Motivation erhöhen, während der Arbeitsphase bestimmte Regeln und Absprachen einzuhalten (siehe Kapitel 4.1: Regeln einführen und wirkungsvolle Aufforderungen stellen). Im Verlauf der Lerntherapie können Sie die Dauer der Arbeitsphase ggf. sukzessive steigern.

Damit dem Kind während der Sitzung klar ist, in welcher Phase es sich befindet, hat es sich bewährt, die zeitliche Struktur mittels Piktogrammen zu visualisieren und im Therapieraum aufzuhängen. Bei Kindern mit ADHS ist es oft hilfreich, die Piktogramme durch Zeitangaben zu ergänzen und eine gut sichtbare Wanduhr anzubringen, damit das Kind jederzeit prüfen kann, wie lange die jeweilige Phase noch dauern wird. Bei jüngeren Kindern und bei Kindern, die die Uhrzeit nicht lesen können, können Sie auch eine Sanduhr, eine Eieruhr oder einen Time Timer einsetzen. Auf Arbeitsblatt 9 (siehe Anhang) finden Sie ein Beispiel für die Visualisierung der zeitlichen Struktur.

In den ersten Sitzungen ist es sinnvoll, zu Beginn der Sitzung den gesamten Ablauf mit dem Kind zu besprechen. Dabei ist es hilfreich, mit Verweis auf die Piktogramme alle Phasen zu benennen und dabei auch die Dauer der einzelnen Phasen zu erwähnen. Zusätzlich hat es sich bewährt, während der Sitzung den Übergang zwischen zwei Phasen so zu gestalten, dass die neue Phase benannt wird und dem Kind deutlich gemacht wird, welches Verhalten nun für wie lange von ihm erwartet wird. Sie können z. B. sagen:

> „Jetzt haben wir genug für heute gearbeitet. Ich finde es wirklich toll, dass du die ganze Zeit so gut auf deinem Stuhl sitzen geblieben bist. Bevor die Spielzeit beginnt, kommt jetzt erstmal die Flitzepause. Wir haben nun fünf Minuten Zeit, um uns zu bewegen. Möchtest du draußen einmal ganz schnell bis zum Klettergerüst und wieder zurück flitzen, oder möchtest du hier im Therapieraum fünf Minuten Hampelmann machen? Sobald du dich entschieden hast, stelle ich die Stoppuhr, damit sie uns daran erinnert, wann die Zeit vorbei ist. [Kind entscheidet sich für Klettergerüst.] Prima, dann gehen wir raus. Bitte denke daran, leise durch den Flur zum Garten zu gehen, damit wir die anderen Kinder nicht von ihren Aufgaben ablenken."

Wenn das Kind sich nach mehreren Sitzungen an den Ablauf gewöhnt hat, können Sie dazu übergehen, nur noch die Übergänge zwischen den Phasen mit Verweis auf die Piktogramme anzukündigen und die Erläuterungen des gesamten Ablaufs zu Beginn der Sitzung wegzulassen. Sollten Abweichungen von der bekannten Routine einmal nicht vermeidbar sein, ist es sinnvoll, diese anzukündigen und zu erklären. Zum Beispiel:

> „Heute muss ich nach unserer Stunde etwas mit deiner Mutter besprechen. Dafür brauche ich zehn Minuten. Deshalb werden wir heute fünf Minuten weniger arbeiten und fünf Minuten weniger spielen. Ich werde also den Timer beim Arbeiten auf 20 Minuten stellen und beim Spielen auf fünf Minuten."

Die *Checkliste Routinen* (Arbeitsblatt 8; siehe Anhang) fasst diese Vorschläge noch einmal zusammen. Sie können die Checkliste nutzen, um zu prüfen, welche der Vorschläge Sie bereits umsetzen und welche Sie erproben möchten.

4 Spezifische Interventionen

4.1 Regeln einführen und wirkungsvolle Aufforderungen stellen

Kinder brauchen Wahlmöglichkeiten und Handlungsfreiräume. Die Freiheit, selbst entscheiden zu dürfen, und das Recht, etwas abzulehnen und „nein" zu sagen, sind wichtig für die seelische Entwicklung. Aber grenzenlose Freiheit kann Kinder auch überfordern. Gerade Kindern mit ADHS fällt es oft schwer, sich selbst zu strukturieren. Sie brauchen daher neben Freiräumen auch klare Regeln und Grenzen, die ihnen Orientierung und Sicherheit geben. Eine der wichtigsten Aufgaben von Erziehung ist es, Kinder dabei zu unterstützen, ihre Freiheiten zu nutzen und sich trotzdem an wichtige Regeln in der Gesellschaft zu halten.

Auch die lerntherapeutische Sitzung wird für Kinder überschaubar und berechenbar, wenn Sie klare Regeln und Grenzen setzen. Es geht nicht darum, die gesamte Sitzung bis ins letzte Detail durchzuplanen und den Kindern keine Entscheidungsfreiräume zu lassen, sondern darum, einige wichtige Regeln einzuführen, die den Kindern Struktur bieten und Verlässlichkeit signalisieren.

In unserer Arbeit haben wir festgestellt, dass erwachsene Bezugspersonen oft genaue Vorstellungen davon haben, was Kinder dürfen und was nicht. Dennoch geraten sie häufig in Situationen, in denen sie mal so und mal so reagieren. Mal gelten bestimmte Regeln und es erfolgen negative Konsequenzen, wenn eine Regel nicht eingehalten wird, und mal lassen die Bezugspersonen alles durchgehen und sie reagieren kaum, wenn die Regel nicht eingehalten wird. Ein weiteres Problem besteht darin, dass Bezugspersonen häufig nicht darauf achten, wie sie Aufforderungen stellen. Gerade wenn mehrere Kinder gemeinsam in einer Lerngruppe arbeiten, kann es manchmal chaotisch zugehen oder Zeitdruck aufkommen, z. B. wenn die Kinder sich gegenseitig ablenken oder anderen Aktivitäten zuwenden. Dann liegen manchmal die Nerven blank und es wird dem Kind eine Aufforderung quer durch den Raum zugerufen. Wird die Aufforderung nicht befolgt, wird sie oft mehrfach wiederholt. Mit jeder Wiederholung wird die Bezugsperson ärgerlicher, gereizter und lauter, bis sie schließlich Drohungen ausspricht oder ihre Forderung entnervt zurückzieht (siehe Kapitel 2.4: Teufelskreismodell). Klar formulierte Regeln machen dem Kind die Erwartungen der Bezugspersonen transparent und sind die Basis für das Stellen wirkungsvoller Aufforderungen und die Durchführung möglicher Konsequenzen.

Vielleicht gelingt es auch Ihnen im Alltag nicht immer in gleicher Weise, auf die Einhaltung von Regeln zu achten. So gibt es vielleicht Tage, an denen Sie großen Wert darauf legen, dass das Kind ruhig auf seinem Stuhl sitzt, während Sie an anderen Tagen nachgiebig sind und es nicht kommentieren, wenn mit dem Stuhl gekippelt wird. Im Folgenden möchten wir Sie dazu anleiten, Ihre Regeln zu überdenken und zu reflektieren, warum Sie diese Regeln als wichtig erachten und wie Sie auf Einhaltung und Nichteinhaltung der Regeln reagieren. Außerdem möchten wir Ihnen Hilfestellungen geben, spezifische Regeln für ein bestimmtes Kind zu erarbeiten und wirkungsvolle Aufforderungen zu stellen.

4.1.1 Bisherige Regeln überdenken

Bestimmt haben Sie sich schon Gedanken dazu gemacht, welche Regeln in der lerntherapeutischen Sitzung gelten sollen. Wir möchten Sie an dieser Stelle bitten, die bisher aufgestellten Regeln zu überprüfen und sowohl ausgesprochene als auch implizite Regeln „unter die Lupe“ zu nehmen. Das Arbeitsblatt 10 (Bisherige Regeln für die Lerntherapie; siehe Anhang) bietet Ihnen die Möglichkeit, die Regeln aufzuschreiben, die Sie bisher als wichtig erachtet haben. Versuchen Sie, die Regeln möglichst genau zu beschreiben. Überlegen Sie z. B., ob die Regeln nur für eine bestimmte Phase der lerntherapeutischen Sitzung gelten oder nur für bestimmte Übungsformate.

Überlegen Sie nun, warum Sie diese Regeln als wichtig erachten, und tragen Sie Ihre Gedanken in die Spalte „Warum ist die Regel wichtig?“ ein. Dabei kann es hilfreich sein, sich zu verdeutlichen, was Sie durch die Regeln erreichen wollen und was passieren würde, wenn das Kind die Regeln nicht befolgen würde. Bitte nehmen Sie sich für diesen Punkt ausreichend Zeit. Wenn Sie die Regeln für sich selbst gut begründen können, wird es Ihnen wahrscheinlich leichter fallen, konsequent auf die Einhaltung der Regeln zu achten. In Tabelle 7 finden Sie einige Beispiele für Regeln im lerntherapeutischen Kontext und deren Begründung.

Manchmal legen Bezugspersonen Regeln fest, ohne darauf zu achten, dass das Kind sie auch tatsächlich einhält. Dadurch lernt das Kind, dass es die Regeln eigentlich nicht so ernst zu nehmen braucht. Wir möchten Sie an dieser Stelle bitten, Ihr eigenes Verhalten kritisch zu reflektieren und auf dem Arbeitsblatt 10 einzutragen, wie Sie bisher auf die Einhaltung und die Nichteinhaltung der von Ihnen aufgestellten Regeln reagiert haben.

Tabelle 7: Mögliche Regeln und deren Begründung

Regel	Begründung
Ich räume meine Materialien am Ende der Lernzeit in mein Fach.	Die Materialien gehören an einen festen Platz, damit das Kind sie wiederfindet, wenn es sie in der nächsten Sitzung wieder braucht. Außerdem soll das Kind lernen, sorgsam mit Materialien umzugehen und sie nicht zu verlieren.
Wenn ich meinen Stift nicht benötige, lege ich ihn auf den Stifte-Parkplatz.	Der Stift würde das Kind dazu verleiten, mit ihm zu malen, auf den Tisch zu klopfen oder ihn in seine Einzelteile zu zerlegen. Dadurch wäre es abgelenkt und könnte sich weniger gut auf seine Aufgabe konzentrieren.
Ich melde mich, wenn ich etwas fragen will.	Das Kind soll lernen, andere aussprechen zu lassen und aufmerksam zuzuhören, wenn ihm etwas erklärt wird. Wenn mehrere Kinder in einer Lerngruppe sind und alle sich ins Wort fallen, wird es zu laut in der Gruppe.

4.1.2 Regeln individuell anpassen oder neu erstellen

Anhand der folgenden Punkte möchten wir Sie dazu anleiten, einige wichtige Regeln auszuwählen und diese eindeutig, handlungsorientiert und positiv zu formulieren. Außerdem gehen wir darauf ein, wie Sie die Regeln gemeinsam mit dem Kind besprechen und ihm dabei ein Mitspracherecht einräumen können. Sicherlich werden Ihnen einige dieser Punkte bekannt vorkommen. Wir möchten Sie dennoch bitten, die Punkte durchzugehen. Wenn es Ihnen gelingt, nur die wichtigsten Regeln auszuwählen, diese klar zu formulieren und gegenüber dem Kind gut zu begründen, erhöht sich die Wahrscheinlichkeit, dass das Kind die Regeln einhält und das als problematisch empfundene Verhalten seltener auftritt.

1. Wählen Sie einige wenige Regeln aus, die wirklich wichtig sind

Zu viele Regeln können das Kind überfordern und seinen Handlungsspielraum unnötig einschränken. Es kann z. B. sein, dass das Kind sich nicht so viele Regeln auf einmal merken oder nicht auf mehrere Anweisungen gleichzeitig achten kann. Versuchen Sie daher, sich auf zwei oder drei individuelle Verhaltensregeln zu beschränken, die Sie als wirklich wichtig für das Kind erachten.

Überlegen Sie zunächst, welche der bisherigen Regeln für die Lerntherapie Ihnen am wichtigsten erscheinen. Prüfen Sie dann, ob diese Regeln das individuelle Problemverhalten des Kindes abdecken. In Kapitel 2 (Der verhaltenstherapeutische Ansatz) haben wir die Problem- und Zieldefinition im lerntherapeutischen Kontext thematisiert. Möglicherweise haben Sie bereits das Arbeitsblatt 1 (Problemverhalten; siehe Anhang) genutzt, um zwei Verhaltensweisen aufzuschreiben, die Sie als besonders problematisch empfinden, da sie die Durchführung von Übungsaufgaben erschweren *(Problemverhalten)*. Überlegen Sie nun, welches *Zielverhalten* aus der Problemdefinition abgeleitet werden kann. Welche Verhaltensweisen soll das Kind in der spezifischen Situation zeigen, damit die Durchführung von lerntherapeutischen Übungsaufgaben erleichtert wird und das Kind von den Übungen profitieren kann? Regeln können das Kind dabei unterstützen, dieses Zielverhalten aufzubauen oder häufiger zu zeigen. Tabelle 8 zeigt einige Beispiele, die den Zusammenhang zwischen Problemverhalten, Zielverhalten und individueller Verhaltensregel verdeutlichen sollen.

Falls die bisher aufgestellten Regeln inhaltlich nicht mit dem individuellen Verhaltensziel des Kindes übereinstimmen, sollten Sie erwägen, die Regeln anzupassen oder durch neue Regeln zu ersetzen.

Tabelle 8: Problemdefinition, Zielverhalten und die daraus abgeleitete Regel

Problemdefinition	Zielverhalten	Regel
Während der Bearbeitung von Übungsaufgaben spielt Mila mit dem Stift.	Während der Bearbeitung von Übungsaufgaben legt Mila den Stift aus der Hand, wenn sie ihn nicht braucht.	Wenn ich meinen Stift nicht benötige, lege ich ihn auf den Stifte-Parkplatz.
Ava hat Schwierigkeiten, in Stillarbeitsphasen Aufgaben vollständig zu beenden, und bricht Aufgaben ab, wenn sie nicht weiterkommt.	Ava bearbeitet in der Stillarbeitsphase mindestens eine Aufgabe vollständig und bittet mich um Hilfe, wenn sie diese braucht.	Ich bearbeite die Aufgabe vollständig und bitte um Hilfe, wenn ich nicht weiterkomme.
Jonas beginnt mit der Bearbeitung von Übungsaufgaben, bevor er die Aufgabenstellung gelesen hat.	Jonas nimmt den Stift erst dann in die Hand, wenn er die Aufgabenstellung gelesen und sie mir in seinen eigenen Worten erklärt hat.	Ich nehme den Stift erst dann in die Hand, wenn ich weiß, was zu tun ist, und es meiner Lerntherapeutin erklärt habe.

Tabelle 8: Fortsetzung

Problemdefinition	Zielverhalten	Regel
Elias beginnt bei Rechtschreibübungen nicht mit der Fehlerkorrektur, wenn ich ihn dazu auffordere.	Elias beginnt spätestens nach der zweiten Aufforderung mit der Fehlerkorrektur.	Ich beginne mit der Fehlerkorrektur, wenn ich dazu aufgefordert werde.
Ella unterbricht mich, wenn ich ihr eine Übung erkläre.	Ella hört auf zu sprechen und lässt mich den Satz beenden, wenn ich das vereinbarte Handzeichen zeige.	Wenn meine Lerntherapeutin die Hand hebt, höre ich auf zu sprechen und lasse sie aussprechen. Danach bin ich dran.

2. Formulieren Sie die Regeln eindeutig, handlungsorientiert und positiv

Nachdem Sie die wichtigsten zwei oder drei Regeln ausgewählt haben, können Sie das Arbeitsblatt 11 (Neue Regeln für die Lerntherapie; siehe Anhang) zur Hand nehmen. Schreiben Sie zunächst zwei oder drei Verhaltensweisen, die Sie als besonders problematisch erleben, in die Spalte „Problemverhalten“.

Formulieren Sie nun das Zielverhalten und tragen Sie dieses ebenfalls auf dem Arbeitsblatt 11 ein. Achten Sie darauf, realistische Ziele zu definieren, die das Kind auch tatsächlich erreichen kann. Das Ziel ist nicht ein „problemloses“ Kind, sondern eine Verminderung der Probleme. Häufig wird als Zielverhalten festgelegt, dass ein als problematisch empfundenes Verhalten seltener oder weniger intensiv auftritt oder durch ein anderes Verhalten ersetzt wird. Es geht also nicht darum, den Bewegungsdrang oder das Tagträumen komplett zu unterdrücken oder dem Kind vorzuschreiben, dass es gar nicht mehr aufstehen oder gar keine Fragen mehr stellen darf. Vielmehr geht es darum, seine Energie zu kanalisieren und eine Möglichkeit zu finden, dass weder das Kind selbst noch seine Umwelt durch sein Verhalten abgelenkt oder gestört wird.

Bei der Formulierung von Regeln hat es sich bewährt, möglichst klare und eindeutige Formulierungen zu verwenden, damit das Kind genau weiß, was von ihm erwartet wird. Oft werden Regeln besser eingehalten und Aufforderungen eher beachtet, wenn sie *handlungsorientiert* und *positiv* formuliert sind. Die Regel soll also möglichst genau beschreiben, welches Verhalten vom Kind erwartet wird, anstatt zu beschreiben, was das Kind nicht tun soll („Ich sitze ruhig auf meinen Stuhl“ statt „Ich hampele nicht herum“). Weitere Beispiele für *handlungsorientiert* und *positiv* formulierte Regeln finden Sie in Tabelle 9.

Tabelle 9: Beispiele für handlungsorientiert und positiv formulierte Regeln

Statt so ... (wenig Aufforderungscharakter)	Lieber so ... (handlungsorientiert und positiv formuliert)
Ich rede nicht dazwischen.	Ich höre zu, wenn eine Aufgabenstellung erklärt wird.
Ich trödele nicht rum.	Ich beginne zügig mit der Bearbeitung der Aufgabe, sobald ich sie verstanden habe.
Ich lasse meine Materialien nicht auf dem Tisch liegen.	Wenn ich mit einer Übung fertig bin, räume ich die nicht mehr benötigten Materialen in meine Kiste.

3. Überlegen Sie, ob Sie für die Einhaltung der Regeln sorgen können

Bevor Sie die Regeln mit dem Kind besprechen und in der Lerntherapie einführen, sollten Sie noch einmal prüfen, ob Sie bereit und in der Lage sind, auf die Einhaltung der Regeln zu achten. Es geht an dieser Stelle nicht darum festzulegen, welche positiven oder negativen Konsequenzen auf Einhaltung oder Nichteinhaltung der Regel folgen sollen. In den nächsten Abschnitten dieses Kapitels werden wir ausführlicher darauf eingehen, welche Konsequenzen im lerntherapeutischen Setting sinnvoll und möglich sind. Wichtig ist an dieser Stelle nur, dass Sie prüfen, ob Sie in der Lerntherapie dafür sorgen können, dass das Kind die Regeln beachtet, z.B., indem Sie das Kind rechtzeitig an die Regel erinnern oder es bei der Erreichung des Zielverhaltens unterstützen. Wenn Sie sich unsicher sind, ob Sie die Regel durchsetzen können, sollten Sie die Regel erstmal zurückstellen.

4. Gehen Sie die Regeln mit dem Kind durch und erklären Sie ihm, warum die Regeln wichtig sind

Besprechen Sie die einzelnen Regeln mit dem Kind und erklären Sie ihm in Ruhe, warum Sie die Regeln einführen. Wenn Sie die Regeln gegenüber dem Kind gut begründet haben, wird es Ihnen später leichter fallen, keine Diskussionen zu führen, wenn das Kind sich einmal nicht an die Regel hält. Fragen Sie das Kind anschließend nach seiner Meinung und nehmen Sie diese ernst, indem Sie sich seine Einwände anhören. Unsere Erfahrung zeigt, dass Kinder oft erstaunlich gute Ideen und Vorschläge für die Ausgestaltung von Regeln haben. Es ist fast immer möglich, dem Kind ein Mitspracherecht einzuräumen und das Kind bei der konkreten Formulierung von Regeln mitentscheiden zu lassen. Lassen Sie das Kind z.B. selbst entscheiden, wo es den Stift hinlegt, wenn es ihn gerade nicht braucht, oder wann es mit der Fehlerkorrektur startet.

Regel 1: *Ich bleibe sitzen, bis ich meine Aufgabe erledigt habe oder ich gefragt habe, ob ich aufstehen kann.*

Abbildung 6: Beispiel für eine Regelkarte (Arbeitsblatt 12)

Nach der Besprechung mit dem Kind sollten Sie die Regeln auf eine Regelkarte schreiben und wenn möglich mit einem passenden Bild oder Piktogramm versehen. Hierfür können Sie z.B. die Regelkarte im Anhang ausschneiden (Arbeitsblatt 12; vgl. Anhang und Abbildung 6), auf Tonpapier kleben und in der Mitte falten. Machen Sie dem Kind deutlich, dass Ihnen die Einhaltung der Regeln sehr wichtig ist, und platzieren Sie die Regelkarte an einer gut sichtbaren Stelle, z.B. neben dem Stifte-Parkplatz auf dem Arbeitsplatz des Kindes.

Bitte tragen Sie nun die ausgewählten Verhaltensregeln auf dem Arbeitsblatt 11 (Neue Regeln für die Lerntherapie) in die Spalte „Regel" ein. (Bitte lassen Sie die Spalten „Aufforderung" und „Konsequenzen" auf dem Arbeitsblatt vorerst leer, hierauf kommen wir später zurück.)

Fallbeispiel Finn: Individuelle Verhaltensregeln

Nach der Definition des Problem- und Zielverhaltens hat die Lerntherapeutin ein individuelles Bedingungsmodell aufgestellt, aus dem sie konkrete Ansatzpunkte für Interventionen abgeleitet hat (siehe Kapitel 2.6: Interventionsplanung). Sie möchte nicht nur die Rahmenbedingungen ändern, sondern auch ihr eigenes Verhalten. Bisher war es oft so, dass sie Finn, wenn er während der Bearbeitung von Übungen aufstand, um etwas zu holen oder zu erledigen, eine Aufforderung hinterherrief („Steh doch nicht einfach auf, du hast doch gerade so gut gearbeitet. Komm bitte zurück!"). Wenn Finn die Aufforderung nicht befolgte und sich weiter vom Arbeitsplatz entfernte, wiederholte die Lerntherapeutin ihre Aufforderung immer wieder, bis sie ärgerlich wurde oder ihre Forderung entnervt zurückzog. Um aus diesem Teufelskreis auszubrechen, nimmt sie sich vor, klare Verhaltensregeln einzuführen und Finn systematisch für die Einhaltung der Regeln zu loben.

Die Lerntherapeutin stellt zunächst ihre bisherige (implizite) Regel auf den „Prüfstand". Bisher hatte sie die Erwartungshaltung, dass Finn wie die meisten anderen Kinder während der gesamten Arbeitsphase auf seinem Stuhl sitzen bleiben soll. Angesichts der individuellen Voraussetzungen von Finn, wie z.B. sein hoher Bewegungsdrang und seine Neigung, impulsiv zu handeln, scheint ihr dieses Ziel nun aber zu hochgesteckt. Sie stellt daher ein individuelles Verhaltensziel auf, von dem sie es als realistisch erachtet, dass Finn es erreichen kann, und leitet daraus eine individuelle Regel für Finn ab:

- *Problemverhalten:* Finn steht während der Bearbeitung von Übungsaufgaben mehrfach auf und entfernt sich trotz mehrfacher Aufforderung, sich hinzusetzen, vom Arbeitsplatz, um etwas zu erledigen.
- *Zielverhalten:* Finn steht nur zwischen zwei Aufgaben auf, um etwas zu holen oder zu erledigen (nicht während einer Aufgabe).
- *Regel:* Ich bleibe sitzen, bis ich die Übungsaufgabe erledigt habe.

In der nächsten Stunde stellt die Lerntherapeutin die Regel vor und erklärt Finn, warum es ihr wichtig ist, dass Finn während der Arbeitszeit sitzen bleibt. Dabei macht sie deutlich, dass sie Verständnis dafür hat, dass er sich gerne bewegen möchte und es ihm schwerfällt, sitzen zu bleiben. Sie kündigt an, zukünftig vor Beginn der Aufgabenbearbeitung gemeinsam mit ihm zu prüfen, ob alle benötigten Materialien am Arbeitsplatz sind. Sie stellt aber auch klar, dass Finn in der Lerntherapie lernen soll, konzentrierter zu arbeiten, und dass es dafür sehr wichtig ist, dass Finn bei der Aufgabe bleibt und erst dann aufsteht, wenn die Aufgabe abgeschlossen ist. Dann bittet sie Finn um seine Meinung. Finn findet es unfair, dass er nur dann aufstehen darf, wenn er vorher gefragt hat. Er kann sich zwar darauf einlassen, nur zwischen zwei Aufgaben aufzustehen, aber eigentlich nur dann, wenn diese nicht zu lange dauern. Wenn eine Aufgabe lange dauert, möchte er die Möglichkeit haben, aufzustehen und sich zu bewegen. Die Lerntherapeutin respektiert Finns Einwände und legt schließlich folgende Regel fest: *Ich stehe erst dann auf, wenn ich meine Aufgabe erledigt habe oder ich vorher gefragt habe.*

Finn schreibt die Regel auf eine Regelkarte. Von nun an erinnert die Lerntherapeutin Finn in jeder Sitzung zu Beginn der Arbeitsphase an die Regel, indem sie ihn bittet, die Regel vorzulesen und die Regelkarte neben den Stift-Parkplatz auf seinem Arbeitsplatz zu legen. Nachdem sie die erste Übungsaufgabe erläutert hat, fragt sie Finn, ob alle benötigten Materialien am Arbeitsplatz vorhanden sind. Dann beginnt Finn mit der Übung.

4.1.3 Wirkungsvolle Aufforderungen stellen

Vielleicht kennen Sie auch die Situation, dass Sie ein Kind bitten, etwas zu tun, und das Kind darauf überhaupt nicht reagiert. Und vielleicht haben Sie auch schon die Erfahrung gemacht, dass es Sie verärgert, wenn Sie Ihre Bitte dann mehrfach wiederholen und das Kind sich nicht darum zu kümmern scheint. Gerade dann, wenn Lerntherapeutinnen und -therapeuten mit mehreren Kindern gleichzeitig in einer Lerngruppe arbeiten, ist es nicht immer möglich, das Kind rechtzeitig an die Verhaltensregeln zu erinnern. Dann kann es vorkommen, dass dem Kind eine Aufforderung hinterhergerufen oder quer durch den Raum zugerufen wird („Alina, jetzt hör endlich auf mit dem Stift zu spielen und fang an zu arbeiten."). Wenn das Kind es dann schafft, der Forderung nachzukommen, wird dies oft nicht kommentiert, da die Lerntherapeutin oder der Lerntherapeut sich mit den anderen Kindern beschäftigt oder froh ist, dass das Kind nun endlich konzentriert arbeitet und es dabei nicht stören möchte. Wenn das Kind der Forderung jedoch nicht nachkommt, kann dies dazu führen, dass die Lerntherapeutin oder der Lerntherapeut immer verärgerter wird und übertriebene Konsequenzen ankündigt oder entnervt aufgibt und ihre oder seine Aufforderung zurückzieht. Neben der Definition von individuellen Verhaltenszielen und konkreten Regeln sind wirkungsvolle Aufforderungen ein weiterer Schritt, um aus diesem Teufelskreis auszusteigen.

Meist beachten Kinder Aufforderungen schon dann besser, wenn Bezugspersonen die Art und Weise verändern, in der sie Aufforderungen stellen. Die folgenden Punkte können Sie dabei unterstützen, Aufforderungen so zu stellen, dass sie „wirkungsvoll" sind, also die Wahrscheinlichkeit erhöht wird, dass das Kind der Aufforderung folgt.

1. Prüfen Sie, ob Sie bereit sind, die Aufforderung durchzusetzen

Bevor Sie eine Aufforderung stellen, sollten Sie prüfen, ob Sie wirklich wollen, was Sie von dem Kind verlangen. Manchmal stellen Bezugspersonen viele Aufforderungen auf einmal und achten nicht darauf, dass diese auch eingehalten werden. Bei dem Kind kann dadurch der Eindruck entstehen, dass es der Bezugsperson egal ist, ob es den Aufforderungen folgt oder nicht. Es macht die Erfahrung, dass Aufforderungen nicht so wichtig zu nehmen sind. Gerade bei Aufforderungen, denen das Kind häufig nicht nachkommt, ist es wichtig, dass Sie schon vorher überlegen, was Sie machen werden, wenn die Aufforderung nicht befolgt wird. Wenn Sie in einer Situation nicht in der Lage sind, darauf zu achten, ob einer Aufforderung nachgekommen wird, und das Kind nicht hinreichend dabei unterstützen können, das Verhaltensziel zu erreichen, ist es oft besser, die Aufforderung erst gar nicht zu stellen.

2. Prüfen Sie, ob das Kind aufmerksam ist

Bevor Sie eine Aufforderung stellen, sollten Sie sich vergewissern, dass das Kind aufmerksam ist und Ihnen zuhört. Stellen Sie also keine Aufforderung, wenn das Kind gerade mit etwas Interessantem beschäftigt ist oder konzentriert eine Aufgabe bearbeitet. Auch wenn Sie dem Kind eine Aufforderung quer durch den Raum zurufen, können Sie sich der Aufmerksamkeit des Kindes nicht sicher sein. Gehen

Sie stattdessen zu dem Kind hin und nehmen Sie Blickkontakt mit ihm auf. Damit verdeutlichen Sie dem Kind, dass Ihnen die Aufforderung und die dahinterliegende Regel wichtig sind.

3. Prüfen Sie, ob Sie eine Aufforderung oder eine Bitte stellen möchten

Bei einer Bitte kann das Kind entscheiden, ob es diese erfüllen will oder nicht. Ein gewisser Entscheidungsfreiraum ist wichtig für Kinder, und es ist daher sinnvoll, dem Kind auch immer wieder eine Bitte zu stellen, bei der es selbstständig entschieden darf, ob es ihr nachkommt oder ob es sie ablehnt („Könntest du mir einen Gefallen tun und die Rechentafel holen?"). Wenn Sie das Kind jedoch auffordern, eine Regel einzuhalten, sollten Sie durch Ihre Wortwahl und Ihren Tonfall deutlich machen, dass Ihnen die Aufforderung wichtig ist. Sprechen Sie sie in einem neutralen Ton aus und versuchen Sie, einen zu strengen, genervten oder vorwurfsvollen Tonfall zu vermeiden. Ob Sie dabei das Wort „Bitte" verwenden, ist oft nicht so entscheidend. Wichtig ist vielmehr, dass Sie die Aufforderung handlungsorientiert und nicht als Frage formulieren („Bitte fang jetzt mit der Aufgabe an!" statt „Könntest du heute bitte mal versuchen, nicht so lange wie sonst rumzutrödeln?").

4. Formulieren Sie immer nur eine Aufforderung

Kinder können in der Regel nur eine oder zwei Aufforderungen auf einmal behalten. Gerade Kinder mit Konzentrationsproblemen haben oft Mühe, sich zu organisieren, und können von komplexen Aufforderungen überfordert werden. Bei einem schwierigeren und umfangreicheren Zielverhalten können Sie das Kind unterstützen, indem Sie das Zielverhalten in mehrere kleine Schritte zerlegen. Diese können Sie dann entweder nacheinander einführen oder vom Kind direkt hintereinander mithilfe mehrerer einfacher Aufforderungen erledigen lassen. So unterstützen Sie das Kind dabei, sich zu strukturieren, und vergrößern nebenbei auch die Wahrscheinlichkeit, dass das Kind der Aufforderung nachkommt. Gerade bei jüngeren Kindern ist es wichtig, einfache Aufforderungen zu formulieren, die das Kind nicht überfordern. Manchmal kann es auch hilfreich sein, die Aufforderung vom Kind wiederholen zu lassen. So stellen Sie sicher, dass das Kind Ihnen zugehört hat und weiß, was zu tun ist.

5. Prüfen Sie, ob das Kind der Aufforderung nachkommt

Bleiben Sie so lange in der Nähe des Kindes, bis es begonnen hat, der Aufforderung nachzukommen. Kommt das Kind der Aufforderung nach kurzer Zeit nicht nach, wiederholen Sie diese noch einmal. Versuchen Sie wieder in einem neutralen Ton zu sprechen und nicht ärgerlich zu werden. Um sicher zu gehen, dass das Kind Ihre Aufforderung wahrgenommen hat, können Sie das Kind bitten, Ihre Aufforderung zu wiederholen. In Kapitel 4.3 (Negative Konsequenzen) gehen wir darauf ein, wie Sie im lerntherapeutischen Setting reagieren können, wenn das Kind die Aufforderung weiterhin nicht befolgt.

6. Loben Sie das Kind, wenn es der Aufforderung nachkommt

Gewohnheiten zu verändern ist sehr schwer. Wenn es dem Kind gelingt, sein Verhalten zu ändern, sollten Sie ihm zeigen, dass Sie sich darüber freuen. Gerade für Kinder mit ADHS sind ein zeitnahes Lob oder eine zeitnahe Belohnung wichtig, da es ihnen häufig schwerfällt, sich selbst zu steuern und sie daher auf eine Außensteuerung durch Lob angewiesen sind. Außerdem signalisieren Sie dem Kind durch häufiges Loben, dass Sie nicht nur die problematischen Verhaltensweisen wahrnehmen, sondern auch auf seine positiven Verhaltensweisen und Eigenschaften achten.

Achten Sie darauf, das Verhalten des Kindes zu verstärken, indem Sie ihm *sofort* eine positive Rückmeldung geben. Sie können das Kind loben, indem Sie z. B. einfach „Danke" sagen oder „Schön, dass du direkt mit der Aufgabe beginnst". Sie können Ihr Lob auch ausdrücken, indem Sie dem Kind zulächeln und zunicken oder „Daumen hoch" zeigen. Wenn Sie bemerken, dass das Kind einer Regel selbstständig nachkommt (ohne vorherige Aufforderung), sollten Sie dies besonders loben. Wichtig ist zudem, dass Sie das Kind auch dann loben, wenn es der Aufforderung erst beim zweiten oder dritten Mal nachkommt. Durch Kommentare wie „Na endlich!" oder „Warum denn nicht gleich so?" können Kinder sich kritisiert fühlen. Außerdem machen sie die Erfahrung, dass es sich nicht mehr lohnt, das zu tun, was Sie sagen, wenn es die erste Gelegenheit dazu verpasst hat. Im folgenden Kapitel 4.2 (Systematisch belohnen) gehen wir auf weitere Möglichkeiten ein, erwünschtes Verhalten positiv zu verstärken.

7. Besprechen Sie am Ende der Sitzung, welche Aufforderungen und Regeln das Kind befolgt hat

Stellen Sie am Ende der lerntherapeutischen Sitzung (oder am Ende der Lernzeit) jene Situationen heraus, in denen das Kind den Aufforderungen oder Regeln nachgekommen ist. Damit verdeutlichen Sie dem Kind noch einmal, wie wichtig Ihnen die Regeln sind und wie sehr Sie es schätzen, wenn es die Regeln einhält. Falls zutreffend, können Sie das Kind an dieser Stelle ermutigen, beim nächsten Mal auch auf die Regeln zu achten, die es noch nicht eingehalten hat.

Formulieren Sie nun für jede der zuvor aufgestellten individuellen Regeln eine passende Aufforderung und tragen Sie diese auf dem Arbeitsblatt 11 (Neue Regeln für die Lerntherapie) ein. (Bitte lassen Sie die Spalten für die „Konsequenzen" auf dem Arbeitsblatt weiterhin leer, hierauf gehen wir in den folgenden Abschnitten ein.)

Fallbeispiel Finn: Wirkungsvolle Aufforderungen

Bisher war es oft so, dass Finn bei der Aufforderung der Lerntherapeutin nicht zuhörte und einfach davonstürmte. Daraufhin wiederholte die Lerntherapeutin ihre Aufforderung und rief ihm hinterher, ohne dass Finn reagierte. Mit jeder Wiederholung wurde die Lerntherapeutin verärgerter. An manchen Tagen verlor sie die Geduld und kündigte Konsequenzen an, die sie aber meist nicht umsetzte („Wenn du jetzt nicht zurückkommst, müssen wir gleich ganz von vorne anfangen."). Wenn Finn sich hartnäckig weigerte, an den Arbeitsplatz zurückzukehren, ohne das erledigt zu haben, was er gerade als wichtig erachtete, gab sie oft nach und zog ihre Forderung zurück („Also gut, dann geh jetzt deinen eigenen Stift holen und komm danach bitte direkt wieder zurück.").

Nachdem die Lerntherapeutin nun eine klare Regel eingeführt hat, möchte sie auch die Art und Weise verändern, in der sie Aufforderungen stellt. Von nun an erinnert sie Finn zu Beginn der Arbeitsphase an die Regel, indem sie ihn bittet, die Regelkarte auf den Tisch zu legen und die Regel vorzulesen. Nachdem sie gemeinsam geprüft haben, ob alle benötigten Materialien zur Hand sind, fordert sie ihn in neutralem Ton auf, mit der Aufgabe zu beginnen und sitzen zu bleiben, bis er die Aufgabe beendet hat oder er sie gefragt hat, ob er aufstehen kann. Während Finn die Aufgabe bearbeitet, bleibt sie neben ihm sitzen. Wenn es Finn gelingt, die Regel einzuhalten, gibt sie ihm direkt, nachdem er die Aufgabe beendet hat, eine positive Rückmeldung. Wenn Finn während der Aufgabenbearbeitung unruhig wird und Anstalten macht aufzustehen, erinnert sie ihn erneut an die Regel. Wenn es Finn dann gelingt, die Regel einzuhalten, gibt sie ihm ebenfalls sofort eine positive Rückmeldung.

- *Gemeinsam festgelegte Regel:* Ich bleibe sitzen, bis ich meine Aufgabe erledigt habe oder ich gefragt habe, ob ich aufstehen kann.
- *1. Aufforderung:* Jetzt kannst du mit der ersten Aufgabe beginnen. Bitte denk daran, sitzen zu bleiben, bis du die Aufgabe erledigt hast oder mich gefragt hast, ob du aufstehen kannst.
- *2. Aufforderung:* Bitte bleib sitzen, bis du die Aufgabe erledigt hast oder mich gefragt hast.

4.2 Systematisch belohnen

Auch wenn Sie das Kind von nun an konsequent loben, wird es natürlich nicht immer das tun, wozu Sie es auffordern. Aber Sie signalisieren dem Kind durch Ihr Lob, dass Sie sein Verhalten wahrnehmen und sich über das Verhalten des Kindes freuen. Damit erhöht sich die Wahrscheinlichkeit, dass das Kind beim nächsten Mal wieder Ihrer Aufforderung nachkommt und die vereinbarte Regel einhält.

Eine weitere Möglichkeit, erwünschtes Verhalten positiv zu verstärken, sind kleine Belohnungen oder Vergünstigungen. Auch diese sollten *unmittelbar* auf das erwünschte Verhalten erfolgen oder zumindest angekündigt werden. Dabei hat es sich bewährt, eine Belohnung zu wählen, die im Zusammenhang mit dem erwünschten Verhalten steht. Ein Beispiel hierfür ist, wenn das Kind zwischen zwei Übungsaufgaben eine längere Pause als sonst üblich erhält, nachdem es zügig die nicht mehr benötigten Materialien weggeräumt hat.

Motivierende Bedingungen können auch mit einem Token-System hergestellt werden. Ein Token-System (Münzverstärkungsprogramm oder auch Belohnungssystem) bietet die Möglichkeit, erwünschtes Verhalten auf spielerische Art und Weise unmittelbar und systematisch durch die Vergabe eines zunächst weitgehend neutralen Zeichens (Token) zu verstärken. Die Tokens können später in Sonderbelohnungen (primäre Verstärker) eingetauscht werden (siehe Döpfner, 2020b).

Wir möchten Sie an dieser Stelle bitten, die folgenden Hinweise zur Entwicklung und Durchführung eines Punkte-Plans sorgfältig zu lesen und dann zu entscheiden, welche positiven Konsequenzen Sie auf die Einhaltung der individuellen Verhaltensregel folgen lassen möchten. Füllen Sie anschließend auf dem Arbeitsblatt 11 (Neue Regeln für die Lerntherapie) die Spalte „Konsequenzen bei Einhaltung der Regel“ aus.

4.2.1 Der Punkte-Plan

Bei dem hier vorgestellten Token-System erhält das Kind unmittelbar, nachdem es eine zuvor vereinbarte Regel eingehalten hat, eine positive Rückmeldung in Form von Punkten, die es später in Sonderbelohnungen umtauschen kann. Ein sogenannter „Punkte-Plan“ ist häufiger Bestandteil der psychotherapeutischen Behandlung von Kindern mit expansiven Verhaltensproblemen. Auch in pädagogischen Arbeitsfeldern kommen Punkte-Pläne regelmäßig zum Einsatz. Vor allem dann, wenn bestimmte Verhaltensauffälligkeiten so stark ausgeprägt sind, dass eine soziale Verstärkung durch Lob nicht ausreichend ist, um eine Verhaltensänderung zu erreichen, erleben wir Punkte-Pläne in unserer Arbeit häufig als sehr hilfreich.

Mit einem Punkte-Plan können expansive Verhaltensprobleme in definierten Situationen vermindert werden. Das Kind erhält immer dann einen Punkt, wenn es ihm gelingt, in einer bestimmten Situation ein zuvor konkret definiertes Zielverhalten zu zeigen oder sich an eine spezifische Verhaltensregel zu halten. Da Kinder mit ADHS besonders empfänglich für zeitnahe Belohnungen sind, wirkt die unmittelbare Vergabe der Punkte oft besonders motivierend. Die Punkte können später in attraktive Sonderbelohnungen umgetauscht werden, wodurch Punkte-Pläne oft effektiver sind als Lob und Aufmerksamkeit allein.

Ein weiterer Vorteil ist, dass der Punkte-Plan für alle Beteiligten transparent ist. Das Kind weiß genau, was von ihm erwartet wird und für welches Verhalten es auf welche Weise belohnt wird. Belohnungen sind also nicht mehr abhängig von der Stimmung der Bezugspersonen. Punkte-Pläne führen zudem dazu, dass erwünschtes Verhalten seltener übersehen wird, weil die Punkte unmittelbar nach dem Verhalten vergeben werden. Dies ist besonders dann wichtig, wenn die Verhaltensprobleme stark ausgeprägt sind und daher anfangs kleine Schritte und einzelne Verhaltenselemente verstärkt werden sollen.

Punkte-Pläne helfen zudem, die Aufmerksamkeit der Bezugspersonen auf positive Aspekte und angemessene Verhaltensweisen zu lenken. Die Punkte hinterlassen eine sichtbare Spur, die über Wochen hinweg anzeigt, wie gut es dem Kind gelungen ist, sein Verhalten zu ändern. Auch Kinder achten häufig darauf, dass sie die Punkte erhalten, und richten damit ihre Aufmerksamkeit auf das erwünschte Zielverhalten.

Punkte-Pläne setzen allerdings voraus, dass das Kind das Zielverhalten für eine gewisse Zeit zeigen kann. Bei problematischen Verhaltensweisen, die sehr häufig auftreten (z. B. häufiges Kippeln mit dem Stuhl, häufiges Unterbrechen anderer), sind daher Verstärker-Entzugs-Systeme (siehe Abschnitt 4.3.3: Wettkampf um lachende Gesichter) besser geeignet, um eine Verhaltensänderung zu bewirken.

4.2.1.1 Entwicklung eines Punkte-Plans

Im Folgenden beschreiben wir die einzelnen Schritte, die für die Entwicklung eines Punkte-Plans wichtig sind. Wir bitten Sie, diese sorgfältig durchzugehen, auch wenn Sie bereits mit Punkte-Plänen arbeiten oder gearbeitet haben. In unserer Arbeit merken wir, dass manchmal schon kleine Änderungen oder Abweichungen die Wirksamkeit eines Punkte-Plans deutlich vermindern können.

1. Definieren Sie das Zielverhalten

Legen Sie fest, für welche konkreten Verhaltensweisen das Kind einen Punkt erhalten kann. Beschreiben Sie das erwünschte Verhalten also möglichst genau und legen Sie fest, in welcher Situation das Kind dieses Verhalten zeigen soll (siehe Kapitel 2.2: Problem- und Zieldefinition im lerntherapeutischen Kontext). Wichtig ist, dass das Zielverhalten nicht zu hoch angesetzt ist. Das Kind sollte bereits am ersten Tag Punkte erhalten, damit der Punkte-Plan von Anfang an motivierend wirken kann. Bei komplexeren oder schwierigeren Verhaltensweisen ist es daher oft hilfreich, das Zielverhalten in mehrere Schritte oder Teilziele zu unterteilen. So kann das Kind für jeden Zwischenschritt oder jedes Teilziel unmittelbar belohnt werden. Tabelle 10 bietet Beispiele für Zwischenschritte oder Teilziele. Versuchen Sie, sich auf zwei oder drei erwünschte Verhaltensweisen zu begrenzen und tragen Sie diese in das Arbeitsblatt 13 (Punkte-Plan: Spielregeln; siehe Anhang) ein.

Tabelle 10: Unterteilung eines Zielverhaltens in Teilziele oder Zwischenschritte, die einzeln belohnt werden können

Zielverhalten	Teilziele/Zwischenschritte
Oskar bleibt während der Arbeitsphase ruhig sitzen.	Während der Arbeitsphase: • stehe ich nur dann auf, wenn ich vorher gefragt habe • lasse ich den Stuhl stehen und kippele nicht
Alva räumt während und nach der Lernzeit selbstständig auf.	Nach jeder Aufgabe: • hefte ich die Arbeitsblätter ab • lege ich nicht mehr benötigte Materialien in meinem Fach ab Nach der Lernzeit: • packe ich meine Stifte, mein Arbeitsheft und meinen Ordner in meine Tasche

2. Legen Sie fest, welche unmittelbare Belohnung das Kind erhalten soll

Als unmittelbare Belohnung können Sie einfache Klebepunkte oder Sticker verwenden, die das Kind auf seine Punkte-Schlange oder sein Punkte-Konto (siehe Arbeitsblatt 14 und 15 im Anhang) kleben kann, wenn es ihm gelungen ist, das vereinbarte Zielverhalten zu zeigen. Sie können das Kind die Punkte auch aus- oder aufmalen lassen. Die Punkte-Schlange wird immer länger, je mehr Punkte das Kind gesammelt hat. Sie wird häufig bei jüngeren Kindern eingesetzt. Auf dem Punkte-Konto können pro Sitzung die Punkte eingetragen werden, die das Kind erhalten hat. Dadurch wird sichtbar, wie viele Punkte das Kind über die einzelnen Sitzungen hinweg gesammelt hat. Anstatt Punkten oder Stickern können Sie als Token auch Steine oder Murmeln verwenden, die das Kind in einem Glas sammeln kann.

Legen Sie anschließend fest, wie viele Punkte (oder Klebebilder, Steine, Murmeln usw.) das Kind pro vereinbartem Zielverhalten bekommen soll und tragen Sie dies in das Arbeitsblatt 13 ein. In der Regel sollte jedes Zielverhalten mit einem Punkt belohnt werden. Wenn ein bestimmtes Verhalten eine besondere Herausforderung darstellt und das Kind sich besonders anstrengen muss, um das Verhaltensziel zu erreichen, können Sie dies dadurch würdigen, dass das Kind zwei oder drei Punkte erhalten soll.

3. Legen Sie fest, welche Sonderbelohnungen das Kind erhalten soll und wie viele Punkte dafür notwendig sind

Wenn ein als problematisch empfundenes Verhalten häufig vorkommt und schon sehr lange besteht, reicht es meist nicht aus, das Kind unmittelbar durch Punkte zu verstärken. Es ist dann sinnvoll, mit dem Kind zu vereinbaren, dass es seine Punkte in Sonderbelohnungen eintauschen kann. Um die Motivation des Kindes über einen Zeitraum von mehreren Wochen und Monaten aufrechtzuhalten, sollten Sie eine kleine Auswahl an Belohnungen zusammenstellen, über die das Kind sich wirklich freuen würde. Wenn Sie sich unsicher sind, können Sie gemeinsam mit dem Kind eine Liste mit attraktiven Sonderbelohnungen erstellen. Denken Sie vor allem an kleine Belohnungen, die häufiger gegeben werden können. Sie können z. B. eine „Schatzkiste“ mit Stiften, Klebebildern, Geschicklichkeitsspielen, Haarspangen, Armbändern, Spielfiguren, Flummis, kleinen Malbüchern, Wasserpistolen, Sammelkarten und vielem mehr füllen. Neben materiellen Verstärkern sollten auch Vergünstigungen oder gemeinsame Aktivitäten aufgenommen werden, z. B. eine Reduktion der Therapieaufgaben für die nächste Sitzung oder ein gemeinsames Spiel.

Tragen Sie die Sonderbelohnungen nun in das Arbeitsblatt 13 ein und bestimmen Sie, wie viele Punkte für die Sonderbelohnungen notwendig sind. Die Anzahl der benötigten Punkte sollte davon abhängen, wie viele Punkte das Kind in einer Sitzung erhalten kann. Es hat sich bewährt, wenn das Kind die kleinste Sonderbelohnung bekommen kann, wenn es an einem Tag alle Punkte erreicht hat. Für größere Sonderbelohnungen sollten mehr Punkte notwendig sein.

4.2.1.2 Durchführung eines Punkte-Plans

Auch bei der Durchführung des Punkte-Plans gibt es mehrere Aspekte zu beachten. Wir bitten Sie daher, die folgenden Punkte sorgfältig durchzulesen, bevor Sie den Punkte-Plan einführen.

1. Platzieren Sie den Punkte-Plan an einer gut sichtbaren Stelle

Manche Kinder möchten nicht, dass der Punkte-Plan auch für andere Kinder sichtbar ist. Es hat sich daher bewährt, die Spielregeln und die Punkte-Schlange oder das Punkte-Konto zu Beginn der lerntherapeutischen Sitzung an einer Magnetwand oder einem Pinnbrett an einer für das Kind gut sichtbaren Stelle zu befestigen. Am Ende der Sitzung können die Arbeitsblätter dann wieder abgenommen werden. Alternativ können Sie die Arbeitsblätter auch zu Beginn der Sitzung gut sichtbar auf den Schreibtisch legen. In diesem Fall können Sie überlegen, die Spielregeln für den Punkte-Plan zu laminieren. Dies hat den Vorteil, dass sie durch häufiges Anfassen nicht zerknittern. Die Punkte-Schlange oder das Punkte-Konto sollten lieber nicht laminiert werden. Einmal verdiente Punkte sollten dauerhaft sichtbar bleiben und nach dem Einlösen lieber abgehakt statt abgewischt werden.

2. Erinnern Sie das Kind an den Punkte-Plan

Erinnern Sie das Kind zu Beginn der vereinbarten Zeit an den Punkte-Plan. Benennen Sie noch einmal kurz das Verhalten, für welches das Kind einen Punkt erhalten wird, und ermutigen Sie das Kind, die Verhaltensregeln einzuhalten. Sagen Sie dem Kind auch, wie lange die „Spielzeit" dauern wird, also für welche Situation die Verhaltensregeln gelten. Sie können z. B. sagen:

„Nun beginnt die Arbeitsphase. Du erinnerst dich bestimmt daran, dass wir den Punkte-Plan einführt haben, damit immer nur die Sachen auf dem Tisch liegen, die du wirklich brauchst. Wenn du also nach einer Aufgabe daran denkst, die Arbeitsblätter abzuheften, kannst du einen Punkt aufkleben. Auch wenn du nach einer Aufgabe daran denkst, die nicht mehr benötigten Materialien wegzuräumen, kannst du einen Punkt aufkleben. Außerdem kannst du einen Punkt aufkleben, wenn du ganz am Ende der Lernzeit deine Stifte, dein Arbeitsheft und deinen Ordner in deine Tasche packst. Also los, ich bin gespannt, wie viele Punkte du heute sammeln wirst!"

3. Vergeben Sie die Punkte unmittelbar, nachdem das Kind das erwünschte Verhalten gezeigt hat

Wenn es dem Kind gelingt, das erwünschte Verhalten zu zeigen, sollten Sie ihm sofort ein Klebebild geben, das es auf die Punkte-Schlange oder das Punkte-Konto kleben kann, oder es einen Punkt aufmalen lassen. Loben Sie das Kind für seine Anstrengung, und zeigen Sie ihm, dass Sie sich mit ihm freuen. Wenn das Kind einmal keinen Punkt erhält, sollten Sie ihm in neutralem Ton kurz erklären, warum dies so ist, und es ermutigen, sich in der nächsten Sitzung wieder anzustrengen.

4. Besprechen Sie am Ende der „Spielzeit" mit dem Kind, wie gut es den Punkte-Plan erfüllen konnte

Besprechen Sie am Ende der zuvor definierten Zeit (z. B. am Ende der Arbeitsphase), wie gut der Punkte-Plan in dieser Sitzung geklappt hat. Loben Sie das Kind noch einmal und machen Sie ihm Mut für die nächste Sitzung, wenn es nicht so viele Punkte erhalten hat wie erhofft. In manchen Fällen kann es sinnvoll sein, die Besprechung des Punkte-Plans ganz ans Ende der lerntherapeutischen Sitzung zu stellen und die Eltern miteinzubeziehen. Dann kann das Kind den Eltern selbst berichten, was alles gut gelaufen ist.

5. Punkte dürfen nicht entzogen werden

Auch wenn das Kind im weiteren Verlauf der Sitzung problematisches Verhalten zeigt, sollten einmal verdiente Punkte auf keinen Fall wieder entzogen werden. Der Punkte-Plan soll dazu dienen, ein konkret festgelegtes Verhalten in einer klar definierten Situation zu verändern. Sie sollten nicht erwarten, dass damit direkt alle Probleme gelöst werden.

6. Haben Sie keine zu hohen Erwartungen!

Sie dürfen auch nicht erwarten, dass das Kind von Anfang an alle Punkte erhalten wird. Sehen Sie es als Erfolg an, wenn das Kind in den ersten Sitzungen etwa die Hälfte aller möglichen Punkte erreicht. Nur wenn das Kind in den ersten Sitzungen (fast) keinen Punkt bekommt, sollten Sie den Punkte-Plan überdenken. Möglicherweise wurde das Verhaltensziel zu hoch gesteckt oder die Sonderbelohnungen sind nicht attraktiv genug, um das Kind zu motivieren. Unsere Erfahrung zeigt, dass eine sichtbare Verhaltensänderung entweder schon in den ersten Tagen oder Sitzungen erreicht wird oder aber gar nicht eintritt.

7. Denken Sie daran, Punkte regelmäßig in Sonderbelohnungen einzutauschen

Das Kind soll selbst entscheiden dürfen, für welche Sonderbelohnung es seine Punkte eintauschen will. Eingetauschte Punkte können auf der Punkte-Schlange oder dem Punkte-Konto abgehakt werden. Achten Sie darauf, dass die Sonderbelohnung auch tatsächlich eingelöst werden kann, indem Sie ausreichend Zeit für das gewünschte Spiel einplanen oder dafür sorgen, dass die Schatzkiste gefüllt ist. Mit der Zeit tendieren viele Kinder dazu, Punkte für die größeren Belohnungen zu sparen. Dies ist durchaus erwünscht, da so der Bedürfnisaufschub trainiert wird.

4.2.2 Sind Punkte-Pläne wirklich sinnvoll?

Trotz der vielen Studien, die die Wirksamkeit von Token-Systemen belegen (Maggin et al., 2011; Matson & Boisjoli, 2009; Soares et al., 2016), werden diese auch kritisch gesehen (siehe Rietzler & Grolimund, 2018, S. 88 ff.; Borg-Laufs, Gahleitner & Hungerige, 2012, S. 116 ff.). An dieser Stelle möchten wir auf einige der am häufigsten geäußerten Kritikpunkte eingehen.

1. Das ist doch selbstverständlich, dafür kann ich das Kind doch nicht belohnen!

Manchmal erleben wir in unserer Arbeit, dass Bezugspersonen Bedenken äußern, dass sie das Kind für scheinbar selbstverständliche Dinge belohnen sollen. Viele wünschen sich, dass das Kind „einsichtig" wird und selbstverständliches Verhalten auch selbstverständlich zeigt. In diesem Fall hilft es, sich zu verdeutlichen, dass das Verhalten für das Kind offenbar keine Selbstverständlichkeit darstellt und in der Vergangenheit oft Anlass für Kritik oder Streit war. Außerdem zeigen Erkenntnisse aus der Entwicklungspsychologie, dass die soziale Anerkennung durch andere für Kinder einen enormen Stellenwert hat und einen der wichtigsten Beweggründe für ihr Handeln darstellt. Erst ab dem Alter von ungefähr 15 oder 16 Jahren beginnen Jugendliche verstärkt aufgrund eigener Überzeugungen und Wertvorstellungen zu handeln (Borg-Laufs, Gahleitner & Hungerige, 2012). Auch das Teufelskreismodell (siehe Kapitel 2.4: Teufelskreismodell) verdeutlicht, wie wichtig es ist, positive Rückmeldungen zu geben. Der Punkte-Plan stellt eine Möglichkeit dar, auf positive Verhaltenselemente zu fokussieren und aus dem Teufelskreis negativer Interaktionen auszusteigen.

Wir sind zudem der Meinung, dass auch scheinbar selbstverständliches Verhalten gelobt werden sollte. Jedes Lob und jede Belohnung können dazu beitragen, die Beziehung zu stärken und die Auftretenswahrscheinlichkeit des Verhaltens zu erhöhen. Vielleicht haben Sie selbst auch schon erlebt, dass Sie sich freuen, wenn ein scheinbar selbstverständliches Verhalten (z. B. Essen kochen) positiv beachtet wird und es dadurch wahrscheinlicher wird, dass Sie ebendieses Verhalten beim nächsten Mal wieder und vielleicht auch mit mehr Freude zeigen.

2. Ich möchte das Kind nicht dressieren

Hinter diesem Kritikpunkt steht häufig eine Abneigung oder zumindest eine Skepsis gegenüber der Vorstellung, Verstärker gezielt einzusetzen, um das Verhalten des Kindes zu verändern. Dem möchten wir zwei Argumente entgegensetzen. Zum einen möchten wir betonen, dass es bei einem Punkte-Plan nicht darum geht, das Kind komplett umzuformen oder ihm sinnlose Kunststückchen beizubringen. Der Punkte-Plan soll vielmehr dazu beitragen, dass das Kind in einer bestimmten Situation ein zuvor konkret definiertes Zielverhalten zeigt oder sich an eine spezifische Verhaltensregel hält. Im lerntherapeutischen Setting bedeutet dies in der Regel, dass Sie dem Kind mithilfe des Punkte-Plans helfen, Verhaltensweisen aufzubauen oder zu stabilisieren, die die Durchführung von Übungsaufgaben erleichtern oder möglich machen. Dadurch ermöglichen Sie dem Kind, sich auf die angebotenen Inhalte der Lerntherapie einzulassen, und Sie fördern seine Entwicklung.

Zum anderen möchten wir verdeutlichen, dass operantes Konditionieren auch im alltäglichen Umgang mit Kindern stattfindet. Bei einem Punkte-Plan werden Verstärker geplant und systematisch eingesetzt. Im alltäglichen Umgang wird das Kind für sein Verhalten ebenfalls belohnt und verstärkt, wenn auch oft unbewusst oder unwillentlich. Wenn Sie es z. B. zulassen, dass das Kind nicht aufräumt, und Sie das Aufräumen selbst übernehmen, belohnen Sie das Verhalten des Kindes und erhöhen die Wahrscheinlichkeit, dass es auch beim nächsten Mal nicht aufräumt. Wenn Sie das Kind dafür loben, dass es seine Therapieaufgabe zu Hause erledigt hat, verstärken Sie es ebenfalls. Wenn Sie die Therapieaufgabe des Kindes hingegen kritisch kommentieren und nur auf die negativen Aspekte fokussieren („Warum ist das denn schon wieder so krakelig geschrieben?") verringern Sie seine Motivation, sich in der kommenden Woche wieder anzustrengen. Auch in der Kommunikation finden Verstärkungsprozesse (Zulächeln, Zunicken, Aufgreifen oder Ignorieren bestimmter Sätze) permanent statt. Der Punkte-Plan greift diese natürlichen Prozesse auf, um die Entwicklung des Kindes positiv zu beeinflussen.

3. Das Kind bekommt eine materielle Einstellung und entwickelt keine intrinsische (innere) Motivation

Manche Kritiker befürchten, dass Kinder sich durch einen Punkte-Plan daran gewöhnen, für alles belohnt zu werden und keine eigene Motivation entwickeln. Sie postulieren, dass Kinder frustriert reagieren, wenn der Punkte-Plan entfernt wird, und nicht mehr dazu bereit sind, sich anzustrengen. Dem möchten wir die folgenden Überlegungen entgegensetzen.

In der Regel wird der Punkte-Plan in Situationen eingesetzt, in denen ein als problematisch empfundenes Verhalten schon sehr lange besteht oder sehr häufig auftritt. In diesen Situationen waren in der Vergangenheit oft weder Lob und Anerkennung noch ständige Aufforderung oder negative Rückmeldungen ausreichend, um eine Verhaltensänderung zu bewirken. Der Punkte-Plan ist vor allem in diesen Situationen hilfreich. Wenn Lob und Anerkennung allein nicht ausreichend sind, stellt der Punkte-Plan eine Möglichkeit dar, erwünschtes Verhalten systematisch zu verstärken. Sobald das Kind und seine Bezugsperson aus dem Teufelskreis negativer Interaktionen ausgestiegen sind und eine Verhaltensänderung eingetreten ist, kann das Kind die Erfahrung machen, dass die Bezugsperson sich mit ihm freut, wenn es das Zielverhalten zeigt, und dass das Zielverhalten ihm hilft, die Situation besser zu meistern. Es ist nun in der Lage, die positiven Folgen des Verhaltens wahrzunehmen und eine innere Motivation aufzubauen. Nach einigen Wochen oder Monaten ist eine materielle Verstärkung in Form von Token und Sonderbelohnungen oft nicht mehr notwendig, auch wenn eine soziale Verstärkung in Form von Lob noch beibehalten werden sollte.

Jedoch haben auch wir die Erfahrung gemacht, dass manche Kinder sich zwar anfänglich enorm anstrengen und viele Punkte sammeln, nach Beendigung des Punkte-Plans aber wieder in alte Verhaltensmuster zurückfallen. Aus unserer Sicht wurde der Punkte-Plan in diesen Fällen häufig zu früh oder zu abrupt abgesetzt. Um dem vorzubeugen, bitten wir Sie, sich mit den folgenden Hinweisen zur Veränderung und Beendigung von Punkte-Plänen vertraut zu machen.

4.2.3 Punkte-Pläne verändern und schrittweise beenden

Punkte-Pläne sollten frühestens nach sechs bis acht Wochen beendet werden. Auch wenn sie gut laufen und das Kind in der Regel alle Punkte erhält, sollten sie nicht zu schnell abgesetzt werden.

Gerade wenn ein bestimmtes Problemverhalten schon lange bestand, ist es wichtig, dass das Zielverhalten über mehrere Wochen oder Monate hinweg zeitnah und kontinuierlich verstärkt wird. Im lerntherapeutischen Setting mit wöchentlichen Sitzungen können Punkte-Pläne auch ein halbes Jahr und länger dauern. Um das Verhalten anschließend langfristig zu stabilisieren und eine dauerhafte Verhaltensänderung zu bewirken, sollte das Zielverhalten nach Beendigung des Punkte-Plans intermittierend verstärkt werden. *Intermittierende Verstärkung* bedeutet, dass ein vorhandenes oder bereits aufgebautes Verhalten lediglich partiell (also nicht kontinuierlich) verstärkt wird (Linderkamp, 2009). Sie sollten dem Kind nach Beendigung des Punkte-Plans daher ab und zu Ihre Freude über sein Verhalten durch Lob oder Anerkennung ausdrücken.

Es kann aber auch vorkommen, dass ein Kind sich nach einer anfänglichen Begeisterung nicht mehr anstrengt und Sie den Eindruck haben, dass „die Luft raus" ist, ohne dass eine Verhaltensänderung bewirkt wurde. Dann hat der Punkte-Plan vermutlich an Attraktivität verloren. Bevor Sie den Punkte-Plan nun abrupt beenden, bitten wir Sie, die folgenden Punkte zu beachten.

1. Erweitern Sie die Liste der Sonderbelohnungen

Wenn das Kind sich nicht mehr anstrengt, kann es sein, dass die Sonderbelohnungen im Laufe der Zeit unattraktiv geworden sind. Ergänzen Sie daher von Zeit zu Zeit den Punkte-Plan um neue Sonderbelohnungen. Da Kinder mit der Zeit oft dazu übergehen, Punkte für größere Sonderbelohnungen zu sammeln, könnten Sie nun auch Sonderbelohnungen aufnehmen, für die das Kind lange sparen muss. Denken Sie dabei auch an schöne Aktivitäten, wie z. B. gemeinsam ein Eis essen zu gehen. Dies könnte zugleich ein schöner Einstieg in die Beendigung des Punkte-Plans sein!

2. Führen Sie ein neues Zielverhalten ein

Wenn das Kind das ursprünglich definierte Zielverhalten inzwischen regelmäßig zeigt, können Sie den Punkte-Plan um neue Verhaltensregeln oder weitere Zwischenziele erweitern.

3. Reduzieren Sie die Anzahl der Punkte, die das Kind erhalten kann

Wenn der Punkte-Plan erfolgreich läuft und das Kind in den meisten Sitzungen alle Punkte erhält, können Sie die Anzahl der Punkte reduzieren, die das Kind in der Situation „verdienen" kann. In unserem Beispiel (siehe Tabelle 10 in Abschnitt 4.2.1.1) konnte Oskar während der Arbeitsphase insgesamt zwei Punkte verdienen. Wenn er über mehrere Sitzungen hinweg beide Punkte verdient hat, kann der Punkte-Plan so verändert werden, dass Oskar nur noch einen Punkt bekommt, wenn er während der Arbeitsphase ruhig sitzen bleibt. Die Zwischenziele sollten jedoch weiterhin durch ein kleines Lob sozial verstärkt werden.

4. Beenden Sie den Punkte-Plan durch „natürliches Vergessen“

Wenn das Zielverhalten etabliert ist und das Kind in der Situation nur noch selten problematisches Verhalten zeigt, werden viele Punkte-Pläne nach und nach vergessen. Die Bezugspersonen vergessen, die Punkte zu vergeben, und Kinder vergessen, ihre Punkte einzutauschen. Diese Entwicklung ist durchaus erwünscht. Der Punkte-Plan hat seinen Zweck erfüllt. Er hat dazu beigetragen, dass eine Verhaltensänderung eingetreten ist und das Kind und seine Bezugspersonen aus dem Teufelskreis negativer Interaktionen ausgestiegen sind. Das Kind hat die Erfahrung gemacht, dass die Bezugsperson sich mit ihm freut, wenn es das Zielverhalten zeigt und dass das Zielverhalten ihm hilft, die Situation besser zu meistern. Eine materielle Verstärkung ist nun nicht mehr notwendig. Damit das Kind nicht in alte Verhaltensmuster zurückfällt, ist es wichtig, es weiterhin ab und zu für das Zielverhalten zu loben.

5. Setzen Sie den Punkte-Plan versuchsweise ab

Eine Methode, den Punkte-Plan aktiv zu beenden, ist, den Punkte-Plan probeweise auszusetzen. In diesem Fall sollten Sie mit dem Kind absprechen, dass es eine Belohnung erhält oder Sie etwas Schönes mit ihm unternehmen, wenn es die Verhaltensregeln weiterhin einhält. Denken Sie daran, das Verhalten des Kindes weiterhin zu verstärken, indem Sie ihm positive Rückmeldungen geben.

Fallbeispiel Finn: Punkte-Plan

Damit es Finn gelingt, längere Zeit bei einer Aufgabe zu bleiben und diese konzentriert zu bearbeiten, wünscht sich die Lerntherapeutin, dass er während der Aufgabenbearbeitung sitzen bleibt. Um dieses Ziel zu erreichen, hat sie zunächst die Rahmenbedingungen der Lerntherapie verändert. Sie hat eine feste zeitliche Struktur eingeführt mit ausreichend Bewegungsmöglichkeiten und Pausen zwischen den einzelnen Aufgaben. Sie achtet nun darauf, dass die Arbeitsphase nicht länger dauert als geplant und beendet jede Sitzung mit einer Spielzeit. Außerdem gestaltet sie die Arbeitsblätter nun übersichtlicher und legt die zu bearbeitenden Aufgaben einzeln vor oder markiert sie farblich.

Zudem hat die Lerntherapeutin gemeinsam mit Finn eine individuelle Verhaltensregel erstellt und auf eine Regelkarte geschrieben *(Ich bleibe sitzen, bis ich meine Aufgabe erledigt habe oder ich gefragt habe, ob ich aufstehen darf)*. Sie erinnert Finn nun zu Beginn der Arbeitsphase an die Regel und gibt ihm eine positive Rückmeldung, wenn es ihm gelingt, die Regel einzuhalten.

Mittlerweile gelingt es Finn schon etwas besser, während der Bearbeitung von Aufgaben am Arbeitsplatz sitzen zu bleiben. Auch die Beziehung zwischen Finn und der Lerntherapeutin hat sich verbessert und die Situation schaukelt sich nur noch selten so weit hoch, dass es zu einem Wutausbruch kommt. Trotz dieser positiven Entwicklung gibt es kaum eine Aufgabe, die Finn bearbeitet, ohne mindestens einmal von seinem Arbeitsplatz aufzustehen, um etwas Dringendes zu erledigen oder zu holen. Die Lerntherapeutin entscheidet sich daher, einen Punkte-Plan einzuführen.

Zunächst legt sie gemeinsam mit Finn fest, für welches Zielverhalten er einen Punkt erhalten kann. Finn ist einverstanden, dass er nur dann einen Punkt erhält, wenn es ihm gelingt, während der Aufgabenbearbeitung sitzen zu bleiben. Wenn er während der Aufgabenbearbeitung seinen Arbeitsplatz verlassen möchte, um etwas holen oder zu erledigen, lobt die Lerntherapeutin ihn dafür, dass er vorher fragt und ruhig aufsteht (anstatt plötzlich aufzuspringen und loszurennen). Einen Punkt erhält er für diese Aufgabe aber nicht mehr. Das neu definierte Zielverhalten wird auf eine neue Regelkarte geschrieben und in den Spielplan für den Punkte-Plan eingetragen (Arbeitsblatt 13; siehe Abbildung 7). Anschließend legt die Lerntherapeutin fest, dass Finn *für jede Aufgabe*, bei der es ihm gelingt, sitzen zu bleiben, *einen* Klebepunkt auf das Arbeitsblatt 15 (Punkte-Konto; siehe Anhang) kleben darf.

Gemeinsam mit Finn überlegt sie nun, über welche Sonderbelohnungen er sich besonders freuen würde. In der Regel plant sie pro Sitzung etwa fünf Aufgaben ein. Finn kann demnach bis zu fünf Punkte pro Sitzung erreichen. Die Lerntherapeutin weiß, wie schwer es Finn fällt, ruhig sitzen zu bleiben. Sie legt daher fest, dass er die kleinste Sonderbelohnung auch dann eintauschen kann, wenn er nicht alle fünf Punkte erreicht hat. Sie entscheidet, dass Finn drei Punkte in fünf Minuten Extra-Spielzeit eintauschen kann. Für fünf Punkte kann Finn sich etwas aus der Schatzkiste aussuchen. Finns größten Wunsch („15 Minuten draußen gemeinsam Fußball spielen") kann er sich erfüllen, wenn er zehn Punkte gesammelt hat. Die Sonderbelohnungen werden ebenfalls in den Spielplan für den Punkte-Plan eingetragen (siehe Abbildung 7).

Von nun an hängt die Lerntherapeutin den Spielplan und das Punkte-Konto zu Beginn der Arbeitszeit gut sichtbar an eine Magnetwand und erinnert Finn an den Punkte-Plan. Sie ermutigt ihn, sitzen zu bleiben und Punkte zu sammeln („Jetzt beginnt die Spielzeit für den Punkte-Plan. Du hast letzte Woche schon drei Punkte gesammelt. Heute kannst du wieder bei jeder Aufgabe einen Klebepunkt aufkleben, wenn es dir gelingt, während der Aufgabe sitzen zu bleiben. Bald hast du genug Punkte, um dir etwas aus der Schatzkiste auszusuchen!"). Bevor Finn mit der ersten Aufgabe beginnt, bespricht sie mit Finn die Aufgabenstellung und fragt ihn, ob er noch einmal auf Toilette muss oder etwas holen möchte. Dann beginnt die „Spielzeit".

Im Verlauf der nächsten Wochen gelingt es Finn immer häufiger, ruhig sitzen zu bleiben und seine Aufgaben ohne Unterbrechung zu bearbeiten. Er ist sichtlich stolz auf die gesammelten Punkte und freut sich über die regelmäßigen Sonderbelohnungen. Die Lerntherapeutin lobt seine Anstrengungen und freut sich mit ihm über seine Erfolge. An Tagen, an denen Finns Bewegungsdrang besonders stark ausgeprägt ist, plant die Lerntherapeutin zusätzliche Bewegungspausen ein. Außerdem darf Finn jederzeit aufstehen, um etwas zu holen oder sich kurz zu bewegen, ohne dass die Lerntherapeutin ihm dies verbietet oder genervt reagiert. Durch die insgesamt positivere Stimmung und die verbesserte therapeutische Beziehung kommt Finn nach seinen selbsteingelegten Bewegungspausen bereitwillig zurück zum Arbeitsplatz und setzt die Aufgabenbearbeitung fort.

Arbeitsblatt 13

Punkte-Plan: Spielregeln

Ich erhalte Klebebilder/Punkte, wenn ich es schaffe, folgende Regeln einzuhalten:

Regeln	Anzahl der Punkte
1. Ich bleibe sitzen, bis ich meine Aufgabe erledigt habe.	1
2.	
3.	
4.	

Ich darf meine Klebebilder/Punkte eintauschen:

Anzahl der Punkte	können eingetauscht werden in:
3 5	1. 5 Minuten Extra-Spielzeit Etwas aus der Schatzkiste aussuchen
10	2. 15 Minuten Tischfußball spielen
	3.
	4.

Abbildung 7: Beispiel für Spielregeln für den Punkte-Plan (Arbeitsblatt 13)

4.3 Negative Konsequenzen

Zu den operanten Methoden, mit denen in der Verhaltenstherapie gearbeitet wird, gehören auch negative Konsequenzen. Die Lernforschung hat vielfach bestätigt, dass negative Konsequenzen dazu beitragen, die Auftretenswahrscheinlichkeit eines Verhaltens zu vermindern (Dadds & Tully, 2019; Kazdin, 1972; McGoey & DuPaul, 2000). Ein Kind wird ein bestimmtes Verhalten also seltener zeigen, wenn auf das Verhalten ein unangenehmes Ereignis folgt *(direkte Bestrafung)* oder ihm etwas Schönes entzogen wird (*indirekte Bestrafung*; siehe Kapitel 2.1: Positive und negative Konsequenzen).

Als Erziehungsmaßnahme sind Strafen und negative Konsequenzen nicht unumstritten. Problematisch sind Strafen vor allem dann, wenn sie willkürlich ausfallen und nicht mit einem Regelverstoß oder einem Fehlverhalten in Zusammenhang stehen, oder wenn Erwachsene ihre Machtposition missbrauchen und Strafen einsetzen, die das Kind demütigen, beschämen oder zu Gefühlen von Angst und Unterwerfung führen. Auch juristisch ist jede körperliche und seelische Gewalt in der Erziehung untersagt. In § 1631 (BGB, Bürgerliches Gesetzbuch) steht: „Kinder haben ein Recht auf gewaltfreie Erziehung. Körperliche Bestrafungen, seelische Verletzungen und andere entwürdigende Maßnahmen sind unzulässig."

Ganz ohne Sanktionen auszukommen ist jedoch fast unmöglich. Kinder brauchen klare Regeln und Grenzen und müssen wissen was geschieht, wenn sie diese übertreten. Bei den hier vorgestellten Methoden handelt es sich ausdrücklich nicht um harte Strafen oder entwürdigende Maßnahmen, sondern um negative Konsequenzen, die verhältnismäßig und nachvollziehbar sind und regelmäßig eingesetzt werden können. Um den gewünschten Effekt zu erzielen ist nämlich nicht die Härte, sondern die Regelmäßigkeit, mit der eine Konsequenz erfolgt, entscheidend. Wenn auf ein bestimmtes Verhalten zuverlässig eine als unangenehm erlebte Konsequenz folgt, wird das Kind dieses Verhalten eher ändern, als wenn die Bezugsperson das Fehlverhalten des Kindes an einem Tag kaum wahrzunehmen scheint und es am nächsten Tag bestraft.

Im Alltag fällt es den meisten Menschen aber nicht immer leicht, konsequent zu handeln. Vielleicht kennen auch Sie Situationen, in denen Ihre Reaktion stark von Ihrer Stimmung abhängt. An manchen Tagen stört es Sie vielleicht besonders, wenn ein Kind auf den Tisch klopft, und Sie reagieren daher sehr streng. An anderen Tagen sehen Sie die Situation vielleicht wieder gelassener, oder Sie haben keine Lust auf Diskussionen und reagieren kaum auf das Klopfen. Im folgenden Abschnitt 4.3.1 (Natürliche negative Konsequenzen) werden wir darauf eingehen, wie sie „leere Drohungen" und inkonsequentes Handeln vermeiden können.

In familiären und schulischen Kontexten werden negative Konsequenzen meist dann eingesetzt, wenn ein Kind häufig gegen wichtige Regeln (z. B. „Andere Kinder dürfen nicht geschlagen werden.") verstößt. Im lerntherapeutischen Setting sollte der Einsatz von negativen Konsequenzen sorgfältig abgewogen werden. Gegen den Einsatz von negativen Konsequenzen in der Lerntherapie spricht z. B., dass viele Kinder mit ADHS mit der Zeit Versagensängste entwickelt haben. Zu viel Druck kann die Kinder zusätzlich belasten und das Denken blockieren. Außerdem können negative Konsequenzen aversive Reaktionen auslösen, die aggressives Verhalten begünstigen können. Nicht zuletzt können sie auch der therapeutischen Beziehung schaden.

Andererseits kann das Setzen negativer Konsequenzen unter bestimmten Voraussetzungen auch in der Lerntherapie angemessen und hilfreich sein. Wir empfehlen den Einsatz von negativen Konsequenzen prinzipiell nur dann, wenn das problematische Verhalten des Kindes durch soziale Verstärkung wie Lob und Anerkennung nicht hinreichend vermindert werden konnte. Dies kann z. B. der Fall sein, wenn Sie mit mehreren Kindern in einer Lerngruppe arbeiten und ein Kind die anderen über Wochen hinweg extrem stört und ablenkt. In diesem Fall könnte ein kurzzeitiger Ausschluss aus der Situation („Auszeit"; siehe Abschnitt 4.3.1: Natürliche negative Konsequenzen) angemessen sein. Im „Wettkampf um lachende Gesichter" (siehe Abschnitt 4.3.3: Wettkampf um lachende Gesichter) können Sie auf spielerische Art mit dem Kind um Gesichter kämpfen und ihm für unerwünschte Verhaltensweisen Token (Gesichter) entziehen. Beide Methoden stellen wir in den beiden folgenden Abschnitten ausführlicher vor.

4.3.1 Natürliche negative Konsequenzen

Mit „natürlichen Konsequenzen" meinen wir Konsequenzen, die sich aus dem Verhalten des Kindes ergeben oder mit diesem in einem logischen Zusammenhang stehen. Dabei werden die folgenden Formen unterschieden:

1. Wiedergutmachung eines Schadens

Bei dieser natürlichen negativen Konsequenz soll das Kind einen durch sein Verhalten entstandenen Schaden wiedergutmachen und sich ggf. dafür entschuldigen. Es soll z. B. ein heruntergeworfenes Arbeitsbuch wieder aufheben oder ein zerrissenes Arbeitsblatt wieder zusammenkleben.

2. Ausschluss aus der Situation (Auszeit)

Bei einer Auszeit (oder auch „Time-Out") erfährt das Kind eine indirekte Bestrafung durch einen kurzzeitigen Verstärkerentzug. Es wird vorübergehend aus der Situation ausgeschlossen, in der sich das problematische Verhalten entwickelt hat. Häufig erfolgt eine örtliche Trennung, indem das Kind in einen anderen Raum gebracht wird. Die Auszeit wird insbesondere bei expansiven Verhaltensweisen, die als sehr störend empfunden werden, bei groben Regelverstößen und bei sozialen Konflikten eingesetzt.

Im lerntherapeutischen Setting kommt die Auszeit vor allem in Lerngruppen zum Einsatz. Wichtig ist, dass der Ausschluss aus der Situation als unangenehm erlebt wird. Es sollte also ein Wechsel von einer interessanten und angenehmen Situation in eine andere, weniger verstärkende Situation stattfinden. Häufig sind bereits wenig restriktive Formen hinreichend wirksam. Anstatt das Kind in einen anderen Raum zu bringen, können Sie es z. B. an einen anderen Platz im Raum setzen, von wo aus es die Aktivitäten der anderen weiter beobachten kann. Ein anderes Beispiel ist, wenn ein Kind bei einem gemeinsamen Spiel eine Runde aussetzt, nachdem es andere absichtlich geärgert oder sich nicht an die Spielregeln gehalten hat.

Grundsätzlich sollte die Auszeit gegenüber dem Kind sachlich begründet werden und nur eine sehr überschaubare Zeit andauern. Legen Sie die Dauer der Auszeit vorab fest (z. B. drei Minuten) und geben sie dem Kind nach Ablauf der Mindestzeit die Möglichkeit, weiter an den Aktivitäten teilzunehmen.

3. Verstärkerentzug

Sie können dem Kind auch einen positiven Verstärker (etwas Schönes) entziehen, wenn es sich problematisch verhalten hat. Dies kann durch den Entzug von Zuwendung erfolgen, z. B. indem Sie es nicht beachten, wenn das Kind Sie unterbricht. Auch der Entzug von Privilegien wird häufig eingesetzt. Idealerweise sollten die entzogenen Privilegien mit dem Problemverhalten in Zusammenhang stehen, z. B. wenn Sie mit der Spielzeit erst dann beginnen, wenn das Kind seine Materialien weggeräumt hat. Wichtig ist, dass der Entzug von Privilegien zeitnah erfolgt, vorzugsweise noch in derselben Sitzung, in der das problematische Verhalten aufgetreten ist. Auch hier gilt, dass nicht die Härte der Strafe ausschlaggebend ist, sondern die Regelmäßigkeit, mit der die Konsequenz durchgeführt wird. Sie sollten z. B., anstatt die Spielzeit komplett zu streichen, lieber eine Reduktion der Spielzeit um fünf Minuten ankündigen. Diese Konsequenz kann zeitnah und regelmäßig durchgeführt werden, ohne dass Sie und das Kind auf einen angenehmen Abschluss der Sitzung verzichten müssen.

4. Einengung des Handlungsspielraums

Dieses Verfahren wird vor allem bei jüngeren Kindern eingesetzt, wenn das Kind einer wiederholten verbalen Aufforderung nicht nachkommt. Eine *Einengung des Handlungsspielraums* wird nicht mit Worten durchgeführt, sondern durch aktives Handeln. Sie können z. B. die Hand des Kindes zu den Spielsachen führen, die es aufräumen soll. In der Lerntherapie kommt diese Form nur äußerst selten zum

Einsatz, da sie für die meisten Kinder nicht mehr altersangemessen ist und zu Ärgerreaktionen führen kann.

4.3.2 Durchführung negativer Konsequenzen

Damit negative Konsequenzen auch tatsächlich den gewünschten Erfolg bringen, sollten bei der Durchführung einige wichtige Punkte beachtet werden. Generell gilt, dass ein Kind Sie nur dann als verlässlich erleben wird, wenn Sie das, was Sie ankündigen, auch einhalten. Das gilt ebenso für negative Konsequenzen wie für Belohnungen. Achten Sie daher darauf, keine leeren Drohungen auszusprechen. Überlegen Sie am besten vorab, welche Konsequenz verhältnismäßig ist und sich logisch aus dem Regelverstoß oder dem Problemverhalten ergibt. Wichtig ist auch, dass Sie eine Konsequenz festlegen, die für Sie auch tatsächlich durchführbar ist. Anstatt dem Kind eine bestimmte Aktivität ganz zu verbieten, könnten Sie die Aktivität z. B. um einige Minuten verkürzen.

Für den Ausstieg aus dem Teufelskreis möchten wir nochmals auf Abbildung 4 in Kapitel 2.5 verweisen. Um diesen Ausstieg zu ermöglichen, ist es wichtig, eine klare Regel aufzustellen und eine wirksame Aufforderung zu geben. Wenn das Kind der Aufforderung nachkommt und das vereinbarte Zielverhalten zeigt, sollten Sie es unmittelbar loben oder eine andere positive Konsequenz folgen lassen. Wenn das Kind der Aufforderung nicht nachkommt, sollten Sie die Regelverletzung benennen und die negative Konsequenz ankündigen. So weiß das Kind, welche Folgen sein Verhalten haben wird, und es hat selbst in der Hand, zu entscheiden, ob es der Aufforderung nun nachkommen will. Wenn das Kind der Aufforderung jetzt nachkommt, sollte es die Erfahrung machen, dass es sich lohnt, die Regel einzuhalten. Sie sollten es also auch jetzt unmittelbar loben oder eine andere positive Konsequenz folgen lassen. Kommentare wie „Na endlich!“ oder „Nächstes Mal lieber direkt so!“ sollten besser vermieden werden, da diese versteckte Kritik enthalten und daher als unangenehm erfahren werden können.

Wenn das Kind auch der zweiten Aufforderung nicht nachkommt, sollten Sie ihm die Möglichkeit geben, sich zu seinem Verhalten zu äußern. Dadurch vermeiden Sie, dass Missverständnisse entstehen und das Kind sich nicht ernst genommen fühlt. An dieser Stelle kann es sich auszahlen, wenn Sie die Regel vorab mit dem Kind besprochen haben und ihm ein Mitspracherecht eingeräumt haben (siehe Abschnitt 4.1.2: Regeln individuell anpassen oder neu erstellen). Grundsatzdiskussionen über die Regel sollten zu diesem Zeitpunkt nämlich besser vermieden werden.

Führen Sie anschließend die negative Konsequenz möglichst ruhig und zeitnah durch. Die Erfahrung zeigt, dass negative Konsequenzen umso wirksamer sind, je unmittelbarer sie erfolgen. Wenn Sie einmal nicht in der Lage sind, eine negative Konsequenz sofort durchzuführen, sollten Sie ankündigen, dass die Konsequenz, sobald dies möglich ist, erfolgen wird. Achten Sie in diesem Fall darauf, dass die Konsequenz nicht vergessen wird, sondern tatsächlich durchgeführt wird. Wenn Sie das, was Sie ankündigen, nicht einhalten, lernt das Kind, dass es Ihre Ankündigungen nicht ernst zu nehmen braucht, und es wird sein Verhalten langfristig nicht verändern.

Wenn Sie das Verhalten eines bestimmten Kindes oder einer bzw. eines Jugendlichen in der Lerntherapie verändern möchten, möchten wir Sie an dieser Stelle bitten zu prüfen, ob und wenn ja, welche negativen Konsequenzen Sie auf die Nichteinhaltung von Verhaltensregeln folgen lassen möchten. Auf Arbeitsblatt 11 (Neue Regeln für die Lerntherapie) können Sie nun bei Bedarf die Spalte „Konsequenzen bei Nichteinhaltung der Regel" ausfüllen.

4.3.3 Wettkampf um lachende Gesichter

Der „Wettkampf um lachende Gesichter" stellt eine spielerische Möglichkeit dar, problematisches Verhalten während der Arbeitsphase zu reduzieren. Es handelt sich um ein sogenanntes Verstärker-Entzugs-System (auch „Response-Cost-Verfahren" genannt), bei dem das Kind anfangs eine gewisse Anzahl an Tokens erhält. Tritt ein zuvor vereinbartes Problemverhalten auf, wird ein Token entzogen. Diese Methode eignet sich insbesondere zur Modifikation von häufig auftretendem Problemverhalten. Denken Sie z. B. an ein Kind, das in einer Lerngruppe häufig dazwischenredet. Würden Sie einen Punkte-Plan erstellen, wäre es schwer, ein Zielverhalten zu definieren, welches das Kind für einen bestimmten Zeitraum einhalten kann. Sobald das Kind einmal dazwischenruft, ist der Punkt „verloren" und gibt es keinen Anreiz mehr, sich weiter anzustrengen. Ganz anders verhält es sich beim Wettkampf um lachende Gesichter. Bei dieser Methode können Sie dem Kind für jeden Zwischenruf ein Token entziehen. Die restlichen Tokens bleiben dem Kind aber erhalten und motivieren das Kind, sich weiter anzustrengen, um den Wettkampf zu gewinnen.

Ein weiterer Vorteil des Wettkampfes um lachende Gesichter ist, dass die negativen Konsequenzen (der Verstärker-Entzug) konstant und damit für das Kind vorhersehbar erfolgen. Durch die Möglichkeit, die übriggebliebenen Punkte in Sonderbelohnungen umzutauschen, werden die negativen Konsequenzen für problematisches Verhalten um den Einsatz von positiven Konsequenzen für erwünschte Verhaltensweisen ergänzt.

4.3.3.1 Entwicklung des Wettkampfes um lachende Gesichter

Auch bei einem Wettkampf um lachende Gesichter gibt es mehrere Aspekte, die bei der Entwicklung beachtet werden sollten. Wir bitten Sie, die folgenden Schritte sorgfältig durchzulesen, auch wenn Sie bereits mit Verstärker-Entzugs-Systemen arbeiten oder gearbeitet haben.

1. Legen Sie fest, um welches Problemverhalten gespielt werden soll

Voraussetzung für den Wettkampf um lachende Gesichter ist, dass Sie gemeinsam mit dem Kind festlegen, welche Verhaltensweisen als problematisch erlebt werden. Das Kind sollte diese Verhaltensweisen normalerweise innerhalb einer bestimmten Situation (z.B. während der Arbeitsphase) mehrfach zeigen. Um eine Überforderung für alle Beteiligten zu vermeiden, sollten Sie zunächst nicht mehr als zwei problematische Verhaltensweisen auswählen. Beschreiben Sie das Problemverhalten möglichst konkret und tragen Sie es auf dem Arbeitsblatt 16 (Wettkampf um lachende Gesichter: Spielregeln; siehe Anhang) ein.

2. Legen Sie die Dauer fest

Bei jedem Durchgang wird um 10 Gesichter gespielt. Die Dauer der Spielzeit sollte so festgelegt werden, dass das Kind in der Lage ist, etwa die Hälfte der Gesichter für sich gewinnen zu können. Am besten wählen Sie einen konkreten Zeitabschnitt (z.B. die ersten 10 Minuten einer Gruppenarbeit oder die ersten 15 Minuten der Lernzeit) oder eine bestimmte Phase innerhalb der lerntherapeutischen Sitzung. Tragen Sie die Dauer der Spielzeit ebenfalls auf dem Arbeitsblatt 16 ein.

3. Besprechen Sie mit dem Kind die Spielregeln

Erklären Sie dem Kind, dass Sie ihm helfen möchten, bestimmte Verhaltensweisen zu ändern, die immer wieder zu Problemen oder Streit führen. Dazu möchten Sie einen Wettkampf um lachende Gesichter mit dem Kind ausführen. In jeder Sitzung soll von nun an um zehn Gesichter gespielt werden. Bei Kindern mit einer geringen Frustrationstoleranz können Sie anfangs betonen, dass die Gesichter zu Beginn des Spiels niemandem gehören. Wenn das Kind das zuvor festgelegte Problemverhalten zeigt, dürfen Sie ein Gesicht markieren und einen traurigen Mund malen. Alle Gesichter, die nach Ablauf der Zeit noch übrig sind, darf das Kind mit einem lachenden Mund markieren. Diese Gesichter gehören dem Kind und können zu einem späteren Zeitpunkt in Sonderbelohnungen eingetauscht werden.

Alternativ können Sie auch ein Glas mit Murmeln (oder Steinen) aufstellen. Jedes Mal, wenn das Kind das festgelegte Problemverhalten zeigt, nehmen Sie eine Murmel aus dem Glas. Die Murmeln, die am Ende der Spielzeit noch im Glas sind, darf das Kind behalten und später eintauschen.

4. Legen Sie fest, welche Sonderbelohnungen das Kind erhalten soll und wie viele Punkte dafür notwendig sind

Erstellen Sie gemeinsam mit dem Kind eine Liste mit Sonderbelohnungen, die es zu einem späteren Zeitpunkt eintauschen darf. Beachten Sie dabei bitte auch die Hinweise zu Sonderbelohnungen in Abschnitt 4.2.1.1 (Entwicklung eines Punkte-Plans). Tragen Sie die Sonderbelohnungen nun in das Arbeitsblatt 16 ein und bestimmen Sie, wie viele Punkte für die Sonderbelohnungen notwendig sind. Auch beim Punkte-Plan können Sie überlegen, die nun fertigen Spielregeln zu laminieren.

4.3.3.2 Durchführung des Wettkampfes um lachende Gesichter

Die folgenden Punkte beschreiben die Regeln für die Durchführung des Wettkampfes um lachende Gesichter.

1. Platzieren Sie den Spielplan an einer gut sichtbaren Stelle

Überlegen Sie, an welcher Stelle Sie den „Spielplan“ (Arbeitsblatt 17; siehe Anhang) platzieren. Achten Sie darauf, dass der Spielplan für beide Spieler gut sichtbar platziert werden sollte und während der Spielzeit für Sie gut erreichbar ist. Wenn der Wettkampf um lachende Gesichter während einer Stillarbeitsphase ausgetragen wird, können Sie den Spielplan z. B. auf den Tisch legen. Wenn die „Spielzeit“ zu einem anderen Zeitpunkt stattfindet (z. B. während einer Gruppenarbeit oder einer aktivierenden Übung), kann es etwas schwieriger sein, eine geeignete Stelle zu finden. Oft wird der Spielplan dann an einem Pinnbrett oder einer Magnettafel an der Wand befestigt, sodass Sie die Gesichter im Vorbeigehen markieren können.

2. Erinnern Sie das Kind an den Wettkampf um lachende Gesichter

Erinnern Sie das Kind zu Beginn der vereinbarten Spielzeit an den Wettkampf. Zeigen Sie ihm die vereinbarten Spielregeln und benennen Sie kurz das Problemverhalten, für welches dem Kind ein Gesicht entzogen wird. Vergessen Sie nicht, auch ein Zielverhalten zu benennen, damit das Kind weiß, was von ihm erwartet wird. Ermutigen Sie das Kind, das Zielverhalten zu zeigen, damit es möglichst viele Gesichter gewinnt und diese am Ende der Spielzeit mit einem lachenden Gesicht markieren kann. Erinnern Sie das Kind auch noch einmal an die Dauer der Spielzeit. Sie können z. B. sagen:

> „Nun beginnt die Arbeitsphase. Du erinnerst dich bestimmt daran, dass wir den Wettkampf um lachende Gesichter einführt haben, damit du mich seltener unterbrichst, wenn ich dir etwas erkläre. Ich möchte nämlich gerne, dass du mich

ausreden lässt und mir ein Handzeichen gibst, wenn du eine Frage hast oder etwas sagen möchtest. Diese zehn Gesichter hier gehören im Moment keinem von uns beiden. In den kommenden zehn Minuten werde ich jedes Mal, wenn du mich unterbrichst, ein Gesicht mit einem traurigen Mund markieren. Die Gesichter, die am Ende der Spielzeit übrig sind, gehören dir. Du darfst ihnen dann einen lachenden Mund malen und sie später in eine Belohnung eintauschen. Also los, ich bin gespannt, wie viele Gesichter du heute gewinnen wirst!"

3. Markieren Sie ein Gesicht unmittelbar, nachdem das Kind das zuvor definierte Problemverhalten gezeigt hat

Wenn das Kind die Spielregeln verletzt und das zuvor definierte Problemverhalten zeigt, sollten Sie unverzüglich ein Gesicht mit einem traurigen Mund markieren. Machen Sie das Kind in einem neutralen Ton darauf aufmerksam, dass Sie ein Gesicht gewonnen haben und ermutigen Sie es, weiterzuspielen, um die restlichen Punkte für sich zu gewinnen.

4. Besprechen Sie am Ende der „Spielzeit" mit dem Kind, wie gut der Wettkampf gelaufen ist

Zeigen Sie dem Kind nach Ablauf der Spielzeit, wie viele Gesichter es gewonnen hat und lassen Sie das Kind die übrig gebliebenen Gesichter mit einem lachenden Mund markieren. Loben Sie das Kind und machen Sie ihm Mut für die nächste Sitzung, wenn es nicht so viele Gesichter gewonnen hat wie erhofft. Bei Kindern mit einer geringen Frustrationstoleranz sollten Sie lieber darauf verzichten, einen „Sieger" zu ermitteln, indem die Anzahl der gewonnenen Gesichter miteinander verglichen wird.

5. Überwachen Sie die Einhaltung der Spielregeln!

Nicht nur das Kind, auch Sie müssen sich unbedingt an die Spielregeln halten. Gesichter dürfen nur dann entzogen werden, wenn das Kind das zuvor festgelegte Problemverhalten zeigt. Für andere Verhaltensweisen dürfen keine Gesichter entzogen werden. Ebenso wichtig ist, dass Sie den Verstärker-Entzug zuverlässig durchführen. Achten Sie also darauf, das Problemverhalten zuverlässig zu sanktionieren. Wenn Sie „ein Auge zudrücken" und kein Gesicht entziehen, weil sie z. B. einen Wutausbruch befürchten, lernt das Kind, dass Sie es mit Ihren Regeln und Ankündigungen nicht so ernst meinen. Wenn das Kind den Wettkampf mehrmals in Folge verliert, sollten Sie allerdings unbedingt die Spielregeln überprüfen und ggf. ein anderes, problematisches Verhalten auswählen oder einen kürzeren Zeitraum festlegen.

6. Haben Sie keine zu hohen Erwartungen!

Sie dürfen auch nicht erwarten, dass das Kind von Anfang an alle Gesichter gewinnen wird. Wichtig ist allerdings, dass das Kind von Anfang an einige Gesichter gewinnen kann. Wenn das Kind in den ersten Sitzungen (fast) kein Gesicht für sich gewinnen kann, sollten Sie die Spielregeln überdenken. Möglicherweise wurde das Verhaltensziel zu hoch gesteckt oder die Sonderbelohnungen sind nicht attraktiv genug, um das Kind zu motivieren. Unsere Erfahrung zeigt, dass eine sichtbare Verhaltensänderung meist schon in den ersten Sitzungen erreicht wird.

7. Denken Sie daran, Gesichter regelmäßig in Sonderbelohnungen einzutauschen

Das Kind soll selbst entscheiden dürfen, für welche Sonderbelohnung es seine Gesichter eintauschen will. Eingetauschte Gesichter können auf dem Spielplan auf Arbeitsblatt 17 abgehakt werden. Achten Sie darauf, dass die Sonderbelohnungen auch tatsächlich eingelöst werden können, indem Sie ausreichend Zeit für das gewünschte Spiel einplanen oder dafür sorgen, dass die Schatzkiste gefüllt ist.

Fallbeispiel Finn: Negative Konsequenzen

Da es Finn mittlerweile gut gelingt, während der Bearbeitung von Aufgaben an seinem Arbeitsplatz sitzen zu bleiben, möchte die Lerntherapeutin sich einem weiteren Problemverhalten widmen. Wenn sie eine Aufgabe erläutert, unterbricht Finn sie regelmäßig und redet einfach dazwischen. Sie wünscht sich, dass Finn wartet, bis sie den Satz beendet hat, oder ein Handzeichen macht, um ihr zu signalisieren, dass er eine Frage stellen möchte. Da das Unterbrechen häufig, also mehrmals innerhalb einer Sitzung, vorkommt, entscheidet sie, einen „Wettkampf um lachende Gesichter“ einzuführen.

Zunächst bespricht sie mit Finn, dass der Punkte-Plan nicht mehr notwendig ist, da das Sitzenbleiben nun so toll klappt. Damit er aber weiterhin Sonderbelohnungen erhalten kann, schlägt sie ihm ein neues Spiel vor. Sie erklärt ihm, warum sie möchte, dass er andere ausreden lässt und sich meldet, wenn er eine Frage stellen möchte. Dann bespricht sie mit Finn die Spielregeln des Wettkampfs um lachende Gesichter. Dabei betont sie, dass die Gesichter zu Beginn des Spiels keinem von beiden gehören und er am Ende der Arbeitsphase alle Gesichter erhält, die übriggeblieben sind. Dann trägt sie das Problemverhalten und die Spielzeit in das Arbeitsblatt 16 (Wettkampf um lachende Gesichter: Spielregeln) ein (siehe Abbildung 8). Gemeinsam bestimmen sie nun kleinere und größere Sonderbelohnungen, für die Finn seine Gesichter eintauschen kann.

Arbeitsblatt 16

Wettkampf um lachende Gesichter: Spielregeln

(nach Döpfner, Eichelberger et al., 2021)

Bei jedem Spiel wird um 10 Spielmarken gespielt.

	Meine Lerntherapeutin oder mein Lerntherapeut malt in eine Spielmarke ein trauriges Gesicht, wenn:	Dauer des Spiels
1.	Finn mich beim Sprechen unterbricht	Arbeitsphase
2.		
3.		

In alle Spielmarken, die am Ende übrig bleiben, darf ich lachende Gesichter malen. Sie gehören mir!

Ich darf meine Spielmarken eintauschen:

Anzahl der Punkte	können eingetauscht werden in:
3	1. 5 Minuten Extra-Spielzeit
5	2. Etwas aus der Schatzkiste aussuchen
10	3. 15 Minuten Tischfußball spielen
	4.
	5.
	6.
	7.
	8.

Abbildung 8: Spielregeln beim *Wettkampf um lachende Gesichter* – Fallbeispiel Finn (Arbeitsblatt 16)

Dann legt die Lerntherapeutin den Spielplan (Arbeitsblatt 17; siehe Abbildung 9) auf den Tisch und trägt Namen, Dauer des Spiels und das heutige Datum ein. Mit Beginn der Arbeitsphase startet der Wettkampf. In den ersten Minuten gelingt es Finn, abzuwarten, bis er an der Reihe ist. Aber dann platzt er doch mit einem Kommentar heraus, während die Lerntherapeutin gerade spricht. Sie sagt in neutralem Ton: „Jetzt hast du mich unterbrochen, während ich gesprochen habe. Also zeichne ich in dieses Gesicht einen traurigen Mund. Denk daran, zu warten, bis ich ausgesprochen habe oder dich zu melden, wenn du etwas sagen willst." Finn ärgert sich und bittet die Lerntherapeutin, eine Ausnahme zu machen, weil er es nicht absichtlich gemacht hat, sondern einfach nicht an die Regel gedacht hat. Die Lerntherapeutin antwortet ihm „Ich verstehe, dass dich das ärgert. Aber wir haben die Regel ja eben erst besprochen. Schau mal, es sind noch neun Gesichter da. Versuche, dich ab jetzt wieder an die Regel zu halten, dann kannst du diese neun Gesichter für dich gewinnen.“ Mit der Zeit merkt Finn, dass die Lerntherapeutin es wirklich ernst meint und konsequent reagiert, wenn er dazwischenredet. Gleichzeitig freut er sich, dass es ihm immer besser gelingt, sich zu melden, wenn er eine Frage hat und er dann von der Lerntherapeutin gelobt wird. Außerdem ist er stolz, dass er von Woche zu Woche mehr Gesichter sammelt, die er in Sonderbelohnungen umtauschen kann. Nach nur wenigen Sitzungen unterbricht Finn die Lerntherapeutin nur noch halb so oft wie zu Beginn der Therapie.

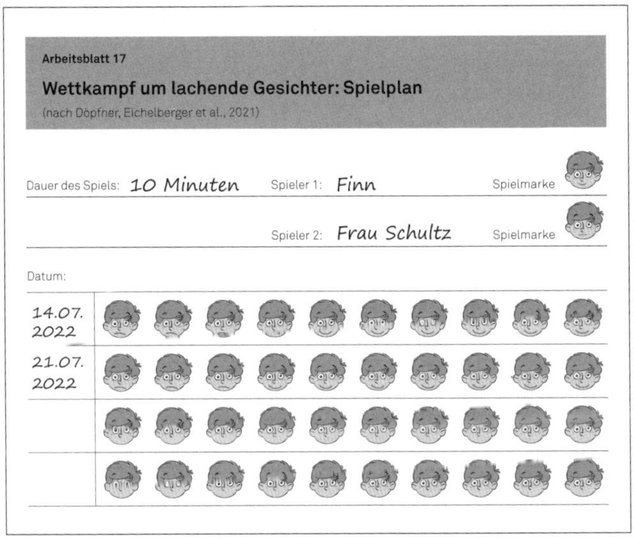

Abbildung 9: Spielplan im *Wettkampf um lachende Gesichter* – Fallbeispiel Finn (Arbeitsblatt 17)

4.4 Handlungsplanung

Bei Kindern mit expansiven Verhaltensproblemen können auch kindzentrierte Interventionen indiziert sein, die darauf abzielen, spezifische Fertigkeiten (z. B. ein ausdauerndes Spielverhalten, organisatorische Fertigkeiten, soziale Kompetenzen) aufzubauen oder zu verbessern. In Abschnitt 1.7.1.1 (Kindzentrierte Interventionen) haben wir einige dieser Interventionen bereits kurz dargestellt. In diesem Kapitel möchten wir drei Ansätze ausführlicher vorstellen, die wir in unserer Arbeit als besonders hilfreich für die Verbesserung der Handlungsplanung in Lernsituationen erleben. Die Ansätze ergänzen sich gegenseitig und können bei Bedarf miteinander kombiniert werden.

4.4.1 Regulation des Aktivierungsniveaus

Wie gut ein Kind sich auf eine Aufgabe konzentrieren kann, hängt u. a. von seinem momentanen Aktivierungsniveau (oder Erregungszustand) ab. Eine hohe innere Aktivierung äußert sich häufig in Form von Nervosität, Aufregung und Unruhe. In Lernsituationen kann dies zu Aufmerksamkeits- und Organisationsproblemen führen. Je höher das Aktivierungsniveau ist, desto größer ist die Wahrscheinlichkeit, dass das Kind sich nicht mehr auf das Wesentliche konzentrieren kann, Flüchtigkeitsfehler macht und die Aufgabe gänzlich abbricht oder vermeidet.

Auch ein sehr niedriges Aktivierungsniveau kann negative Auswirkungen haben. Der ganze Körper, also auch das Gehirn, ist dann in einem vermindert aktiven Zustand. Dies kann dazu führen, dass das Kind Probleme hat, sich auf eine Lernaufgabe zu fokussieren, langsamer arbeitet und sich müde oder gelangweilt fühlt. Auch im Zustand der Unteraktivierung kann es daher vorkommen, dass Kinder Aufgaben explizit vermeiden oder sich ihnen innerlich entziehen.

Für Lern- und Leistungssituationen gilt ein mittleres Aktivierungsniveau als optimal, da dieses meist mit einer hohen kognitiven Leistungsfähigkeit einhergeht. Zum Beispiel konnte in einer Untersuchung an 380 Studierenden gezeigt werden, dass gemäßigt aktivierte Studienteilnehmende in einem Aufmerksamkeitstest besser abschnitten als sehr niedrig und sehr hoch aktivierte Studienteilnehmende (Imhof, 2000). Die Studie liefert damit einen empirischen Beleg für das sogenannte Yerkes-Dodson-Gesetz, welches die amerikanischen Psychologen Robert M. Yerkes und John D. Dodson bereits im Jahr 1908 beschrieben (Yerkes & Dodson, 1908) und das über die Jahre in vielen unterschiedlichen Experimenten bestätigt wurde (u.a. Byron, Khazanchi & Nazarian, 2010; Faller et al., 2019).

Das Yerkes-Dodson-Gesetz besagt, dass der Zusammenhang zwischen physiologischer Aktivierung und kognitivem Leistungsniveau nicht gradlinig (linear) verläuft, sondern entsprechend einer umgekehrten U-Kurve. Abbildung 10 verdeutlicht diese Kurve. Das Aktivierungsniveau ist auf der X-Achse eingetragen. Ganz links auf der X-Achse ist die Aktivierung gering. Ein Kind mit einer geringen inneren Aktivierung fühlt sich müde, erschöpft, gelangweilt und ist wenig motiviert. Seine Leistungsfähigkeit ist ebenfalls gering. Ganz rechts auf der X-Achse ist die innere Aktivierung hoch. Ein Kind mit einem hohen Aktivierungsniveau ist nervös und aufgeregt. Auch Stress, Angst oder Panik können auftreten. In diesem Zustand ist die kognitive Leistungsfähigkeit ebenfalls gering. Ist ein Kind mittelmäßig aktiviert ist, kann es sich hingegen gut konzentrieren und optimale Leistungen zeigen.

Man geht davon aus, dass das Aktivierungsniveau durch verschiedene Faktoren beeinflusst wird. Klassischerweise wird postuliert, dass Emotionen und Motivation des Kindes für den beschriebenen Kurvenverlauf sorgen. Wenn ein Kind kein Interesse an einer Aufgabe hat und sich gelangweilt fühlt, kann sein Aktivierungs-

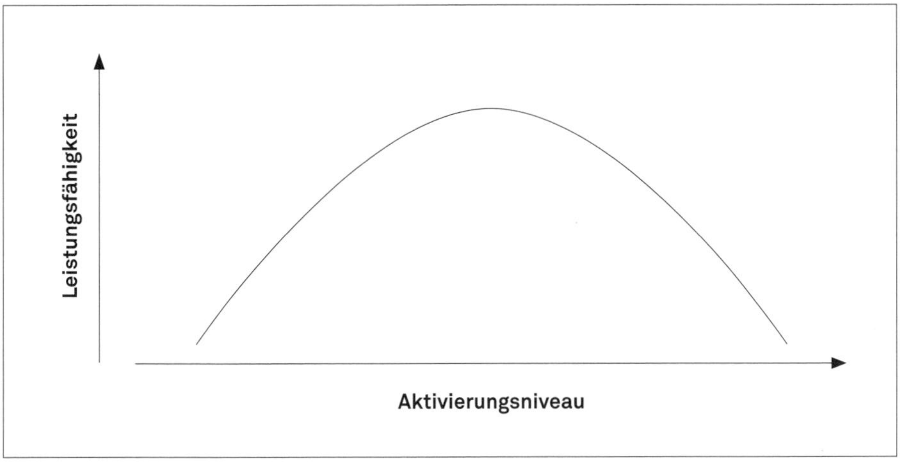

Abbildung 10: Zusammenhang zwischen Aktivierungsniveau und Leistungsfähigkeit

niveau so weit abnehmen, dass seine Leistungen deutlich hinter seinen Möglichkeiten zurückbleiben. Wenn ein Kind hingegen große Versagensängste hat oder sehr ehrgeizig und leistungsmotiviert ist, kann sein Aktivierungsniveau so weit ansteigen, dass es durcheinander und überfordert ist und sich nicht mehr fokussieren kann. Kinder mit einer Lernstörung können auf schwierige Lerninhalte nicht nur mit Angst und Stress (hohe Erregung) reagieren, sondern auch mit einem Absinken des Aktivierungsniveaus und einem innerlichen „Aussteigen" (Jansen & Stein, 2006, S. 66). Bei Kindern mit ADHS kommt erschwerend hinzu, dass Konzentrationsprobleme, körperliche Unruhe und impulsives Verhalten häufiger auftreten und stärker ausgeprägt sind als bei Gleichaltrigen. Sie geraten daher leichter in eine zu geringe oder zu hohe Aktivierung und es bereitet ihnen oft Schwierigkeiten, ein optimales Aktivierungsniveau herbeizuführen und aufrechtzuerhalten.

Im Folgenden beschreiben wir, wie Sie Kinder mit ADHS in der Lerntherapie dabei unterstützen können, ihr Aktivierungsniveau wahrzunehmen und an die Anforderung einer Lernsituation anzupassen. Dies ist eine wichtige Voraussetzung dafür, dass die Kinder sich auf anstrengende Aufgaben einlassen und Hilfsmittel wie Selbstinstruktions- oder Wenn-Dann-Karten effektiv nutzen können.

1. Erläutern Sie dem Kind die unterschiedlichen Aktivierungsniveaus und wählen Sie eine passende Metapher!

Kinder mit ADHS-Symptomen nehmen oft gar nicht wahr, wenn sie über- oder unteraktiviert sind. Manchen Kindern ist auch nicht bewusst, dass sie ihr Aktivierungsniveau willentlich steuern können. Daher fällt es ihnen oft schwer, sich selbst zu regulieren.

Im ersten Schritt des Regulationstrainings werden dem Kind drei unterschiedliche Aktivierungsniveaus vorgestellt: die Unteraktivierung, die mittlere Aktivierung und die Überaktivierung. Dabei hat es sich bewährt, eine Metapher einzuführen, um die verschiedenen Niveaus zu verdeutlichen. Hierfür bieten sich verschiedene Metaphern an, z. B. die Geparden-Metapher oder die Drehzahl-Metapher. Sie können auch gemeinsam mit dem Kind eine neue Metapher erstellen, z. B. indem Sie das Kind fragen, welche Tiere seiner Meinung nach die unterschiedlichen Aktivierungsniveaus am besten verdeutlichen (z. B. „langsam und träge wie eine Schildkröte" oder „blitzschnell wie eine Antilope").

Metaphern für unterschiedliche Aktivierungsniveaus

Die Geparden-Metapher

Wenn Kinder an Geparden denken, ist oft das Erste, was ihnen zu dem Tier einfällt, seine enorme Geschwindigkeit. Geparden können eine Geschwindigkeit von über 110 km/h erreichen! Ihr zierlicher Körperbau und ihre langen Beine eignen sich zum Rennen. Aber Geparden rennen nicht den ganzen Tag. Sie können die hohe Geschwindigkeit nur für kurze Zeit halten und müssen sich danach ausruhen. Sie verbringen viel Zeit mit Dösen und schlafen etwa 12 Stunden am Tag. Bei uns Menschen ist es eigentlich gar nicht so anders. Manchmal sind wir müde und erschöpft und haben keine Lust, eine anstrengende Aufgabe zu erledigen. Manchmal sind wir aber auch voller Tatendrang, haben viel Energie, wollen uns bewegen und sind richtig auf Zack. Wenn wir etwas Interessantes sehen, wollen wir am liebsten direkt aufspringen und dort hinrennen. Auch dann haben wir keine Lust, stillzusitzen und Aufgaben zu bearbeiten. Am besten kann man sich konzentrieren, wenn man aufmerksam ist wie ein Gepard, der seine Beute beobachtet.

Die Drehzahl-Metapher

Der Motor eines Kraftfahrzeugs kann mit unterschiedlichen Drehzahlen fahren. Mal gibt man wenig Gas und der Wagen fährt gemütlich vor sich hin. Aber manchmal hat man es richtig eilig. Man will ganz schnell fahren und gibt richtig Gas. Dann heult der Motor auf und fährt mit einer hohen Drehzahl. Wenn man auf einer Rennstrecke ein Autorennen fährt, dann ist es gut, eine hohe Drehzahl zu haben. Aber wenn man auf einer unbekannten Landstraße fährt und auf die Verkehrsschilder und andere Verkehrsteilnehmer achten muss, dann ist es besser, wenn man mit einer mittleren Drehzahl fährt. Bei uns Menschen ist es manchmal ganz ähnlich. Mal sind wir müde und schlapp und bewegen uns mit einer geringen Drehzahl. Aber manchmal sind wir auch voller Energie und flitzen durch die Gegend. Das kann so weit gehen, dass wir richtig „überdreht" sind. Wenn wir uns auf eine Lernaufgabe konzentrieren sollen, dann ist eine mittlere Drehzahl am besten.

2. Basteln Sie mit dem Kind eine Aktivierungs-Uhr und leiten Sie das Kind dazu an, sein Aktivierungsniveau wahrzunehmen

Im nächsten Schritt des Regulationstrainings wird das Kind dazu angeleitet, sein eigenes Aktivierungsniveau wahrzunehmen. Dies gelingt besonders gut, wenn Sie gemeinsam mit dem Kind eine Aktivierungs-Uhr basteln. Arbeitsblatt 18 (Geparden-Metapher) und Arbeitsblatt 19 (Drehzahl-Metapher) bieten hierfür zwei Vorlagen (siehe Anhang). Besonders schön ist es, wenn Sie die Aktivierungs-Uhr laminieren oder auf eine dicke Pappe kleben und mit einer Musterklammer einen drehbaren Zeiger anbringen. So kann das Kind durch Verstellen des Zeigers seinen momentanen Zustand anzeigen.

Nutzen Sie die Aktivierungs-Uhr anschließend, um mit dem Kind über die unterschiedlichen Aktivierungsniveaus ins Gespräch zu kommen. Fragen Sie das Kind, in welchen Situationen es eine hohe Drehzahl benötigt. In welchen Situationen ist eine geringe Drehzahl optimal? Kann das Kind sich an Situationen erinnern, in denen es eine sehr hohe (oder eine sehr geringe) Drehzahl hatte?

3. Erstellen Sie eine Liste mit Übungen zum Hoch- und Runterfahren

Im dritten Schritt erarbeitet das Kind unter Ihrer Anleitung Strategien, um sein Aktivierungsniveau zu verändern. Verdeutlichen Sie dem Kind, dass das Aktivierungsniveau manchmal nicht zu der aktuellen Situation oder Aufgabe passt. Sie können z. B. sagen:

> „Ein Auto braucht nicht für jede Strecke dieselbe Drehzahl. Auf einer Rennstrecke ist z. B. eine hohe Drehzahl von Vorteil und auf einem matschigen Feldweg eine niedrige. So ist das auch bei uns Menschen. Beim Wettrennen ist es z. B. gut, wenn ich eine hohe Drehzahl habe. Wenn ich abends ins Bett gehen und einschlafen möchte, ist es gut, wenn ich eine niedrige Drehzahl habe. Und wenn ich mich auf eine Aufgabe konzentrieren will, ist es gut, wenn ich weder ‚überdreht' noch müde oder schlapp bin. Bei einem Auto kann ich die Drehzahl ändern, indem ich mehr oder weniger Gas gebe. Ich kann auch einen Gang hoch- oder runterschalten. Und genau das können wir Menschen auch machen."

Überlegen Sie nun, welche Strategien das Kind ausprobieren möchte, um sein Aktivierungsniveau zu verändern. Fragen Sie das Kind nach seinen bisherigen Erfahrungen. Was beruhigt es? Was bringt es in Schwung? Welche Übungen oder Strategien den gewünschten Effekt bringen, ist individuell sehr unterschiedlich. Aktivierende Übungen, wie sie in Abschnitt 3.3.1.4 (Bewegung [„Flitzepause"]) vorgestellt wurden, können sich sowohl zum Hochfahren als auch zum Runterfahren eignen. Entspannungsübungen (siehe Abschnitt 3.3.1.3: Entspannungsübungen) werden meist zum Runterfahren eingesetzt. Lassen Sie das Kind verschiedene Übungen auszuprobieren, bis es eine oder mehrere Übungen gefunden hat, die nicht nur wirksam sind, sondern dem Kind auch Spaß machen. Damit erhöhen Sie die Wahrscheinlichkeit, dass das Kind die Übungen später regelmäßig durchführt. Sie können die Übungen als Erinnerungshilfe auf dem Arbeitsblatt 20 (Meine Tricks zum Hoch- und Runterfahren; siehe Anhang) eintragen.

4. Erinnern Sie das Kind regelmäßig und unterstützen Sie es in konkreten Situationen!

Im letzten Schritt wird das Kind dazu angeleitet, die ausgewählten Strategien im Alltag anzuwenden, um sein Aktivierungsniveau an die jeweilige Anforderung oder Aufgabe anzupassen. In der Regel ist es notwendig, das Kind in den ersten Wochen regelmäßig an die Wahrnehmung seines momentanen Aktivierungsniveaus und die Durchführung der Tricks zu erinnern. Besonders günstig ist es, wenn Sie eine feste Routine einführen, z.B. indem Sie das Kind von nun an immer zu Beginn der Stillarbeitsphase bitten, sein Aktivierungsniveau auf der Aktivierungs-Uhr einzustellen. Führen Sie anschließend gemeinsam mit dem Kind eine oder mehrere „Übungen zum Runterfahren“ durch, wenn es zu „überdreht“ ist, um sich zu konzentrieren, oder „Übungen zum Hochfahren“, wenn seine Drehzahl zu gering ist, um sich auf die Lernaufgaben zu konzentrieren. Durch die Einführung dieser Routine helfen Sie dem Kind nicht nur, einen regulierten Aktivierungszustand zu erreichen, sondern auch sich an den Ablauf von Selbstwahrnehmung und Selbstregulation zu gewöhnen. Dies wiederum erhöht die Wahrscheinlichkeit, dass das Kind langfristig auch zu Hause zu Beginn der Hausaufgaben oder in der Schule zu Beginn der Lernphasen sein Aktivierungsniveau wahrnimmt und reguliert.

4.4.2 Signalkarten

Selbstinstruktionstrainings basieren auf der Beobachtung, dass unsere Gefühle und unser Verhalten durch innere Monologe beeinflusst werden können. Indem wir unsere inneren Selbstgespräche verändern, können wir dafür sorgen, dass wir uns besser fühlen und schwierige Situationen besser bewältigen. Auch Kinder können sich selbst Anweisungen geben, wie sie eine bestimmte Situation sehen und wie sie sich darin verhalten möchten. Fehlende oder ungünstige Selbstanweisungen können zu Verhaltensauffälligkeiten, Ängsten und Selbstzweifeln führen. Angemessene Selbstanweisungen können hingegen dazu beitragen, dass Anforderungen und Aufgaben besser gemeistert werden. Ziel des Selbstinstruktionstrainings ist es, ungünstige Gedanken (z.B. „Ich kann das nicht schaffen“) oder ungünstige kognitive Prozesse (z.B. unaufmerksames Arbeitsverhalten, Fokussierung auf angstauslösende Reize) bewusst zu machen und durch angemessene und hilfreiche Gedanken oder Prozesse zu ersetzen.

Ursprünglich geht das Selbstinstruktionstraining auf den amerikanischen Psychologen und Verhaltenstherapeuten Donald Meichenbaum zurück, der sich in den 1960er und 1970er Jahren mit der verhaltenssteuernden Wirkung von selbstgeäußerten Instruktionen beschäftigte. Gemeinsam mit Joseph Goodman entwickelte er das *Selbstinstruktionstraining für impulsive und hyperaktive Kinder* (Meichenbaum & Goodman, 1971). Die Kinder lernten ihr Verhalten zu steuern, indem sie schrittweise die zunächst von der Therapeutin bzw. dem Therapeuten geäußerten Anweisungen für sich übernahmen. Durch das systematische Einüben dieser hilfreichen Selbstanweisungen gelang es den Kindern, ein konzentrierteres Arbeits- und Problemlöseverhalten aufzubauen.

Heute ist Donald Meichenbaum vor allem für das von ihm entwickelte *„Stressimpfungstraining“* (Meichenbaum, 2012) bekannt. Durch Untersuchungen an Studierenden, die unter Sprech- oder Prüfungsangst litten, deckte er auf, dass negative Selbstverbalisationen (z. B. *„Ich schaffe das nie.“*) unangemessene Ängste auslösen und aufrechterhalten. Umgekehrt können positive Selbstverbalisationen (sog. „Bewältigungssätze“) dazu führen, dass das Selbstvertrauen gestärkt wird und Stresssituationen angemessen bewältigt werden (Meichenbaum, 1972; Meichenbaum, Gilmore & Fedoravicius, 1971). Beispiele für positive Selbstverbalisationen sind: „Ich kann die Aufgabe bewältigen. Ich konzentriere mich jetzt auf den nächsten Schritt.“ oder „Niemand kann alles. Was ich jetzt nicht kann, kann ich erlernen.“ Im Stressimpfungstraining wird zunächst die Bedeutung unangemessener Selbstgespräche für die Stressbewältigung veranschaulicht. Unangemessene Gedanken, die zu Stress führen, werden bewusst gemacht und überprüft. Anschließend werden Bewältigungsgedanken erarbeitet, die den Betroffenen helfen, sich besser zu fühlen und ihre Ziele zu erreichen. Diese werden abschließend unter Alltagsbedingungen erprobt und eingeübt.

Mittlerweile gibt es viele verschiedene Formen von Selbstinstruktionstrainings, die in unterschiedlichen Zielgruppen eingesetzt werden können. So gibt es z. B. Selbstinstruktionstrainings zur Bewältigung von Angst- und Stresssituationen, zur Behandlung von Depression und sozialer Ängstlichkeit oder zur Vorbereitung auf schmerzhafte Eingriffe und Operationen. Die Wirksamkeit von Selbstinstruktionstrainings wurde bei Kindern und Jugendlichen meist in Kombination mit anderen Verfahren untersucht. Bei Kindern mit dissozialen Verhaltensproblemen zeigten sich positive Effekte auf die Selbstkontrolle und eine Abnahme von delinquenten Verhaltensweisen (Piquero et al., 2016). Bei Kindern mit ADHS sind die Ergebnisse empirischer Studien teilweise widersprüchlich. Einige Studien berichten eine bedeutsame Reduktion der ADHS-Symptomatik (siehe Lauth, Kausch & Schlottke, 2005), während andere Studien keine positiven Effekte fanden (Abikoff, 1991; Dreisörner, 2006). Für den Erfolg scheint insbesondere der Transfer in den Alltag entscheidend zu sein (Döpfner, 2020a).

Das hier vorgestellte *Selbstinstruktionstraining* eignet sich besonders für Kinder, denen es in Lernsituationen schwerfällt, planvoll und strukturiert zu arbeiten. Gerade Kinder mit Konzentrations- und Selbststeuerungsproblemen fangen oft an, Aufgaben zu lösen, bevor sie die Aufgabenstellung genau gelesen zu haben, unterteilen die Aufgaben nicht in einzelne Schritte und überprüfen nicht die Ergebnisse, sodass es zu Flüchtigkeitsfehlern kommt oder Aufgaben unvollständig bearbeitet werden.

Das Grundprinzip des hier vorgestellten Selbstinstruktionstrainings besteht darin, dass das Kind einen Handlungsplan entwickelt, dessen Ausführung es mit seiner eigenen Stimme begleitet. Diese Selbstanweisungen sollen dem Kind helfen, seine ersten Impulse zu bremsen und seine Gedanken zu ordnen. Als Hilfsmittel werden Signalkarten verwendet, die die einzelnen Problemlöseschritte verdeutlichen. Mithilfe der Signalkarten lernt das Kind, genau zu überlegen, was die Aufgabenstellung ist, Lösungsschritte zu erstellen, diese nacheinander durchzuführen und sich dabei verbal zu begleiten, seine Lösungen zu kontrollieren und sich schließlich selbst zu loben. Zunächst lernt das Kind, einfache Aufgaben durch „lautes Denken“ zu begleiten. Später kann das Kind dazu übergehen, seine Handlungen im Flüsterton oder gedanklich (leise) mit seiner inneren Stimme zu begleiten. Die Selbstanweisungen und das dazugehörige Verhalten werden so lange eingeübt, bis beides zur Gewohnheit geworden ist und das Kind in der Lage ist, sein Verhalten über Selbstinstruktionen zu lenken.

Im Folgenden beschreiben wir, wie Sie das Selbstinstruktionstraining im lerntherapeutischen Setting durchführen können. Bitte beachten Sie, dass das hier vorgestellte Training aufgrund seiner Komplexität ein gewisses kognitives Niveau voraussetzt und in der Regel für Kinder ab dem Alter von etwa acht Jahren geeignet ist.

1. Besprechen Sie mit dem Kind die Ziele des Selbstinstruktionstrainings

Bevor Sie mit dem eigentlichen Selbstinstruktionstraining starten, hat es sich bewährt, dem Kind die Ziele des Trainings zu verdeutlichen. Geben Sie dem Kind zunächst eine positive Rückmeldung über sein Lernverhalten. Denken Sie dabei z.B. an seine Leistungsbereitschaft, seine Auffassungsgabe, sein Durchhaltevermögen oder besondere Fähigkeiten. Erarbeiten Sie anschließend gemeinsam mit dem Kind auch solche Verhaltensweisen, die bei der Durchführung von Lernaufgaben eher ungünstig sind. Beispiele für Verhaltensweisen, die Kinder mit ADHS-Symptomen häufig zeigen, sind:

- Sie können nicht abwarten und beginnen hastig mit der Aufgabe, ohne zu überlegen, was genau zu tun ist.
- Sie bleiben nicht bei der Aufgabe, sondern lassen sich ablenken.
- Sie arbeiten zu schnell und nicht genau genug.
- Sie kontrollieren ihre Aufgaben nicht.

Diese Verhaltensweisen führen oft dazu, dass ein Kind sehr lange braucht, um die Aufgaben zu bearbeiten und viele Flüchtigkeitsfehler macht. Außerdem merkt das Kind, dass Lehrer und Eltern mit den Aufgaben unzufrieden sind. Nicht selten muss das Kind die Aufgaben noch einmal neu machen. Auch langfristig kann es zu unangenehmen Folgen, wie z. B. schlechten Noten, kommen.

Verdeutlichen Sie dem Kind, dass Sie ihm helfen möchten, planvoll und strukturiert zu arbeiten und erläutern Sie ihm die Ziele des Selbstinstruktionstrainings. Sie können z. B. sagen:

> „Ich möchte mir dir in den nächsten Sitzungen eine Technik einüben, die dir hilft, Lernaufgaben Schritt für Schritt zu bearbeiten, ohne dass dir dabei viele Flüchtigkeitsfehler unterlaufen. Wir üben erstmal das „laute Denken“. Dabei sollst du das laut aussprechen, was du gerade denkst und machst. So ähnlich wie ein Fußballkommentator, der beschreibt, was auf dem Spielfeld geschieht. Danach zeige ich dir, wie du diese Technik einsetzen kannst, um Lernaufgaben Schritt für Schritt zu lösen.“

2. Führen Sie die Technik des „lauten Denkens“ ein!

Verdeutlichen Sie die Technik des „lauten Denkens“ zunächst an einer einfachen Tätigkeit, z. B. dem Ausmalen einer Figur. Nehmen Sie ein Ausmalbild und denken Sie laut darüber nach, welche Farben Sie für die einzelnen Teile verwenden wollen und was Sie tun können, um beim Ausmalen innerhalb der Linien zu bleiben. Beginnen Sie anschließend mit dem Ausmalen der Figur und sprechen Sie währenddessen weiter handlungsanleitend zu sich selbst. Sie können z. B. sagen:

> „Ich möchte jetzt diese Figur in bunten Farben ausmalen, ohne dabei über den Rand zu malen. Ich fange mit der Hose an. In welcher Farbe soll ich die Hose malen? Ich nehme blau. Wie kann ich es schaffen, dass ich nicht über den Rand hinweg male? Ich fahre erst mit dem Stift am Rand entlang und male dann das Innere aus. Ok, jetzt geht es los. Ich nehme den blauen Stift und male ganz langsam am Rand der Hose entlang. Ich bin ganz vorsichtig, damit ich nicht über die Linie hinaus male. Geschafft! Jetzt male ich die Hose ganz aus.“

Fordern Sie das Kind nun dazu auf, ebenfalls ein Ausmalbild auszumalen und dabei laut zu denken. Das Kind soll zuerst laut denkend entscheiden, mit welchem Teil es beginnen möchte, welche Farbe es wählt und wie es vorgehen will, damit es nicht über den Rand hinweg malt. Dann soll das Kind mit dem Ausmalen beginnen und dabei verbalisieren, was es gerade macht und worauf es achten muss. Erinnern Sie das Kind, wenn nötig, immer wieder daran, sich Selbstanweisungen zu geben.

3. Führen Sie die Signalkarten ein!

Auf dem Arbeitsblatt 21 finden Sie Signalkarten (siehe Anhang). Die Karten sollen dem Kind helfen, sich die einzelnen Handlungsschritte besser einzuprägen. Erklären Sie dem Kind, dass diese Karten ihm helfen können, eine Aufgabe Schritt für Schritt zu lösen, damit ihm weniger Flüchtigkeitsfehler unterlaufen. Bitten Sie das Kind, die Signalkarten auf eine Pappe zu kleben und auszuschneiden. Alternativ können Sie die einzelnen Karten auch laminieren. Besprechen Sie nun die einzelnen Karten mit dem Kind:

- *STOPP, was soll ich tun?* Das Kind soll zunächst innehalten, die Aufgabenstellung lesen und in seinen eigenen Worten wiederholen. Damit soll der Impuls unterbrochen werden, sofort mit einer Aufgabe zu beginnen, ohne einen Handlungsplan erstellt zu haben.
- *Wie ist mein Plan?* Das Kind soll überlegen, was zu tun ist, und sich einzelne Lösungsschritte ausdenken.
- *Schritt für Schritt zum Ziel!* Das Kind soll die Technik des „lauten Denkens" anwenden und zu sich sprechen, während es die Aufgabe sorgfältig und planvoll durchführt.
- *STOPP, überprüfen!* Das Kind soll direkt nach Beendigung der Aufgabe prüfen, ob es die Aufgabe richtig gelöst hat. Wenn es Fehler feststellt, soll es diese korrigieren.
- *Gut gemacht!* Das Kind soll sich dafür loben, dass es ihm gelungen ist, alle Schritte durchzuführen.

4. Üben Sie die Selbstinstruktion in spielerischen Aufgaben ein!

Üben Sie das „laute Denken" und den Einsatz der Signalkarten zunächst an spielerischen Aufgaben ein. Erklären Sie dem Kind, dass Sie die Selbstinstruktion erst an einfachen Aufgaben üben wollen, bevor Sie zu schwierigeren Aufgaben übergehen. Am besten wählen Sie Aufgaben, die das Kind bereits beherrscht (z.B. Puzzle, Labyrinth-Aufgaben, mit Bausteinen eine Vorlage nachbauen).

Machen Sie dem Kind die Technik der Selbstinstruktion zunächst vor. Sie können z.B. sagen:

> „Ich möchte dir jetzt zeigen, wie du die Karten benutzen kannst, um eine Aufgabe zu lösen. Ich nehme die erste Karte: STOPP, was soll ich tun? Meine Aufgabe ist es, einen Weg durch dieses Labyrinth zu finden. Jetzt nehme ich die zweite Karte: Wie ist mein Plan? Hmm ... Wie gehe ich am besten vor? Am besten fange ich oben an und fahre mit dem Stift sorgfältig bis zur Kreuzung. Dann halte ich an und schaue, wie die beiden Wege weitergehen, um nicht in einer Sackgasse zu landen. Ich entscheide mich für einen Weg und fahre dann mit dem Stift weiter bis zur nächsten Kreuzung. Jetzt kommt die dritte Karte: Schritt

für Schritt zum Ziel. Ich fange jetzt an und nehme den Stift in die Hand. Dann fahre ich mit dem Stift bis zur ersten Kreuzung und mache dort eine Pause. Ich schaue, wohin die Wege führen. Der linke Weg führt in eine Sackgasse, also nehme ich den rechten Weg. Jetzt geht es weiter bis zur nächsten Kreuzung ... Jetzt habe ich es bis zum Ziel geschafft! Aber da kommt ja noch die vierte Karte: STOPP, überprüfen! Ich fahre die Linie noch einmal nach und prüfe, ob ich eine Linie überquert habe. Nein, ich bin immer auf dem Weg geblieben. Dann nehme ich jetzt die letzte Karte: Gut gemacht! Ich bin fertig mit der Aufgabe und habe mich an meinen Plan gehalten!"

Bitten Sie das Kind anschließend, die Technik zu wiederholen. Meist dauert es mehrere Sitzungen, bis das Kind sich an die Selbstverbalisation gewöhnt hat und es ihm gelingt, die vorgegebenen Schritte einzuhalten. Schaffen Sie ausreichend Übungsmöglichkeiten, indem Sie die Technik mit verschiedenen spielerischen Aufgaben einüben und die Technik bei Bedarf regelmäßig vormachen.

Unterbrechen Sie den Monolog des Kindes nur dann, wenn es eine Karte vergisst. Es ist wichtig, dass das Kind in dieser Phase alle Karten berücksichtigt und sich an die einzelnen Selbstinstruktionsschritte hält. Erst im weiteren Verlauf sollten einige weniger wichtige Karten aussortiert werden.

5. Wenden Sie die Selbstinstruktion auf Lernaufgaben an!

Nachdem das Kind sich an den Einsatz der Signalkarten und das laute Denken gewöhnt hat, können Sie dazu übergehen, die Selbstinstruktion bei Lernaufgaben anzuwenden. Betonen Sie gegenüber dem Kind erneut, dass die Technik ihm helfen wird, weniger Flüchtigkeitsfehler zu machen. Demonstrieren Sie die Technik anschließend an einer Lernaufgabe. Für den Einstieg eignen sich Rechenaufgaben (v.a. Textaufgaben) besonders gut. Bitten Sie das Kind nun, die Technik selbst anzuwenden, während es eine Aufgabe bearbeitet. Unterbrechen Sie das Kind nur dann, wenn es eine Karte vergisst oder überspringt.

Bei Rechtschreibübungen kann die zweite Karte (Wie ist mein Plan?) dazu dienen, dass das Kind sich vornimmt, auf die Vermeidung seiner typischen Fehlerquellen zu achten („Ich muss aufpassen, dass ich beim Schreiben keinen Buchstaben auslasse"). Bei der Erarbeitung individuell angemessener Instruktionen und Formulierungen benötigt das Kind meist Ihre Unterstützung.

Wenn bei der Bearbeitung von Lernaufgaben inhaltliche Fehler auftreten, sollten Sie das Kind nicht unmittelbar auf den Fehler aufmerksam machen. Warten Sie ab, ob das Kind den Fehler im vierten Schritt (Selbstkontrolle) selbst entdeckt. Nur wenn das Kind den Fehler nicht selbst erkennt, sollten Sie es darauf aufmerksam machen. Zeigen Sie nicht direkt die Stelle, an der der Fehler aufgetreten ist, sondern weisen Sie es z. B. darauf hin, in welcher Zeile (oder in welchem Wort) sich ein Fehler befindet. So geben Sie dem Kind die Chance, den Fehler beim zweiten Anlauf selbst zu erkennen und zu korrigieren.

Wir empfehlen Ihnen, die Selbstinstruktion zuverlässig anzuwenden, damit das Kind eine Verhaltensroutine entwickelt, der es auch in schwierigen Situationen folgen kann. Am besten bitten Sie das Kind regelmäßig, zu Beginn der Lernphase die Karten zu holen und in die richtige Reihenfolge zu legen. Erinnern Sie das Kind daran, bei der Bearbeitung der folgenden Aufgaben die einzelnen Selbstinstruktionsschritte und die Technik des „lauten Denkens“ anzuwenden. Beachten Sie dabei, dass die Anwendung der Signalkarten und der Selbstverbalisation für das Kind vor allem zu Beginn eine zusätzliche Anstrengung darstellt. Loben Sie das Kind daher regelmäßig, wenn es Aufgaben mithilfe dieser Technik durchgeführt hat, und zeigen Sie ihm, dass Sie sich mit ihm freuen, wenn es eine Aufgabe planvoll bearbeitet hat.

6. Prüfen Sie, ob die Implementierung eines Punkte-Plans indiziert ist!

Wenn Lob allein nicht ausreicht, kann der Einsatz eines Punkte-Plans (siehe Kapitel 4.2: Systematisch belohnen) sinnvoll sein. Wenden Sie den Punkte-Plan so lange an, bis das Kind sich an die Technik der Selbstinstruktion gewöhnt und die einzelnen Schritte weitgehend automatisiert hat.

7. Prüfen Sie, ob das Kind auf einzelne Signalkarten verzichten kann

Mit der Zeit sollten Sie dazu übergehen, die einzelnen Schritte flexibler zu handhaben, da ein zu starres Festhalten an den Karten sich negativ auf die Motivation des Kindes auswirken kann. Oft sind nicht alle Karten wirklich wichtig. Bei vielen Kindern ist vor allem die erste Karte (STOPP, was soll ich tun?) oder die letzte Karte (STOPP, überprüfen!) besonders wichtig. Im Verlauf können daher einzelne Karten weggelassen werden. Prüfen Sie, welche Karten für das Kind besonders wichtig sind, und behalten Sie nur diese bei.

8. Prüfen Sie, ob das Kind dazu bereit ist, vom lauten Denken zum inneren Monolog überzugehen

Wenn das Kind die einzelnen Schritte gut beherrscht, kann es dazu übergehen, sich im Flüsterton zu begleiten. Erklären Sie dem Kind, dass es sich von nun an „in Flüstersprache“ begleiten soll, damit es die Technik auch in der Schule anwenden kann, ohne dass andere es mitbekommen oder sich gestört fühlen. Schließlich kann auch zu einem inneren Monolog („verinnerlichte Selbstanweisungen“) übergegangen werden, die Anweisungen werden dann nur noch gedacht.

4.4.3 Wenn-Dann-Karten

Kindern mit stark ausgeprägter ADHS-Symptomatik kann es schwerfallen, die Signalkarten aus dem Selbstinstruktionstraining anzuwenden. Aufgrund der hohen Ablenkbarkeit und der enormen Unruhe haben sie Probleme, sich an die einzelnen Schritte zu halten. In diesem Fall können Wenn-Dann-Karten eingesetzt werden. Dabei handelt es sich um eine Selbstmanagement-Technik, die Kindern dabei helfen soll, konkrete Handlungen im Voraus zu planen.

Ziel dieser Technik ist es, eine Verhaltensroutine zu entwickeln, die das Kind in konkreten, zuvor definierten Situationen durchführen kann. Zunächst erarbeitet das Kind mit Ihrer Unterstützung Handlungspläne für spezifische Situationen („*Wenn* Situation X eintritt, *dann* führe ich die Handlung Y aus"; siehe Hanisch et al., 2018). Im Wenn-Teil wird die spezifische Situation oder der spezifische Gedanke beschrieben. Im Dann-Teil wird die geplante Handlung beschrieben. Immer, wenn Situation X eintritt, soll das Kind von nun an Handlung Y ausführen. Die Wenn-Dann-Sätze eignen sich für unterschiedliche Situationen. Sie können in sozialen Situationen eingesetzt werden, um das Verhalten des Kindes zu lenken oder Gefühle zu regulieren („*Wenn* ich mitspielen will, *dann* frage ich zuerst."; „*Wenn* ich merke, dass ich wütend werde, *dann* zähle ich leise bis 10."). Ebenso gut können sie eingesetzt werden, um die Handlungsplanung in Lernsituationen zu verbessern („*Wenn* ich weiß, was zu tun ist, *dann* nehme ich den Stift in die Hand und lege los.").

Die folgenden Schritte sind für die Entwicklung und die Anwendung von Wenn-Dann-Karten erforderlich:

1. Legen Sie gemeinsam mit dem Kind ein Ziel fest

Damit die Wenn-Dann-Sätze auch tatsächlich angewendet werden, ist es wichtig, das Kind bei der Entwicklung der Wenn-Dann-Karten aktiv einzubeziehen. Überlegen Sie daher gemeinsam mit dem Kind, welches Ziel es mit den Wenn-Dann-Karten erreichen will. Welches Verhalten will das Kind in der Lerntherapie zukünftig häufiger zeigen? Wenn es dem Kind schwerfällt, angemessene Ziele zu benennen, können Sie Vorschläge machen, aus denen das Kind dann wählen kann (z. B. „Ich möchte weniger Flüchtigkeitsfehler machen", „Ich möchte keine Aufgaben mehr überspringen oder auslassen"). Tragen Sie das Ziel nun in das Arbeitsblatt 22 (Aufstellen eines Wenn-Dann-Satzes; siehe Anhang und Abbildung 11) ein.

2. Legen Sie gemeinsam mit dem Kind fest, in welcher Situation es sein Verhalten ändern möchte

Im nächsten Schritt wird erarbeitet, in welcher Situation das Kind das Zielverhalten zeigen möchte. Überlegen Sie gemeinsam, in welchen Situationen das Problemverhalten, das sich ändern soll, typischerweise auftritt oder als besonders störend erlebt wird. Tragen Sie diese anschließend in das Arbeitsblatt 22 ein.

3. Legen Sie nun gemeinsam mit dem Kind das Zielverhalten fest

Erarbeiten Sie nun eine konkrete Verhaltensweise oder Handlung, die das Kind zeigen möchte. Versuchen Sie, das Kind so weit wie möglich selbst aktiv werden zu lassen. Sammeln Sie die Ideen und Vorschläge des Kindes daher zunächst, ohne sie zu bewerten. Anschließend können Sie dem Kind helfen, die Handlungsalternative auszuwählen, die auch tatsächlich umsetzbar ist. Achten Sie darauf, dass das Kind eine Handlung wählt, die es auch im Schulalltag einsetzen kann. Tragen Sie das Ergebnis in das Arbeitsblatt 22 ein (siehe auch Abbildung 11).

Arbeitsblatt 22

Aufstellen eines Wenn-Dann-Satzes (modifiziert nach Hanisch et al., 2018)

Mein Ziel

Ich arbeite leise.

In welcher Situation möchte ich mein Verhalten ändern?

Wenn … ich mit den Fingern auf den Tisch trommele,

Wie möchtest du dich dann verhalten?

… dann nehme ich den Stift in die Hand und halte ihn über mein Aufgabenheft.

Abbildung 11: Beispiel für das Aufstellen eines Wenn-Dann-Satzes (Arbeitsblatt 22)

4. Wenn-Dann-Karte erstellen

Bitten Sie das Kind, seinen Wenn-Dann-Satz auf eine Karte zu schreiben. Als Vorlage können Sie die Karten auf dem Arbeitsblatt 23 (Wenn-Dann-Karten; siehe Anhang, für ein Beispiel siehe Abbildung 12) nutzen. Drucken Sie das Arbeitsblatt aus oder kopieren Sie es und bitten Sie das Kind, die Karten auszuschneiden. Die fertig beschriftete Karte kann auf eine dicke Pappe geklebt und gut sichtbar aufgehängt werden. Selbstverständlich können Sie auch eigene Wenn-Dann-Karten erstellen. Eine schöne Idee ist es z. B., eine etwas kleinere Karte zu erstellen, die ausgeschnitten und laminiert und als Erinnerungshilfe ins Mäppchen gelegt wird.

Wenn *ich mit der Aufgabe fertig bin,*

dann *kontrolliere ich alles noch einmal.*

Abbildung 12: Beispiel für eine Wenn-Dann-Karte (Arbeitsblatt 23)

5. Überprüfen Sie die Anwendung der Wenn-Dann-Karte

Wenn es dem Kind nicht gelingt, seinen Wenn-Dann-Plan einzuhalten, sind möglicherweise die Situation oder das Verhalten nicht präzise genug formuliert. Es ist auch möglich, dass das Kind nicht merkt, wenn Situation X eintritt. In diesem Fall kann es hilfreich sein, das Kind in einer Übungsphase regelmäßig darauf aufmerksam zu machen, wenn die Situation eintritt, z. B. durch ein zuvor vereinbartes Handzeichen. Langfristig ist es für den Transfer jedoch wichtig, dass dem Kind selbst deutlich wird, dass Situation X beginnt. Eine andere Möglichkeit ist, dass das Verhalten noch nicht ausreichend gut beherrscht wird. Auch in diesem Fall kann es hilfreich sein, eine Übungsphase einzulegen, in der das Zielverhalten intensiv eingeübt wird.

5 Konstruktive Zusammenarbeit mit den Eltern

Die Zusammenarbeit mit Eltern ist in der Regel fester Bestandteil der lerntherapeutischen Behandlung von Kindern und Jugendlichen. Aber auch sehr erfahrenen Therapeutinnen und Therapeuten fällt es nicht immer leicht, schwierige Dinge anzusprechen. In diesem Kapitel möchten wir auf Elterngespräche fokussieren, bei denen Sie den Umgang mit den als problematisch empfundenen Verhaltensweisen des Kindes oder der bzw. des Jugendlichen thematisieren möchten.

Das Elterngespräch kann dazu dienen, herausfinden, ob die Eltern die Probleme ebenfalls wahrnehmen und in welchem Ausmaß die Probleme auch in anderen Kontexten (zu Hause, in der Schule, bei Interaktionen mit Gleichaltrigen usw.) auftreten. Es bietet Ihnen zudem die Möglichkeit, den Einfluss von unaufmerksamen, hyperaktiven, impulsiven oder oppositionellen Verhaltensweisen auf das Lernverhalten und den Lernerfolg eines Kindes zu verdeutlichen. Darauf aufbauend können Sie mit den Eltern eine realistische Erwartungshaltung an den Lernerfolg des Kindes erarbeiten. Außerdem können Sie die Eltern über das geplante Vorgehen in der Lerntherapie informieren und die Notwendigkeit der geplanten Maßnahmen verdeutlichen, z. B., indem Sie den Nutzen einer Spiel-&-Spaß-Zeit oder eines Punkte-Plans erläutern. Anschließend können Sie die Eltern dazu motivieren, diese Maßnahmen auch zu Hause bei der Bearbeitung von Hausaufgaben oder anderen schulischen Aufgaben (z. B. Wochenplänen) anzuwenden und dabei Ihre Unterstützung anbieten. Nicht zuletzt ermöglicht das Elterngespräch Ihnen, herauszufinden, welche weiterführenden Hilfsangebote die Eltern bereits aufgesucht haben oder bereit sind, in Anspruch zu nehmen (siehe Tabelle 11).

Tabelle 11: Mögliche Ziele und Inhalte des Elterngesprächs (modifiziert nach Hanisch et al., 2018)

Elterngespräche planen und eröffnen	
Elterngespräche planen	• Aus welchem Anlass haben Sie die Eltern zum Gespräch eingeladen? • Was genau möchten Sie mit den Eltern besprechen?

Tabelle 5: Fortsetzung

Elterngespräche eröffnen	• Schaffen Sie eine positive Atmosphäre. • Haben die Eltern eigene Anliegen, die sie besprechen möchten? • Benennen Sie den Gesprächsanlass und das Ziel des Elterngesprächs.
Auf den Gesprächsanlass zu sprechen kommen	
Problemverhalten des Kindes ansprechen	• Welche Verhaltensweisen haben Sie in der Lerntherapie beobachtet? • Warum sind diese Verhaltensweisen aus Ihrer Sicht problematisch?
Problemverhalten explorieren	• Nehmen die Eltern das Problemverhalten ebenfalls wahr? • In welchem Ausmaß tritt das Verhalten auch in anderen Kontexten auf?
Eine realistische Erwartungshaltung an den Lernerfolg aufbauen	• Wie wirkt sich das Problemverhalten auf das Lernverhalten und den zu erwartenden Lernerfolg aus? • Welche Lernziele können aus Ihrer Sicht unter den gegebenen Bedingungen erreicht werden?
Informationen zum Vorgehen in der Lerntherapie geben	• Welche Maßnahmen werden Sie in der Lerntherapie durchführen, um die Lernziele zu erreichen? • Warum sind diese Maßnahmen aus Ihrer Sicht zielführend? • Wobei benötigen Sie die Unterstützung durch die Eltern?
Hilfestellung zum Umgang mit dem Problemverhalten in Hausaufgaben- und Lernsituationen geben	• Sind die Eltern bereit, die Maßnahmen auch zu Hause bei der Bearbeitung von Hausaufgaben oder Lernaufgaben einzuführen? • Wie können Sie die Eltern dabei unterstützen, die beschriebenen Maßnahmen auch im häuslichen Kontext anzuwenden?
Informationen zu weiterführenden Hilfsangeboten geben	• Welche Unterstützungs- oder Beratungsangebote haben die Eltern bereits aufgesucht? • Welche Unterstützungs- oder Beratungsangebote erachten Sie als sinnvoll oder notwendig und möchten Sie den Eltern empfehlen? • Zu welchen Schritten sind die Eltern bereit?

Tabelle 5: Fortsetzung

Elterngespräche beenden	
Elterngespräche beenden	• Fassen Sie die wichtigsten Punkte und Absprachen zusammen. • Nehmen Sie sich nun ggf. Zeit für das Thema oder Anliegen der Eltern. • Bedanken Sie sich für das (konstruktive) Gespräch.

5.1 Vorgehensweise bei Elterngesprächen

Es ist oft keine leichte Aufgabe, Eltern auf das problematische Verhalten des Kindes anzusprechen, und die Reaktionen der Eltern können sehr unterschiedlich ausfallen. Es kann z.B. sein, dass Eltern sich schützend vor ihr Kind stellen und die Verhaltensweisen nicht als problematisch sehen oder sehen wollen. Dies muss nicht unbedingt bedeuten, dass Eltern das Problemverhalten herunterspielen. Es ist auch möglich, dass das Verhalten zu Hause tatsächlich nicht oder weniger stark ausgeprägt auftritt, da im häuslichen Kontext andere Rahmenbedingungen vorhanden sind und andere Anforderungen gestellt werden. Andere Eltern sind vielleicht davon überzeugt, dass stabile Eigenschaften des Kindes die Probleme hervorrufen und dass Umweltfaktoren das Verhalten des Kindes nicht oder nur gering beeinflussen können („Sophie war schon immer ein wildes Kind.“). Eltern mit dieser Einstellung betrachten pädagogische oder therapeutische Angebote häufig skeptisch, da sie deren Nutzen anzweifeln. Andere Eltern wiederum verneinen Verhaltensauffälligkeiten, da sie eine Stigmatisierung des Kindes befürchten. In diesem Kapitel möchten wir zunächst eine mögliche Vorgehensweise bei Elterngesprächen vorstellen. Anschließend beschreiben wir mögliche schwierige Reaktionen von Eltern und wie Sie mit diesen Reaktionen umgehen können (Kapitel 5.2). Danach haben wir Informationen zu weiterführenden Hilfen (Kapitel 5.3) für Sie zusammengestellt.

5.1.1 Elterngespräch planen

Um die Eltern von Anfang an ins Boot zu holen, sollten Sie die von Ihnen beobachteten Verhaltensprobleme möglichst frühzeitig offen ansprechen. Nehmen Sie sich vor dem Elterngespräch Zeit zu reflektieren, aus welchem Grund Sie die Eltern zum Gespräch eingeladen haben („Gesprächsanlass“) und was genau Sie mit den Eltern besprechen möchten („Gesprächsinhalte“). Der *Protokollbogen Elterngespräch* (Arbeitsblatt 24; siehe Anhang) bietet Ihnen die Möglichkeit, Ihre Überlegungen und Beobachtungen vor dem Gespräch aufzuschreiben. Während des Gesprächs können diese Ihnen dann als Erinnerungs- und Strukturierungshilfe dienen. Zudem können Sie während des Gesprächs wichtige Punkte auf dem Protokollbogen notieren („Notizen") und eventuell getroffene Absprachen schriftlich festhalten. Wie viele Inhalte Sie besprechen können, hängt von mehreren Faktoren ab, z. B. von der Zeit, die Sie für das Gespräch einplanen können, und davon, ob die Eltern erstmalig mit dem Problemverhalten konfrontiert werden oder ob sie sich bereits im Vorfeld mit der Thematik auseinandergesetzt haben. Wichtig ist, dass Sie sich nicht zu viele Inhalte auf einmal vornehmen, damit kein Zeitdruck entsteht und die Eltern ausreichend Gelegenheit haben, ihre Beobachtungen und Sichtweisen darzustellen.

Wenn Sie die problematischen Verhaltensweisen des Kindes zum ersten Mal mit den Eltern thematisieren, empfehlen wir, vorab einige konkrete Verhaltensweisen zu notieren, die Sie den Eltern beispielhaft nennen können. Überlegen Sie, was genau das Kind macht und in welcher Situation dieses Verhalten auftritt. Eine (vorschnelle) Interpretation oder gar Klassifikation („Ich denke, dass Luis ADHS hat.") kann Eltern verärgern und Widerstände hervorrufen („Unser Kind ist nicht krank!"). Hingegen lässt sich eine konkrete Verhaltensbeobachtung („Mir ist aufgefallen, dass Luis sich in der Arbeitsphase ständig bewegt: Er rutscht z. B. auf dem Stuhl herum, zappelt mit den Füßen oder trommelt mit den Fingern auf den Tisch.") nicht abstreiten. Konkrete Beispiele machen es den Eltern oft leichter, ihr Kind wiederzuerkennen und führen oft dazu, dass Eltern von sich aus ähnliche Verhaltensweisen berichten („Das kennen wir gut. Bei den Hausaufgaben ist es oft genauso!").

Bereiten Sie sich auch darauf vor, den Eltern zu erläutern, warum Sie das Verhalten in der Lerntherapie problematisch finden („Ich habe den Eindruck, dass Luis die Aufgaben so schnell wie möglich hinter sich bringen will, damit er den Arbeitsplatz wieder verlassen kann. Dadurch macht er leider viele Flüchtigkeitsfehler."). Nehmen Sie sich zudem Zeit, die Stärken und Ressourcen des Kindes zu reflektieren. Indem Sie auch die positiven Seiten des Kindes benennen, zeigen Sie den Eltern, dass Sie das Kind wertschätzen und nicht nur seine problematischen Verhaltensweisen wahrnehmen.

Überlegen Sie am besten ebenfalls vorab, welches Thema Sie nach der Darstellung und der Exploration des Problemverhaltens noch mit den Eltern besprechen möchten. Für viele Eltern ist es an dieser Stelle wichtig zu erfahren, was nun getan werden kann, damit die Lerntherapie dennoch gelingen kann. Wenn die Zeit nicht mehr ausreicht, sollten Sie den Eltern daher zumindest einen kurzen Ausblick auf das nächste Gespräch geben, z. B.:

> „Wir sollten uns aber nicht entmutigen lassen. Es gibt verschiedene Maßnahmen, die ich in der Lerntherapie durchführen kann, damit es Luis leichter fällt, sich auf die Aufgaben einzulassen. Wahrscheinlich werden wir unsere Erwar-

tungen etwas nach unten schrauben müssen, aber das bedeutet nicht, dass Luis nicht von der Lerntherapie profitieren kann, wenn wir ihn gemeinsam dabei unterstützen. Ich würde daher gerne nächstes Mal mit Ihnen darüber sprechen, wie ich Luis in der Lerntherapie unterstützen werde und wie Sie diese Strategien auch zu Hause anwenden können, um ihm bei den Hausaufgaben zu helfen."

5.1.2 Elterngespräch eröffnen

Versuchen Sie, eine positive Atmosphäre zu schaffen, z. B., indem Sie sich bei den Eltern dafür bedanken, dass diese sich Zeit für das Gespräch nehmen. Erkundigen Sie sich anschließend, ob die Eltern eigene Themen oder Anliegen besprechen möchten. Konkrete Fragen, z. B. organisatorischer Art, können Sie direkt beantworten. Falls die Eltern ein Anliegen mitbringen, welches (vermutlich) ein längeres Gespräch erfordert, sollten Sie den Eltern mitteilen, welches Thema Sie heute zuerst ansprechen möchten. Zeigen Sie dabei Verständnis für die Dringlichkeit des Anliegens der Eltern und kündigen Sie an, dass Sie sich am Ende des Gesprächs hierfür Zeit nehmen werden:

„Ja, Sie haben recht, darüber sollten wir heute unbedingt sprechen. Ich würde allerdings gerne damit starten, über den Anlass unseres heutigen Termins, nämlich Julias Verhalten während der Lerntherapie, zu sprechen. Danach nehme ich mir gerne noch zehn Minuten Zeit für Ihre Frage. Und sollten zehn Minuten nicht ausreichen, können wir gerne für nächste Woche einen weiteren Termin vereinbaren.")

5.1.3 Problemverhalten ansprechen und explorieren

Beginnen Sie diesen Teil damit, dass Sie einige der Stärken und Ressourcen des Kindes beschreiben. Dabei können Sie auch scheinbar Selbstverständliches benennen.

„Ich finde es schön, dass Leo immer regelmäßig und pünktlich zu den Sitzungen kommt. Ich sehe, dass er sich große Mühe gibt, und ich habe den Eindruck, dass er sich wirklich verbessern will. Ich glaube auch, dass er gerne kommt. Am Ende der Sitzung spielen wir immer ein Kartenspiel und das macht richtig viel Spaß."

Teilen Sie den Eltern nun mit, dass Sie neben den positiven Aspekten auch Verhaltensweisen beobachten, die Sie als problematisch einschätzen. Machen Sie deutlich, dass Sie heute über diese Verhaltensweisen sprechen wollen und was Sie mit diesem Gespräch erreichen möchten. Bei der Beschreibung der Verhaltensweisen ist es ratsam, auf einer deskriptiven Ebene zu bleiben und Interpretationen oder diagnostische Zuordnungen an dieser Stelle zu vermeiden.

„Mir ist aufgefallen, dass es Leo, obwohl er sich ja, wie gesagt, wirklich anstrengt, häufig schwerfällt, still sitzen zu bleiben. Ich habe den Eindruck, dass er ständig in Bewegung ist. Wenn wir eine Aufgabe bearbeiten, wackelt er oft mit den Beinen und klopft mit den Fingern auf den Tisch. Mir ist auch aufgefallen, dass er es oft schwierig findet zu warten, bis er an der Reihe ist. Wenn ich ihm eine Aufgabe erkläre, unterbricht er mich häufig oder beginnt mit der Aufgabe, bevor ich ausgesprochen habe. Ich würde heute gerne mit Ihnen besprechen, warum ich denke, dass dieses Verhalten problematisch ist und wie es sich auf den Erfolg der Lerntherapie auswirken kann."

oder

„Ich würde gerne heute gerne mit Ihnen besprechen, wie ich in der Lerntherapie darauf eingehen werde und wie Sie mich dabei unterstützen können."

oder

„Ich würde heute gerne mit Ihnen besprechen, warum ich denke, dass dieses Verhalten hier in der Lerntherapie, aber wahrscheinlich auch in anderen Situationen, problematisch ist, und ich möchte Ihnen daher einige Hilfs- oder Unterstützungsangebote vorstellen."

Erläutern Sie den Eltern nun, warum Sie das beschriebene Verhalten problematisch finden. Versuchen Sie, die Auswirkungen möglichst sachlich darzustellen. Es kann z.B. sein, dass das Kind aufgrund der beschriebenen Verhaltensweisen in der Lerntherapie Schwierigkeiten hat, Aufgaben selbstständig zu bearbeiten oder fertigzustellen. Oder es liest Aufgabenstellungen nicht vollständig und bearbeitet daher die Aufgaben anders als vorgesehen. Viele Kinder mit unaufmerksamem, unruhigem oder impulsivem Verhalten benötigen auch mehr Zeit für die Bearbeitung von Aufgaben und machen viele Flüchtigkeitsfehler oder verweigern schwierige Aufgaben. In Kapitel 1 (ADHS und expansives Problemverhalten) finden Sie weitere Informationen zu den Auswirkungen von unaufmerksamen, unruhigen oder impulsiven Verhaltensweisen auf das Lernverhalten. Wenn Sie die Eltern dazu motivieren möchten, weitere Hilfen in Anspruch zu nehmen, können Sie an dieser Stelle auch aufführen, dass das Verhalten des Kindes möglicherweise nicht nur in der Lerntherapie, sondern auch im Alltag zu Beeinträchtigungen führen kann. Es kann z.B. sein, dass das Kind auch bei Gesprächen mit Gleichaltrigen oft dazwischenredet oder im Spiel nicht zu stoppen ist und nicht erkennt, wann der Spaß vorbei ist. Oder es vergisst häufig wichtige Materialien, wie z.B. den Hausschlüssel oder die Sporttasche.

Fragen Sie die Eltern anschließend, ob sie die beschriebenen Verhaltensweisen auch zu Hause beobachtet haben oder bereits ähnliche Rückmeldungen von Lehrkräften oder anderen Personen erhalten haben. Lassen Sie sich auch das Ausmaß der Probleme in den unterschiedlichen Lebensbereichen schildern. Sie können an dieser Stelle explizit nachfragen, ob es zu Hause aufgrund der Verhaltensprobleme vermehrt zu Streit zwischen den Familienmitgliedern kommt.

5.1.4 Eine realistische Erwartungshaltung aufbauen

Eltern können aus verschiedenen Gründen eine hohe Erwartungshaltung an die Lerntherapie haben. Es kann z.B. sein, dass die Eltern allgemein einen hohen Leistungsanspruch haben, dass ein hoher schulischer Leistungsdruck besteht oder dass der mit der Lerntherapie verbundene finanzielle oder zeitliche Aufwand als belastend wahrgenommen wird. Eine (zu) hohe Erwartungshaltung kann problematisch sein, da sie zu Enttäuschungen und Zweifeln am Nutzen der Lerntherapie führen kann. („Die Lerntherapie kostet uns so viel Geld und es ist so ein Aufwand, jeden Mittwoch nach der Schule dorthin zu fahren. Und jetzt sehen wir kaum Fortschritte. In der Schule hat Emma immer noch dieselben Probleme. Da hatten wir uns wirklich mehr erhofft!"). Gerade wenn Eltern aufgrund der Leistungs- oder Verhaltensprobleme des Kindes stark unter Druck stehen, können unerfüllte Erwartungen auch dazu führen, dass Sie und Ihre therapeutischen Kompetenzen angezweifelt oder kritisiert werden.

Um Enttäuschungen vorzubeugen, ist es wichtig, möglichst frühzeitig mit den Eltern eine realistische Erwartungshaltung zu erarbeiten. Dies können Sie tun, indem Sie den Eltern zunächst darstellen, wie sich die problematischen Verhaltensweisen auf das Lernverhalten auswirken (siehe oben). Darauf aufbauend können Sie den Eltern verdeutlichen, warum und inwiefern ggf. ursprünglich anberaumte Lernziele nun revidiert werden müssen. Versuchen Sie, die Motivation der Eltern aufrechtzuerhalten, indem Sie Wege aufzeigen, wie die Verhaltensprobleme und deren Auswirkungen reduziert werden können. Überlegen Sie am besten vorab, wie Sie den Eltern verdeutlichen können, warum die Lerntherapie gerade unter diesen Umständen wichtig ist. Sie können an dieser Stelle z.B. (erneut) darstellen, welche Maßnahmen Sie in der Lerntherapie durchführen, um die Verhaltensprobleme zu mindern, und die Eltern dazu ermutigen, diese Maßnahmen unter Ihrer Anleitung auch zu Hause durchzuführen (siehe Abschnitt 5.1.6: Hilfestellung für die Hausaufgaben- oder Lernsituation geben). Bei Kindern mit einem niedrigen Selbstwertgefühl können Sie den Eltern auch deutlich machen, warum die in der Lerntherapie erzielten Erfolge für das Kind von großer Bedeutung sind, auch wenn es sich „nur“ um scheinbar kleine Schritte handelt.

Bei Kindern mit einer stark ausgeprägten ADHS-Symptomatik oder stark ausgeprägtem oppositionellem Verhalten kann es im Einzelfall vorkommen, dass die Voraussetzungen für die Teilnahme an einer lerntherapeutischen Behandlung (noch) nicht erfüllt werden. Wenn Sie der Meinung sind, dass eine Lerntherapie derzeit nicht zielführend ist, da Sie keinen oder einen nur sehr geringen Erfolg erwarten, sollten Sie dies den Eltern ehrlich mitteilen. Am besten informieren Sie in diesen Fällen die Eltern über alternative Behandlungsmöglichkeiten (siehe Kapitel 1.7: Behandlungsmöglichkeiten und Kapitel 5.3: Weitere Hilfen für Familien). Anschließend können Sie gemeinsam mit den Eltern entscheiden, ob die Lerntherapie trotzdem weitergeführt, für eine bestimmte Zeit pausiert oder beendet werden soll. Für eine Weiterführung der Lerntherapie würde sprechen, wenn die Eltern bereit sind, zeitnah eine zusätzliche Behandlung in Anspruch zu nehmen, z. B. eine medikamentöse Behandlung zu beginnen, die häufig innerhalb weniger Wochen oder Monate zu einer deutlichen Reduktion der ADHS-Kernsymptomatik führt.

5.1.5 Informationen zum Vorgehen in der Lerntherapie geben und Eltern einbeziehen

Aus verschiedenen Gründen kann es hilfreich sein, die Eltern umfassend darüber zu informieren, welche Interventionen und Maßnahmen Sie in der Lerntherapie etabliert haben oder etablieren möchten, um das Kind dabei zu unterstützen, sein Lernverhalten zu verbessern. Es kann z. B. sein, dass Sie die Eltern motivieren möchten, die Lerntherapie fortzusetzen, indem sie den Eltern aufzeigen, wie die Auswirkungen der beobachteten Verhaltensprobleme auf das Lernverhalten abgemildert werden können. Es kann auch sein, dass Sie zum Ziel haben, die Eltern (mehr) in die Behandlung einzubeziehen. In beiden Fällen ist es hilfreich, den Eltern deutlich zu machen, warum die Maßnahmen aus Ihrer Sicht zielführend sind und welche Erfahrungen Sie damit bisher gemacht haben. Beschreiben Sie auch, an welche Grenzen Sie mit den Methoden stoßen und erarbeiten Sie gemeinsam mit den Eltern, wie diese das Kind zusätzlich unterstützen können. Am besten überlegen Sie schon einmal vorab, welche der Maßnahmen, die Sie in der Lerntherapie einsetzen, die Eltern zu Hause übernehmen könnten, um den Transfer zu erleichtern.

5.1.6 Hilfestellung für die Hausaufgaben- oder Lernsituation geben

In einer eigenen Studie (Breuer & Döpfner, 1997) wurden Eltern von hyperkinetischen Kindern im Alter von sechs bis zehn Jahren gefragt, welche familiären Situationen als besonders belastend erlebt wurden. Dabei zeigte sich, dass mehr als 50 % der Eltern die Hausaufgabensituationen als höchst problematisch erleben. Auch unsere klinische Erfahrung zeigt, dass die Durchführung der Hausaufgaben bzw. die Vorbereitung auf Klassenarbeiten für viele Kinder mit Konzentrations- und Selbststeuerungsproblemen eine große Herausforderung darstellt. Sie müssen sich längere Zeit konzentrieren und sich mit Inhalten beschäftigen, die ihnen von außen auferlegt wurden und für die sie möglicherweise wenig Interesse aufbringen. Eltern berichten häufig, dass ihre Kinder sehr lange, teilweise bis zu mehreren Stunden, mit den Hausaufgaben oder der Fertigstellung des Wochenplans beschäftigt sind. Und das, obwohl viele Kinder bereits in der Nachmittagsbetreuung an den Hausaufgaben oder dem Wochenplan gearbeitet haben. Gerade für Kinder mit ADHS oder ADHS-Symptomen ist es sehr anstrengend, sich nach einem langen Schultag erneut still hinzusetzen und die Aufmerksamkeit auf Inhalte zu lenken, die sie noch nicht richtig beherrschen. Auch Eltern beschreiben die Hausaufgabensituation oft als anstrengend. Sie müssen das Kind unzählige Male auffordern, mit den Hausaufgaben zu beginnen. Wenn das Kind sich endlich hingesetzt hat, sind die Eltern genervt, wenn es vor sich hinträumt, das Arbeitsblatt bemalt, mit dem Stift spielt, mit den Fingern auf den Tisch trommelt oder gar heimlich anfängt, in seinem Zimmer zu spielen. Nicht selten geraten Eltern und Kind bei den Hausaufgaben in den oben beschriebenen Teufelskreis (siehe Kapitel 2.4: Teufelskreismodell). Es überrascht daher eigentlich nicht, dass die Hausaufgabensituation häufig von Streit und extremer Spannung zwischen Eltern und Kind begleitet ist.

Wenn Sie vermuten, dass die Hausaufgabensituation bzw. die Lern- und Übungssituation zu Hause problematisch ist, können Sie dieses Thema bei den Eltern ansprechen. Bestätigen diese Ihre Vermutung, können Sie ihnen helfen, die Hausaufgabensituation zu entschärfen, indem Sie die Eltern dazu anleiten, einige der Maßnahmen, die Sie in der Lerntherapie eingeführt haben, auch zu Hause einzuführen. Nicht alle Kinder sind gleich und profitieren von denselben Maßnahmen. Zum Beispiel benötigen einige Kinder, wie oben beschrieben, zum Lernen absolute Ruhe, während andere Kinder sich besser auf die Lernaufgaben konzentrieren können, wenn leise Hintergrundgeräusche vorhanden sind. Berichten Sie daher den Eltern von Ihren Erfahrungen aus der Lerntherapie und empfehlen Sie den Eltern die Maßnahmen, die Sie bei dem jeweiligen Kind als hilfreich einschätzen.

5.1.6.1 Wie können Eltern den Arbeitsplatz des Kindes reizarm und strukturiert gestalten?

Basierend auf Ihren Erfahrungen mit den zuvor beschriebenen Methoden zur Gestaltung des Arbeitsplatzes und der Arbeitsmaterialien (siehe Kapitel 3.2: Schaffung eines gut strukturierten und reizarmen Arbeitsplatzes) können Sie die Eltern dazu anleiten, den Arbeitsplatz zu Hause ebenfalls reizarm und strukturiert zu gestalten. Wir bitten die Eltern dabei oft, zum nächsten Elterngespräch ein Foto des Arbeitsplatzes mitzubringen (z. B. auf dem Smartphone) oder vorab per E-Mail zu senden. Manchmal hat dies den schönen Nebeneffekt, dass die Eltern von sich aus auf ablenkende Reize am Arbeitsplatz aufmerksam werden und diese reduzieren. Beim nächsten Elterngespräch können Sie das Bild (oder die Beschreibung des Arbeitsplatzes) als Ausgangspunkt dafür nutzen, sich gemeinsam mit den Eltern in das Kind hineinzuversetzen: Welche ablenkenden Reize (z. B. Spielsachen, Bücher, Smartphone, nicht benötigte Arbeitsmaterialien) gibt es, die das Kind dazu einladen, sich mit ihnen zu beschäftigen? Überlegen Sie gemeinsam, wie diese Reize ausgeschaltet oder minimiert werden können. Bewahrt das Kind zu Hause seine Arbeitsmaterialien für die Schule an einem festen Platz auf? Können die Eltern das Kind dabei unterstützen, nur die jeweils benötigten Materialien griffbereit auf den Arbeitsplatz zu legen? Vielleicht eignet sich der Esstisch in der Küche besser als der Schreibtisch im Kinderzimmer, wo viele Spielsachen in den Regalen liegen und beim Kind den Wunsch wecken, damit zu spielen? Wie können Störungen durch andere Personen, z. B. jüngere Geschwister, vermieden werden?

5.1.6.2 Wie können Eltern das Kind zu Hause bei der Handlungsplanung unterstützen?

Kinder mit ADHS-Symptomen haben Schwierigkeiten, Aufgaben strukturiert und Schritt für Schritt zu bearbeiten. Gerade impulsive Kinder beginnen oft mit der Bearbeitung einer Aufgabe, ohne die Aufgabenstellung sorgfältig gelesen zu haben und sich einen Plan zurechtgelegt zu haben. Dies zeigt sich nicht nur in der Lerntherapie, sondern selbstverständlich auch bei der Bearbeitung von Hausaufgaben. Sie können die Eltern dabei unterstützen, die Handlungsplanung des Kindes zu verbessern, indem Sie den Eltern zunächst erläutern, was Sie in der Lerntherapie beobachtet haben. Was genau, also welcher Schritt, fällt dem Kind schwer und wird übersprungen oder nur flüchtig beachtet? Erläutern Sie den Eltern anschließend, warum das Kind bei der strukturierten Bearbeitung von schulischen Aufgaben Unterstützung benötigt, und zeigen Sie auf, wie die Eltern dies konkret erreichen können. Greifen Sie dabei auf Ihre Erfahrungen aus der Lerntherapie zurück. Zeigen Sie den Eltern die Regelkarten (siehe Abschnitt 4.1.2), die Aktivierungs-Uhr (siehe Abschnitt 4.4.1), die Signalkarten (siehe Abschnitt 4.4.2) und/oder die Wenn-Dann-Karten (siehe Abschnitt 4.4.3), die Sie in der Lerntherapie nutzen. Überlegen Sie, ob das Kind diese Materialien zwischen den Sitzungen mit nach Hause nehmen darf oder lieber neue Materialien für zu Hause erstellen sollte.

Es ist für das Kind sehr hilfreich, wenn die Eltern es bei der strukturierten Bearbeitung von Aufgaben auf dieselbe Weise unterstützen, wie Sie es in der Lerntherapie tun. Dadurch lernt es, die Strategien zur Handlungsplanung in verschiedenen Kontexten anzuwenden und gewöhnt sich schneller daran, die Strategien auch im Alltag regelmäßig und routiniert durchzuführen. In der Regel ist es erforderlich, dass Sie den Eltern die Methode erläutern und konkrete Hinweise zur Durchführung geben.

Sie können die Eltern auch dazu anleiten, das Arbeitsblatt 7 (Meine Aufgaben; siehe Abschnitt 3.3.1.5: Arbeitsphase sowie Anhang) zu nutzen, um dem Kind einen Überblick über die anstehenden Aufgaben oder Übungen zu geben. Damit sorgen die Eltern dafür, dass das Kind weiß, was auf es zukommt, und sich während der Hausaufgabensituation nicht überfordert fühlt.

5.1.6.3 Worauf sollten Eltern bei den Hausaufgaben noch achten?

Klare Regeln und Absprachen verdeutlichen dem Kind, was in der Hausaufgaben- oder Lernsituation von ihm erwartet wird, und machen die Situation überschaubar und berechenbar. In diesem Absatz möchten wir Ihnen einige Regeln vorstellen, die Kindern mit ADHS bei der Bewältigung der Hausaufgaben bzw. bei der Bearbeitung des Wochenplans helfen können (siehe Döpfner, Schürmann & Frölich, 2019). Da nicht alle Kinder mit ADHS oder anderen expansiven Verhaltensproblemen dieselben Schwierigkeiten bei den Hausaufgaben zeigen, verstehen sich diese Regeln als Empfehlungen, die für viele, aber sicher nicht alle Kinder und deren Familien passend sind. Bedenken Sie zudem, dass viele Kinder mit expansiven Verhaltensauffälligkeiten eine große Abneigung gegen Lernsituationen haben und mit hoher Wahrscheinlichkeit abweisend auf die Einführung weiterer Regeln reagieren werden. Eltern können die Motivation des Kindes erhöhen, wenn sie das Kind bei der Formulierung der Regeln einbeziehen und ihm einen Handlungsspielraum zugestehen. Das Kind sollte z. B. bei der Wahl des Arbeitsplatzes oder des Zeitpunkts für die Erledigung der Hausaufgaben bzw. des Wochenplans seine Meinung äußern dürfen. Ermutigen Sie die Eltern, sich auf die Vorschläge des Kindes einzulassen und diese auszuprobieren, um herauszufinden, wo und wann das Kind sich am besten konzentrieren kann. Eventuell können Sie in einem gemeinsamen Gespräch mit Eltern und Kind einige Vorschläge erarbeiten.

1. Alle Aufgaben werden während der Schulzeit in einem Aufgabenheft notiert

Vor allem bei Kindern, die häufig vergessen, welche Aufgaben sie erledigen sollen, kann es notwendig sein, ein Aufgabenheft einzuführen. Erkundigen Sie sich, ob das Kind ein Aufgabenheft besitzt, und bitten Sie die Eltern ggf., eines anzuschaffen. Wenn möglich, sollte das Kind selbst ein Heft, das ihm gefällt, aussuchen dürfen. Überlegen Sie auch mit den Eltern, wie diese das Kind dabei unterstützen können, das Heft zu nutzen. Oft möchten Kinder am Ende der Stunde schnell das Klassenzimmer verlassen oder die kurze Pause nutzen, um sich zu bewegen. Daher sollten Eltern überlegen, wie das Aufgabenheft gestaltet werden kann, damit das Kind die Übungsaufgaben schnell und übersichtlich eintragen kann. Zum Beispiel könnte das Kind mit Unterstützung der Eltern am Anfang der Woche für jeden Tag den Stundenplan ins Aufgabenheft eintragen. Wenn für ein Fach keine Hausaufgaben aufgegeben werden, kann das Kind die entsprechende Zeile durchstreichen. Dann wissen die Eltern zu Hause, dass das Kind nicht lediglich vergessen hat, die Hausaufgabe für dieses Fach einzutragen, sondern dass tatsächlich keine Hausaufgaben für dieses Fach aufgegeben wurden. Zusätzlich kann ein Lesezeichen oder eine Büroklammer, die an der Seite des aktuellen Schultags befestigt wird, helfen, damit das Kind die Seite im Unterricht schneller findet.

Bei jüngeren Kindern, die die erste oder zweite Klasse besuchen, können Sie überlegen, ob die Klassenlehrerin oder der Klassenlehrer die eingetragenen Aufgaben im Aufgabenheft abzeichnen oder abhaken kann. Wenn das Kind trotzdem einmal vergessen hat, die Aufgaben einzutragen, sollte es diese selbst in Erfahrung bringen, z.B. durch einen Anruf bei einer Mitschülerin oder einem Mitschüler.

Bei Kindern, die zu Hause einen Wochenplan bearbeiten müssen, hat es sich ebenfalls bewährt, einen festen Platz für den Wochenplan (z.B. eine Mappe oder ein Hefter) einzuführen, an dem das Kind den Wochenplan direkt zu Beginn der Woche ablegt.

2. Die Aufgaben werden immer am gleichen Arbeitsplatz gemacht

Wie bereits mehrfach erwähnt, sollte für Kinder mit Konzentrations- oder Selbststeuerungsproblemen ein Arbeitsplatz geschaffen werden, an dem möglichst wenig Reize mit Aufforderungscharakter vorhanden sind. Dies kann ein Schreibtisch im Kinderzimmer sein, aber auch ein Küchen- oder Wohnzimmertisch.

3. Die Aufgaben werden immer an der gleichen Stelle in Tagesablauf gemacht

Bei vielen Kindern mit ADHS hat es sich bewährt, wenn Übungsaufgaben immer zu derselben Zeit gemacht werden. Dabei geht es nicht darum, immer exakt dieselbe Uhrzeit einzuhalten, sondern eine Stelle im Tagesablauf zu finden, die sich dafür besonders gut eignet. In der Regel sollte ein Zeitpunkt gewählt werden, der nicht zu spät am Nachmittag oder Abend liegt, sondern lieber ein früherer Zeitpunkt, z.B. eine halbe Stunde, nachdem das Kind aus der Schule heimgekehrt ist.

4. Fernsehen, Smartphone, Tablet und Computerspiele sind erst nach den Lernaufgaben erlaubt

Anstatt eine feste Stelle im Tagesablauf zu definieren, können die Eltern auch festlegen, dass das Kind sogenannte Bildschirmmedien erst dann benutzen darf, wenn es alle Lernaufgaben erledigt hat. Diese Regel hat den Vorteil, dass sich das Kind nicht vom Bildschirm lösen muss, wenn die Hausaufgaben beginnen sollen. Außerdem wirkt Medienkonsum verstärkend und motiviert Kinder, die Hausaufgaben frühzeitig zu erledigen.

Wir empfehlen den Eltern allerdings in der Regel, Kinder auch nach den Lernaufgaben nicht unbegrenzt Zeit vor einem Bildschirm (Fernsehen, Smartphone, Tablet etc.) verbringen zu lassen. Studien haben gezeigt, dass es einen Zusammenhang gibt zwischen der Zeit, die Kinder fernsehen, und der Wahrscheinlichkeit, Schlaf- und Konzentrationsprobleme oder hyperaktives Verhalten zu entwickeln (siehe Christakis, Zimmerman, DiGiuseppe & McCarty, 2004; Jolin & Weller, 2011). Auch wenn die Studien keinen ursächlichen Zusammenhang belegen und einige hochwertige Programme auch positive Effekte haben können (siehe Kostyrka-Allchorne, Cooper & Simpson, 2017), ist es aus unserer Sicht sinnvoll, die Fernseh- und Medienzeit auf eine bestimmte Dauer zu reduzieren. Unsere Erfahrung zeigt, dass eine festgelegte Dauer („Unter der Woche darfst du jeden Tag nach den Hausaufgaben eine Stunde fernsehen oder auf dem Tablet spielen.“) weniger Anlass zu Streit oder Wutausbrüchen bietet als eine täglich neu zu verhandelnde Medienzeit. Die Erstellung eines solchen Nutzungsplans und die Vermeidung exzessiver Nutzung von Bildschirmmedien wird auch von anderen Forschenden auf diesem Gebiet empfohlen (Madigan, Browne, Racine, Mori & Tough, 2019).

5. Für die Lernaufgaben wird eine maximale Zeit festgelegt

Gerade Kinder, die lange brauchen, bis sie mit einer Aufgabe beginnen oder die leicht abgelenkt sind und vor sich hinträumen, brauchen oft sehr lange für die Bearbeitung der vorgegebenen Lernaufgaben. Es ist dann auch nachvollziehbar, dass sie wenig motiviert sind, überhaupt mit den Aufgaben zu beginnen und dies möglichst lange herauszögern möchten. Wenn Eltern die Dauer begrenzen, kann dies mehrere Vorteile haben. Zum einen wird die Situation für das Kind übersichtlicher und es muss nicht befürchten, den Rest des Nachmittags an den Arbeitsplatz „gefesselt“ zu sein („Wenn ich jetzt anfange, bin ich rechtzeitig zum Fußballtraining fertig und habe danach frei.“). Außerdem weckt Zeitdruck bei vielen Kindern einen besonderen Ansporn, sodass es ihnen leichter fällt, sich zu konzentrieren. Wichtig ist dabei, dass die Eltern nicht erwarten, dass das Kind alle Aufgaben in der vorgegebenen Zeit erledigt. Gerade wenn Eltern sich zurücknehmen und die Verantwortung für die Aufgaben zurück an das Kind übertragen, zeigen sich viele Kinder motiviert und möchten die vorhandene Zeit möglichst effektiv nutzen.

Für den Fall, dass das Kind die Lernaufgaben in der vorgegebenen Zeit nicht vollständig schafft, sollten die Eltern eine Vereinbarung mit den Lehrkräften treffen. Oft ist es sinnvoll, wenn Eltern den Lehrkräften zunächst schildern, wie lange das Kind normalerweise mit den Aufgaben beschäftigt ist und wie belastend die Situation für das Kind ist. Anschließend können die Eltern die Lehrkraft um Unterstützung bitten und sie fragen, welche Dauer die Lehrkraft als angemessen einschätzt. Viele Lehrkräfte sind damit einverstanden, wenn die Aufgaben nach einer gemeinsam vereinbarten Zeit abgebrochen werden und die Eltern dies mit einem Satz im Aufgabenheft bestätigen.

6. Nach jeder Aufgabe steht dem Kind eine kurze Pause zu

Gerade Kinder mit Konzentrations- und Selbstregulationsschwierigkeiten brauchen regelmäßige kurze Pausen, um sich über einen längeren Zeitraum konzentrieren zu können. Wenn Eltern dem Kind keine Pausen zugestehen, fangen Kinder häufig an zu quengeln oder sich in Tagträume zu flüchten. Eltern reagieren darauf häufig genervt und kritisieren das Kind („Jetzt bleibt doch endlich mal bei der Aufgabe." oder „Jetzt reiß dich mal zusammen und hör auf, dich ständig zu beschweren!"). Dabei steht hinter dem Bedürfnis nach einer Erholungspause meist keine böse Absicht des Kindes. Stattdessen sollte es die Aufgabe der Eltern sein, die Lernsituation so zu gestalten, dass das Kind sie trotz seiner Konzentrationsprobleme bewältigen kann. Basierend auf Ihren Beobachtungen aus der Lerntherapie können Sie den Eltern empfehlen, nach welcher Zeit eine Pause eingeplant werden sollte und wie diese gefüllt werden kann. Wir empfehlen, lieber mehrere kurze Pausen am Arbeitsplatz einzuplanen, statt zu warten, bis das Kind erschöpft ist und eine längere Pause braucht, von der es sich dann vielleicht nicht mehr gut lösen kann. Am besten sammeln Sie gemeinsam mit den Eltern und dem Kind Ideen und Vorschläge für Pausenaktivitäten, die sich gut wieder unterbrechen lassen. Für kurze Pausen eignet sich z.B. ein kurzes Gespräch mit den Eltern, das Kind etwas zu trinken oder zu knabbern holen zu lassen oder es einmal die Treppe hoch- und runterflitzen zu lassen. Selbstverständlich können Sie den Eltern auch die Informationen zu Entspannungsübungen (Arbeitsblatt 6) weiterreichen, wenn Sie mit dem Kind positive Erfahrungen damit gemacht haben.

5.1.6.4 Sollten Eltern Belohnungen für die Hausaufgaben einführen?

Die meisten Kinder mit Konzentrations- oder Selbststeuerungsproblemen erleben die Hausaufgaben bzw. die Bearbeitung des Wochenplans und die Vorbereitung auf Klassenarbeiten als sehr anstrengend und unangenehm. Wir haben die Erfahrung gemacht, dass Kinder sich von ihren Eltern verstanden fühlen, wenn diese die Schwierigkeiten nicht kleinreden, sondern anerkennen, welche besondere Anstrengung die Kinder erbringen, wenn sie nach einem langen Schultag noch einmal ihre Aufmerksamkeit auf Lernaufgaben richten. Ein besonderes Lob oder eine Belohnung kann das Kind dazu motivieren, sich auf die Lernsituation einzulassen und den Teufelskreis (siehe Kapitel 2.4: Teufelskreismodell) zu durchbrechen. Die Kinder lernen, dass es sich lohnt, zur vorgegebenen Zeit mit den Aufgaben zu beginnen, nicht nur, weil sie dann gelobt oder belohnt werden, sondern auch, weil sie die Erfahrung machen, dass es weniger Streit mit den Eltern gibt und sie anschließend mehr Zeit zu ihrer freien Verfügung haben.

5.1.6.5 Wie könnte ein Verstärker-System für die Hausaufgaben aussehen?

Welche Form des Lobs oder der Belohnung am besten geeignet ist, hängt von vielen Faktoren ab, z. B. davon, welche Verhaltensweisen als problematisch erlebt werden, wie belastet die Eltern-Kind-Beziehung ist und welches Vorgehen die Eltern am besten umsetzen können. Bei Kindern, die Schwierigkeiten haben, mit Lernaufgaben zu beginnen oder Aufgaben fertigzustellen, oder die sich weigern, Lernaufgaben zu Hause zu erledigen, kann ein Punkte-Plan für die Lernzeit zu Hause eine geeignete Methode sein. Arbeitsblatt 25 (Punkte-Plan für die Lernzeit zu Hause) bietet hierfür eine Vorlage, die Sie den Eltern zur Verfügung stellen können (siehe Anhang). Das Arbeitsblatt weist Ähnlichkeiten mit dem Arbeitsblatt 7 (Meine Aufgaben) auf, ist aber um mehrere Aspekte erweitert.

Ein Aspekt, in dem die Arbeitsblätter voneinander abweichen, ist, dass ein Kind auf dem Arbeitsblatt 25 die Möglichkeit hat, einen Belohnungspunkt zu erhalten, wenn es eine Aufgabe in der festgelegten Zeit zufriedenstellend bewältigt hat. Die Eltern sollten sich zu Beginn der Lernzeit gemeinsam mit dem Kind an den Arbeitsplatz setzen, die Aufgaben durchgehen und sich einen Überblick über die anstehenden Aufgaben verschaffen. Anschließend sollten die Eltern das Kind entscheiden lassen, in welcher Reihenfolge es die Aufgaben erledigen möchte, und es diese dann in der gewählten Reihenfolge in das Arbeitsblatt eintragen lassen. Im nächsten Schritt sollten die Eltern gemeinsam mit dem Kind die Aufgabenstellung der ersten Aufgabe durchgehen und ihm die Möglichkeit bieten, Fragen zu stellen. Sobald das Kind weiß, was zu tun ist und die benötigten Materialien bereitgelegt hat, beginnt die Zeit für die erste Aufgabe. Damit das Kind die Einhaltung der Zeit selbst kontrollieren kann, sollte eine Wanduhr, eine Eieruhr, eine Sanduhr, ein Time Timer oder Ähnliches gut sichtbar angebracht oder aufgestellt sein. Wenn das Kind es geschafft hat, die Zeitvorgabe einzuhalten, sollten die Eltern dies in der entsprechenden Spalte notieren, z. B., indem sie einen Smiley oder ein Häkchen einzeichnen. Im nächsten Schritt sollten die Eltern die inhaltliche Ausführung der Aufgabe mit dem Kind besprechen. Die Eltern sollten zuerst das Kind bitten, zu bewerten, wie gut ihm die Aufgabe gelungen ist. Wenn das Kind findet, dass die Aufgabe mindestens „ausreichend" ist (Schulnote: 4), kann es dies in der entsprechenden Spalte angeben, z. B. indem es ein Häkchen einzeichnet. Anschließend sollten die Eltern gemeinsam mit dem Kind die Aufgabe durchgehen, eventuell notwendige Korrekturen besprechen und ebenfalls die Qualität der Aufgabenbearbeitung bewerten. Wenn das Kind die Aufgabe in der vorgegebenen Zeit erledigt hat *und* die Eltern die Aufgabe als mindestens ausreichend einstufen, dann bekommt das Kind einen Punkt, z. B., indem die Eltern oder das Kind in der entsprechenden Spalte einen Smiley einzeichnen oder einen Klebepunkt aufkleben (siehe Abbildung 13).

Arbeitsblatt 25

Punkte-Plan für die Lernzeit zu Hause (nach Döpfner, Schürmann & Frölich, 2019)

Datum: 15.04.2021

Zusatzregel: Ich lege alle benötigten Arbeitsmaterialien bereit, bevor ich mit der Aufgabe beginne.

Aufgabe	Zeit		Mindestens ausreichend?		Punkt?	Zusatz-punkt?	Gesamt-punkte	Bemerkungen
	Vorgabe	Geschafft?	Schüler/Schülerin	Eltern				
1. Deutsch: Arbeitsblatt 10 (Bildergeschichte)	15 Min.	✓	✓	✓	☺	☺	2	
2. Mathe: Übung 5 (Runden)	10 Min.	✓	✓	✓	☺	☺	2	
3. Sachkunde: Arbeitsblatt 7 (Hauptstädte)	5 Min.	✓	✓	–	–	☺	1	
4.								
5.								
6.								

Abbildung 13: Beispiel für einen Punkte-Plan für die Lernzeit zu Hause (Arbeitsblatt 25)

Viele Eltern neigen dazu, bei der Bewertung der Aufgaben zu streng zu sein, da sie der Meinung sind, dass nur vollständig „richtig“ gelöste Aufgaben belohnt werden sollten. In diesen Fällen ist es sinnvoll, den Eltern (erneut) zu verdeutlichen, warum die Bewältigung von Lernaufgaben für Kinder mit ADHS oder ADHS-Symptomen eine besondere Herausforderung darstellt. Besprechen Sie mit den Eltern anhand einiger konkreter Beispiele, wann eine Aufgabe „ausreichend“ gut bearbeitet wurde. Gerade bei Kindern, die sich bisher geweigert haben, Aufgaben zu bearbeiten, oder bei Familien, in denen die Lernsituation häufig zu extremen Konflikten geführt hat, sollten auch kleine Schritte in die richtige Richtung belohnt werden, um aus dem Teufelskreis auszusteigen. Im Verlauf können die Anforderungen dann ggf. höher werden.

Ein zweiter Punkt, in dem das Arbeitsblatt 25 (Punkte-Plan für die Lernzeit zu Hause) vom Arbeitsblatt 7 (Meine Aufgaben) abweicht, ist die Möglichkeit, Zusatzregeln zu definieren, deren Einhaltung ebenfalls durch die Vergabe eines Punktes („Zusatzpunkt“) belohnt wird. Im Elterngespräch können Sie gemeinsam mit den Eltern überlegen, ob und, wenn ja, welche Zusatzregel sinnvoll ist. Unsere Erfahrung zeigt, dass bei vielen Kindern mit ADHS oder ADHS-Symptomen eine der folgenden Zusatzregeln sinnvoll sein kann:

- Ich notiere die Hausaufgaben im Aufgabenheft.
- Ich lege alle benötigten Arbeitsmaterialien bereit, bevor ich mit der Aufgabe beginne.
- Während meine Eltern mir eine Aufgabe erklären, mache ich das abgesprochene Handzeichen, wenn ich etwas fragen oder sagen möchte.
- Während der Bearbeitung einer Aufgabe stehe ich höchstens zweimal auf und auch nur, um benötigtes Arbeitsmaterial zu holen oder auf die Toilette zu gehen.
- Für die Dauer der Hausaufgabe schimpfe ich nicht.

Wenn Sie in der Lerntherapie einen Punkte-Plan für die Arbeitsphase eingeführt haben, kann es auch sinnvoll sein, die Eltern zu motivieren, während der Hausaufgaben dasselbe Zielverhalten zu verstärken, das Sie in der Lerntherapie verstärken. Generell empfehlen wir, auch bei der Formulierung von Zusatzregeln dem Kind Wahlmöglichkeiten und Entscheidungsfreiheiten einräumen. So könnte das Kind z. B. mitentscheiden dürfen, wie oft es während der Bearbeitung einer Aufgabe maximal aufstehen darf, um noch einen Punkt zu erhalten, oder welches Handzeichen es geben möchte, wenn es etwas fragen oder sagen möchte.

Wenn Sie die Eltern dazu anleiten, einen Punkte-Plan für die Lernzeit zu Hause zu erstellen, sollten Sie nicht vergessen, auch die allgemeinen Prinzipien für die Entwicklung und Durchführung eines Punkte-Plans mit den Eltern zu besprechen. Die Eltern sollten z. B. darüber informiert werden, warum einmal „verdiente“ Punkte nicht entzogen werden sollten und warum es wichtig ist, die Punkte in Sonderbelohnungen umzutauschen. In den meisten Fällen ist es sinnvoll, den Eltern einige Ideen oder Vorschläge für attraktive Sonderbelohnungen in Form von Vergünstigungen oder gemeinsamen Aktivitäten zu geben (z. B. mit den Eltern ein Brettspiel spielen, etwas vorgelesen bekommen, ins Kino gehen, fünf Minuten extra Fernsehzeit pro Punkt).

In Kapitel 4.2 (Systematisch belohnen) finden Sie ausführliche Informationen zur Entwicklung und Durchführung von Punkte-Plänen, die wir hier nicht wiederholen möchten. Wir bitten Sie aber, sich mit den Informationen aus Kapitel 4.2 vertraut zu machen, bevor Sie die Eltern dazu anleiten, einen Punkte-Plan für die Lernzeit zu Hause zu erstellen. Sie finden dort auch Überlegungen und Argumente, die Ihnen helfen können, auf Bedenken der Eltern gegenüber Punkte-Plänen zu reagieren („Das sollte doch selbstverständlich sein, dafür kann ich mein Kind doch nicht auch noch belohnen." oder „Wenn ich mein Kind ständig belohne, kann es keine Eigeninitiative und keine Selbstdisziplin entwickeln!").

5.1.6.6 Wie könnte ein Verstärker-Entzugs-System für die Hausaufgaben aussehen?

Bei sehr häufig auftretenden Verhaltensauffälligkeiten, wie z. B. häufigem Aufstehen in Lernphasen oder häufigem Schimpfen, haben sich sogenannte Verstärker-Entzugs-Systeme bewährt. Ausführliche Informationen zu dieser Methode finden Sie in Abschnitt 4.3.3 (Wettkampf um lachende Gesichter). An dieser Stelle möchten wir Ihnen den „Wettkampf um Gummibärchen" vorstellen, welcher eine spielerische Möglichkeit darstellt, problematisches Verhalten während der Lernzeit zu Hause zu reduzieren. Dabei wird zu Beginn einer Übungsaufgabe eine bestimmte Anzahl an Gummibärchen (oder andere kleine Süßigkeiten) in einer Reihe auf den Arbeitsplatz gelegt. Dem Kind wird erläutert, welche Regel es einhalten muss, damit es die Gummibärchen nach Erledigung der Aufgabe bekommt. Unterstützen Sie die Eltern dabei, ein konkretes Problemverhalten auszuwählen, das verändert werden soll, und eine entsprechende Regel zu formulieren. Beispiele für klar formulierte Regeln sind: „Während ich die Aufgabe bearbeite, kippele ich nicht mit dem Stuhl" oder „Während ich die Aufgabe bearbeite, schimpfe und motze ich nicht". Sobald die Aufgabenbearbeitung startet, beginnt der „Wettkampf", bei dem jeder versucht, möglichst viele Gummibärchen zu ergattern. Wenn das Kind gegen die Regel verstößt (z. B. indem es aufsteht oder sich über die Aufgabe beschwert) nehmen die Eltern sofort und mit neutralem Gesichtsausdruck ein Gummibärchen weg. Wenn die Aufgabe beendet ist, endet auch die Spielzeit. Das Kind erhält dann alle übriggebliebenen Gummibärchen.

Wie viele Gummibärchen zu Beginn auf den Tisch gelegt werden, hängt von der Häufigkeit des Problemverhaltens und der Dauer der Spielzeit ab. Es sollte mit so vielen Gummibärchen gestartet werden, dass das Kind eine reelle Chance hat, zumindest einige Gummibärchen zu gewinnen.

Der „Wettkampf um Gummibärchen“ verbindet negative Konsequenzen für als problematisch empfundene Verhaltensweisen mit positiven Konsequenzen für erwünschte Verhaltensweisen. Viele Kinder zeigen sich sehr motiviert und strengen sich an, um möglichst viele Gummibärchen zu gewinnen. Dies lässt sich auch dadurch erklären, dass es sich für das Kind zu jedem Zeitpunkt lohnt, erwünschte Verhaltensweisen zu zeigen. Auch wenn das Kind schon mehrfach gegen die Regel verstoßen hat, sind meistens noch Gummibärchen vorhanden, für die es sich lohnt, sitzen zu bleiben oder mit dem Schimpfen aufzuhören. Zudem werden kritisierende Kommentare der Eltern („Jetzt bleib doch endlich mal sitzen!“) durch den unmittelbaren Entzug von Gummibärchen ersetzt. Der „Wettkampf um Gummibärchen“ kann sich daher positiv auf die Stimmung zwischen Eltern und Kind auswirken.

5.1.6.7 Wo finden Eltern weitere Unterstützung für Lernsituationen zu Hause?

Im Prinzip eignen sich alle der in diesem Praxisleitfaden vorgestellten Interventionen auch für den Einsatz in der Hausaufgaben- oder Lernsituation zu Hause. Weitere Hilfestellungen für den Umgang mit ADHS und anderen expansiven Verhaltensweisen im häuslichen Kontext werden in Elternratgebern beschrieben (z. B. Döpfner, Dose et al., 2021; Döpfner & Schürmann, 2017; Rietzler & Grolimund, 2018). Wenn die Hausaufgabensituation mit extremen Wutausbrüchen und Konflikten zwischen Kind und Eltern einhergeht, oder wenn Eltern sich aus anderen Gründen eine persönliche Beratung wünschen, kann ein (verhaltenstherapeutisches) Elterntraining in Anspruch genommen werden, z. B. bei einer Erziehungsberatungsstelle oder einer Kinder- und Jugendlichenpsychotherapeutin bzw. einem Kinder- und Jugendlichenpsychotherapeuten.

5.1.7 Über weiterführende Hilfsangebote informieren

Wenn Sie den Eindruck haben, dass das Kind und seine Familie eine über die Lerntherapie hinausgehende Unterstützung benötigen, können Sie den Eltern an dieser Stelle Informationen zu weiterführenden Hilfsangeboten zukommen lassen und die Eltern motivieren, diese in Anspruch zu nehmen. Sie können diesen Teil beginnen, indem Sie an die Beschreibungen des Problemverhaltens durch die Eltern anknüpfen, z. B.:

> „Wenn ich es richtig verstanden habe, ist Leo also auch in der Schule oft unruhig und schnell abgelenkt und es klappt auch zu Hause mit den Hausaufgaben nicht so gut. Und ich habe auch rausgehört, dass es zu Hause öfters Streit gibt.

Wenn Kinder sehr unruhig und impulsiv sind, kann das verschiedene Gründe haben. Möglicherweise sind sie überfordert oder sie haben Konzentrationsprobleme. Bei Kindern, die sehr hibbelig und impulsiv sind, ist es nicht selten, dass Eltern in Erziehungsfragen Unterstützung suchen."

Fragen Sie die Eltern nun, ob und, wenn ja, welche Unterstützungs- und Beratungsangebote bereits in Anspruch genommen wurden.

Falls noch keine oder keine ausreichenden Hilfen in Anspruch genommen wurden, können Sie den Eltern nun Informationen zu den unterschiedlichen Anlaufstellen und Angeboten vermitteln:

„Ich möchte Ihnen empfehlen, Leo ausführlich untersuchen zu lassen. Es gibt verschiedene Anlaufstellen, die Unterstützung und Beratung für Kinder und Familien anbieten, und ich würde Ihnen diese gerne kurz vorstellen."

Viele Eltern sind von der Vielzahl an Beratungs- und Behandlungsmöglichkeiten überfordert und kennen die Unterschiede zwischen den verschiedenen Einrichtungen und Berufsgruppen nicht. Aus diesem Grund ist es wichtig, dass Sie gemeinsam mit den Eltern überlegen, welches Hilfsangebot am besten passt. Wenn Eltern starke Vorurteile gegenüber der Jugendhilfe oder einer Psychotherapie haben und diese aus Scham nicht in Anspruch nehmen wollen, kann ggf. ein niederschwelliges Angebot (z.B. eine Selbsthilfegruppe oder eine anonyme Erziehungsberatung) empfohlen werden.

Wenn die Eltern weiterhin ablehnend reagieren, können Sie an dieser Stelle auch auf die Risiken für die schulische und die soziale Entwicklung hinweisen, die Sie sehen, wenn das Kind keine weitere Unterstützung oder Behandlung erhält. Sie können an dieser Stelle ggf. auch darauf hinweisen, dass das Kind einige Verhaltensweisen zeigt, die typisch sind für Kinder mit einer ADHS. Achten Sie darauf, zu diesem Zeitpunkt keine Diagnose zu stellen und Ihre Vermutung deutlich als solche zu kennzeichnen:

„Konzentrationsprobleme, Impulsivität und körperliche Unruhe können auch im Rahmen einer ADHS auftreten. Da Leo nicht nur in der Lerntherapie, sondern auch in der Schule und zu Hause oft unruhig und leicht ablenkbar ist, *könnte ich mir vorstellen*, dass Leo *möglicherweise* eine ADHS hat. Dafür würde auch sprechen, dass er schon im Kindergarten temperamentvoll und wild war. Natürlich ist es ganz wichtig, zu schauen, ob es andere Erklärungen für sein Verhalten gibt. Ich möchte Ihnen daher empfehlen, Leo genau untersuchen zu lassen."

In Kapitel 5.3 (Weitere Hilfen für Familien) haben wir Informationen zu Unterstützungs- und Beratungsangeboten für Eltern und Kinder mit expansiven Verhaltensproblemen für Sie zusammengetragen.

Wenn Eltern trotz Ihrer Bemühungen keine Hilfsangebote in Anspruch nehmen wollen, kann es hilfreich sein, zu prüfen, aus welchen Gründen die Eltern so handeln. In Kapitel 5.2 (Schwierige Situationen) stellen wir einige typische elterliche Reaktionen vor und geben Hinweise, wie Sie darauf eingehen können.

5.1.8 Das Gespräch beenden

Fassen Sie zum Schluss die wichtigsten Punkte und Absprachen noch einmal kurz zusammen und bedanken Sie sich für das (konstruktive) Gespräch. Wenn Sie zu Beginn angekündigt haben, auf ein Anliegen der Eltern zurückzukommen, können Sie dies nun tun. Sollte die Zeit nicht ausreichen, sollten Sie einen neuen Gesprächstermin vereinbaren.

5.2 Schwierige Situationen

Eltern können sehr unterschiedlich reagieren, wenn sie auf problematische Verhaltensweisen ihres Kindes angesprochen werden. Viele Eltern sehen die Probleme auch zu Hause und sind bereit, therapeutische Maßnahmen zu unterstützen und umzusetzen. Es gibt aber auch Eltern, die berichten, dass sie zu Hause kein problematisches Verhalten beobachten oder das Verhalten nicht als problematisch wahrnehmen. Einige Eltern haben auch eine andere Meinung bezüglich der Ursachen oder geeigneter Behandlungsmöglichkeiten. In diesen Fällen kann es schwierig sein, die Eltern ins Boot zu holen und von der Notwendigkeit der geplanten Maßnahmen oder der Unterstützung durch die Eltern zu überzeugen. Auch das Thematisieren von Hilfsangeboten kann sich in diesen Fällen als schwierig gestalten, z.B. wenn Sie die Eltern dazu motivieren möchten, eine Beratungsstelle aufzusuchen oder eine psychotherapeutische oder pharmakologische Behandlung in Erwägung zu ziehen.

Im untenstehenden Kasten stellen wir Ihnen mögliche Reaktionen von Eltern vor, die während eines Elterngesprächs auftreten können. Vieles wird Ihnen sicherlich bereits bekannt sein. Wir möchten Sie dennoch bitten, sich mit den verschiedenen Reaktionen und den entsprechenden Handlungsempfehlungen vertraut zu machen, damit Sie während eines Elterngesprächs auch auf unerwartete Reaktionen angemessen eingehen können. Die im Kasten dargestellten Reaktionen stellen eine starke Vereinfachung der Wirklichkeit dar. Wir möchten hier die aus unserer Sicht häufigsten „schwierigen" Reaktionen vorstellen. Es ist uns bewusst, dass nicht alle potenziell möglichen Reaktionen von Eltern hier aufgelistet werden. Generell empfehlen wir, bei allen Elterngesprächen, in denen als problematisch empfundene Verhaltensweisen thematisiert werden, eine wertschätzende und verständnisvolle Haltung einzunehmen und aufrechtzuerhalten. Versuchen Sie immer wieder, sich in die Lage der Eltern zu versetzen. Wenn Eltern sich mit ihren Sorgen und ihrer Haltung ernst genommen fühlen, werden sie eher dazu bereit sein, konstruktiv mit Ihnen zusammenzuarbeiten. Außerdem kann die Einnahme der elterlichen Perspektive Ihnen helfen, Verständnis für Widerstände zu finden und Kritik an Ihrer Vorgehensweise oder Ihren Empfehlungen nicht als persönlichen Angriff zu bewerten.

Mögliche Reaktionen von Eltern und Handlungsempfehlungen (modifiziert nach Hanisch et al., 2018)

Wahrnehmung des Verhaltens

Elterliche Reaktion:

- Das Problemverhalten wird nicht gesehen oder nicht als problematisch eingeschätzt.
- Das Problemverhalten wird wahrgenommen, aber die Eltern sorgen sich über eine mögliche Stigmatisierung.
- Das Problemverhalten wird wahrgenommen, aber als nicht beeinflussbar gesehen, da es stabilen Eigenschaften des Kindes oder (schulischen) Rahmenbedingungen zugeschrieben wird.

Warum ist diese Reaktion „schwierig"?

- Eltern sind möglicherweise mit den geplanten Maßnahmen in der Lerntherapie nicht einverstanden und/oder nicht bereit, diese auch zu Hause umzusetzen.
- Eltern sind möglicherweise nicht dazu bereit, weitere Hilfen in Anspruch zu nehmen.

Handlungsempfehlungen:

1. Machen Sie den Eltern die besondere Situation in der Lerntherapie deutlich. Zeigen Sie auf, welche Anforderungen im Vergleich zu anderen Situationen gestellt werden (Stillarbeitsphasen, Arbeit an spezifischen Lese-, Rechtschreib- oder Rechenproblemen usw.).
2. Entwickeln Sie ein gemeinsames Bedingungsmodell mit den Eltern (siehe Abschnitt 2.3: Verhaltensanalyse im lerntherapeutischen Setting). Benennen Sie die Anforderungen der Lerntherapie als auslösenden Faktor für das Problemverhalten. Thematisieren Sie dann, dass auch kindliche Merkmale und die Reaktionen der Umwelt als auslösende oder aufrechterhaltende Faktoren auf das Verhalten wirken können. Zeigen Sie den Eltern auf, ggf. mithilfe des Teufelskreismodells, warum es sinnvoll ist, das eigene Verhalten und die eigenen Reaktionen anzupassen. An dieser Stelle können Sie (erneut) be-

schreiben, welche Maßnahmen Sie planen, um das Problemverhalten zu vermindern.
3. Anschließend können Sie die Notwendigkeit einer guten Kooperation zwischen Ihnen und den Eltern oder der Inanspruchnahme weiterer Hilfen ansprechen. Verdeutlichen Sie an dieser Stelle, dass das Kind für eine gelingende Lerntherapie die Unterstützung der Eltern benötigt, um die erlernten Fertigkeiten auch in den Alltag zu transferieren.
4. Versuchen Sie herauszufinden, zu welchen weiteren Schritten die Eltern bereit wären. Das Aufsuchen eines niederschwelligen Angebots (z. B. einer Erziehungsberatung) ist auch bei sehr starker Symptomausprägung eine bessere Lösung als die Verweigerung jeglicher Hilfen.

Verantwortungsübernahme

Elterliche Reaktion:
- Das Problemverhalten des Kindes wird eigenem „Versagen" zugeschrieben.

Warum ist diese Reaktion „schwierig"?
- Eltern haben möglicherweise Schuldgefühle.
- Eltern haben möglicherweise das Gefühl, nicht über ausreichende Erziehungskompetenzen zu verfügen, um die vorgeschlagenen Maßnahmen zu Hause durchzuführen.
- Eltern sind möglicherweise aus Scham nicht dazu bereit, weitere Hilfen in Anspruch zu nehmen.

Handlungsempfehlungen:
1. Erstellen Sie mit den Eltern ein gemeinsames Bedingungsmodell (siehe oben). Betonen Sie dabei kindliche Merkmale, die in Zusammenhang mit dem Problemverhalten stehen, und Merkmale der spezifischen Situation (Rahmenbedingungen), in der das Problemverhalten auftritt. Heben Sie aber auch hervor, dass die Reaktionen der Umwelt eine Rolle bei der Entstehung und Aufrechterhaltung des Problemverhaltens spielen. Ziel sollte es an dieser Stelle sein, zu verdeutlichen, dass verschiedene Faktoren einen Einfluss auf das Verhalten des Kindes haben und es Ihnen nicht darum geht, einen „Schuldigen" ausfindig zu machen.
2. Zeigen Sie Verständnis dafür, dass Eltern sich nicht immer „optimal" verhalten. Sie können z. B. von Ihren eigenen Schwierigkeiten im Umgang mit den problematischen Verhaltensweisen des Kindes berichten oder anhand des Teufelskreismodells verdeutlichen, wie leicht man in negative Interaktionen hineinrutschen kann, und dass viele Eltern und Lehrkräfte den Teufelskreis aus eigener Erfahrung kennen. Nun können Sie (erneut) beschreiben, welche Maßnahmen Sie planen, um das Problemverhalten zu vermindern, und den Eltern Mut zusprechen, diese Maßnahmen mit Ihrer Unterstützung auch zu Hause durchzuführen.

3. Versuchen Sie herauszufinden, aus welchen Gründen die Eltern die Inanspruchnahme von weiteren Hilfen ablehnen. An dieser Stelle kann es sinnvoll sein, die ärztliche Schweigepflicht anzusprechen und den Eltern darzulegen, dass die Ergebnisse diagnostischer Untersuchungen nur mit ihrem Einverständnis an die Schule oder andere Institutionen/Personen weitergeleitet werden. Verdeutlichen Sie auch, dass bei Vorliegen einer ADHS effektive Behandlungsoptionen (siehe Kapitel 1.7: Behandlungsmöglichkeiten) zur Verfügung stehen, die sich auch positiv auf den Schulerfolg auswirken können.

Elterliche Uneinigkeit

Elterliche Reaktion:

- Es besteht Uneinigkeit zwischen den Eltern hinsichtlich der Sichtweise auf das kindliche Verhalten und des Umgangs damit.

Warum ist diese Reaktion „schwierig“?

- Ein Elternteil ist möglicherweise mit den geplanten Maßnahmen in der Lerntherapie nicht einverstanden und/oder nicht bereit, diese auch zu Hause umzusetzen.
- Eltern können sich möglicherweise nicht einigen, ob weitere Hilfen in Anspruch genommen werden sollen.

Handlungsempfehlungen:

1. Vor allem bei getrennt lebenden oder geschiedenen Eltern sollten Sie das Problemverhalten des Kindes mit beiden Eltern ansprechen. Beide Eltern sollten erfahren, warum das Verhalten aus Ihrer Sicht problematisch ist und wie es sich auf den Lernerfolg auswirken kann.
2. Entwickeln Sie mit beiden Eltern ein gemeinsames Bedingungsmodell (siehe oben), aus dem deutlich wird, dass das Verhalten durch mehrere Faktoren beeinflusst wird.
3. Wenn Elternpaare sich dabei negativ über den jeweils anderen äußern, sollten Sie eine neutrale Haltung einnehmen und nicht mit einem der beiden Elternteile koalieren. Versuchen Sie, den Sichtweisen und Vorschlägen beider Elternteile dasselbe Maß an Wertschätzung entgegenzubringen.
4. Informieren Sie beide Eltern über die Maßnahmen, die Sie planen, um das Problemverhalten in der Lerntherapie zu vermindern, und bitten Sie beide Eltern, Sie dabei zu unterstützen.
5. Versuchen Sie herauszufinden, zu welchen weiteren Schritten beide Eltern bereit wären. Diagnostische Untersuchungen und psychotherapeutische oder pharmakologische Behandlungen sind in der Regel nur möglich, wenn beide Elternteile zustimmen. Eine Ausnahme stellen Eltern mit alleinigem Sorgerecht dar, hier reicht die alleinige Zustimmung des sorgetragenden Eltern teils. Erziehungsberatungsstellen können unter besonderen Umständen auch

dann eine Beratung durchführen, wenn nach einer Trennung oder Scheidung das gemeinsame Sorgerecht fortbesteht und ein Elternteil die Beratung ablehnt. Zum Beispiel kann derjenige Elternteil, bei dem das Kind lebt, die Erziehungsberatung als *Angelegenheit des täglichen Lebens* in Anspruch nehmen. Aktuelle Informationen hierzu können Eltern direkt bei den Erziehungsberatungsstellen erfragen.

5.3 Weitere Hilfen für Familien

In diesem Kapitel möchten wir Ihnen weiterführende Hilfsangebote vorstellen. Eine Zusammenfassung dieser Hilfsangebote finden Sie auf dem Arbeitsblatt 26 (Weiterführende Hilfsangebote für Familien; siehe Anhang), welches Sie gerne an die Eltern weiterreichen können. Beachten Sie, dass manche Eltern von den vielen unterschiedlichen Adressen und Informationen überfordert sein können. Manchmal kann es sinnvoll sein, nur die Kontaktdaten einer einzelnen Anlaufstelle oder Institution weiterzureichen (z. B. nur die Telefonnummer einer bestimmten Beratungsstelle) oder bestimmte Adressen, die Sie einer Familie besonders empfehlen möchten, vorab auf dem Arbeitsblatt zu markieren.

5.3.1 Allgemeine Informationen zu expansivem Problemverhalten

Altersgerechte Informationen zu Erscheinungsbild, Ursachen und Behandlungsmöglichkeiten bei ADHS finden Kinder, Jugendliche und Erwachsene u. a. auf der Internetseite des *Infoportal ADHS* (http://www.adhs.info/), welches von unserer Arbeitsgruppe an der Uniklinik Köln betrieben wird.

Antworten auf häufige Fragen zum Thema ADHS finden Eltern zudem auf der Internetseite der *Arbeitsgemeinschaft ADHS der Kinder- und Jugendärzte* (AG ADHS e. V.; https://www.ag-adhs.de).

Auch die *Bundeszentrale für gesundheitliche Aufklärung* der Bundesregierung (http://www.bzga.de) bietet Informationen zum Thema psychische Gesundheit von Kindern und Jugendlichen. Eltern können sich z. B. die kostenlose Broschüre *ADHS – Symptome, Diagnose, Behandlung* über die folgende Internetseite bestellen: https://shop.bzga.de.

5.3.2 Selbsthilfegruppen

Manche Eltern sprechen nicht gerne mit Verwandten oder Freunden über die Verhaltensprobleme ihres Kindes. Möglicherweise schämen sie sich oder haben in der Vergangenheit wenig Verständnis oder Unterstützung erfahren. Manchmal kann es daher leichter sein, sich mit Eltern auszutauschen, die in der gleichen Lage sind und ähnliche Erfahrungen machen. Auch Jugendliche und junge Erwachsene mit ADHS können das Bedürfnis haben, mit anderen Betroffenen offen über ihre Sorgen und Probleme zu sprechen und Erfahrungen zu teilen.

Regionale Selbsthilfegruppen werden u. a. vom Verband *ADHS Deutschland e. V.* vermittelt. Auf seiner Internetseite (http://www.adhs-deutschland.de) bietet der Verband neben der Vermittlung von Selbsthilfegruppen vor Ort auch eine Beratung per Telefon oder E-Mail und die Teilnahme an Online-Selbsthilfegruppen für Eltern und betroffene Jugendliche an.

Die *Nationale Kontakt- und Informationsstelle zur Anregung und Unterstützung von Selbsthilfegruppen (NAKOS)* bietet auf ihrer Internetseite (http://www.nakos.de) ebenfalls eine deutschlandweite Suchfunktion für Selbsthilfegruppen zum Thema ADHS an.

Der Verband *JUVEMUS e. V. - Vereinigung zur Förderung von Kindern und Erwachsenen mit Teilleistungsschwachen e. V.* bietet Beratung zu ADHS und Teilleistungsschwächen für Kinder, Jugendliche und deren Bezugspersonen (http://www.juvemus.de). In einzelnen Regionen werden auch offene Gesprächskreise organisiert.

5.3.3 Beratung

Es gibt zahlreiche Institutionen und Anlaufstellen, die Eltern in schwierigen Situationen beraten. An dieser Stelle möchten wir einige davon auflisten.

Der *Schulpsychologische Dienst* bietet Beratung und Unterstützung u. a. bei akuten schulischen Krisen (z. B. bei plötzlichem Leistungsabfall oder Schulverweigerung, Disziplinproblemen, Konflikten und Gewalt), Lern- und Leistungsstörungen oder Schullaufbahnentscheidungen. Schulpsychologinnen und Schulpsychologen sind entweder direkt über die Schule erreichbar oder in schulpsychologischen Beratungsstellen. Adressen von schulpsychologischen Beratungsstellen in ihrer Nähe können Eltern im Internet recherchieren (http://www.schulpsychologie.de/beratungsstellen).

Der Verein *Nummer gegen Kummer e. V.* (http://www.nummergegenkummer.de) wird u. a. vom Bundesfamilienministerium und der Bundeszentrale für gesundheitliche Aufklärung gefördert. Er bietet Eltern eine anonyme telefonische Beratung bei allen Fragen und Sorgen, u. a. zu Erziehungsproblemen, Schwierigkeiten in der Schule und Familienkrisen (Elterntelefon: 0800 111 0 550). Auch Kinder- und Jugendliche können mit einer Beraterin oder einem Berater über ihre Sorgen und Ängste sprechen (Kinder- und Jugendtelefon: 116 111). Die Anrufe werden vertraulich und anonym behandelt und erscheinen daher nicht auf der Telefonrechnung. Kinder und Jugendliche können ihre Fragen auch online über eine Chat-Funktion auf der Webseite stellen.

Erziehungs- und Familienberatungsstellen bieten eine persönliche Beratung vor Ort an. Professionelle Beratungsstellen sind in der Regel auf eine bestimmte Zielgruppe oder auf ein bestimmtes Thema spezialisiert (z. B. Kinder- und Jugendberatung, Erziehungsberatung, Beratung alleinerziehender Mütter und Väter, Beratung für Opfer von Gewalt, Suchtberatung). Auf der Internetseite des Vereins *Deutsche Arbeitsgemeinschaft für Jugend- und Eheberatung e.V.* (http://www.dajeb.de), gefördert vom Bundesfamilienministerium, finden Eltern die Adressen sämtlicher Beratungsstellen innerhalb ihres Postleitzahlen-Bereichs oder Wohnorts. Viele Einrichtungen bieten auch eine anonyme telefonische Kontaktaufnahme an.

5.3.4 Angebote der Kinder- und Jugendhilfe

Eltern reagieren oft zurückhaltend oder ablehnend, wenn Hilfsangebote der Kinder- und Jugendhilfe vorgestellt werden. Die größten Ängste und Sorgen der Eltern resultieren häufig daraus, dass das Jugendamt auf seinen staatlichen Schutzauftrag („Wächteramt") reduziert wird. Der Schwerpunkt des heutigen Jugendhilfesystems liegt jedoch auf einer Angebotsstruktur mit zahlreichen Unterstützungsmöglichkeiten für Kinder, Jugendliche und ihre Familien.

Die rechtliche Grundlage für die Kinder- und Jugendhilfe ist das *Achte Buch Sozialgesetzbuch* (SGB VIII). Dort sind unter anderen der Anspruch von Eltern und anderen Erziehungsberechtigten auf Beratung und Unterstützung bei der Erziehung ihrer Kinder (Hilfen zur Erziehung, § 27 SGB VIII) und der Anspruch auf Hilfe für alle von „seelischer Behinderung" bedrohter Kinder (Eingliederungshilfe, § 35a SGB VIII) geregelt. Ein Anspruch auf Hilfen zur Erziehung besteht, „wenn eine dem Wohl des Kindes ... entsprechende Erziehung nicht gewährleistet ist und die Hilfe für seine Entwicklung geeignet und gewährleistet ist" (§ 27 Abs. 1 SGB VIII). Die Eingliederungshilfe bietet Unterstützungs- und Hilfemaßnahmen, die sich direkt an das Kind oder die Jugendliche bzw. den Jugendlichen richten. Diese haben Anspruch auf Eingliederungshilfe, wenn „1. ihre seelische Gesundheit mit hoher Wahrscheinlichkeit länger als sechs Monate von dem für ihr Lebensalter typischen Zustand abweicht, und 2. daher ihre Teilhabe am Leben in der Gesellschaft beeinträchtigt ist oder eine solche Beeinträchtigung zu erwarten ist" (§ 35a SGB VIII).

Mögliche Hilfen zur Erziehung oder Eingliederungshilfen sind u.a.:
- familienunterstützende Hilfen (z.B. Erziehungsberatung, Erziehungsbeistand, Betreuungshelfer, sozialpädagogische Familienhilfe),
- familienergänzende Hilfen (z.B. Tagesgruppe),
- familienersetzende Hilfen (z.B. Pflegefamilie, Heimerziehung),
- intensive sozialpädagogische Einzelbetreuung,
- Kostenübernahme für eine Lerntherapie (nur als Eingliederungshilfe).

Diese Leistungen können durch Sorgeberechtigte bei den Jugendämtern beantragt werden. Bei einem Antrag auf Eingliederungshilfe nach § 35a SGB VIII muss in der Regel ein Gutachten beigefügt werden, in dem die drohende seelische Behinderung benannt wird. Dieses Gutachten kann z.B. von einer Kinder- und Jugendlichenpsychotherapeutin bzw. einem Kinder- und Jugendlichenpsychotherapeuten oder einer Fachärztin bzw. einem Facharzt für Kinder- und Jugendpsychiatrie und -psychotherapie (siehe unten) erstellt werden.

5.3.5 Diagnostik und Therapie

Die Leitlinien der Fachgesellschaften empfehlen für Kinder mit (Verdacht auf) ADHS oder anderen expansiven Verhaltensauffälligkeiten eine ausführliche diagnostische Untersuchung und einen multimodalen Behandlungsansatz, der verschiedene Komponenten umfasst (DGKJP, 2016; DGKJP, DGPPN & DGSPJ, 2017). Abhängig davon, in welchen Lebensbereichen Probleme auftreten und wie stark die daraus resultierenden Beeinträchtigungen sind, empfehlen die Leitlinien die Durchführung von Interventionen in der Familie (z.B. Elterntrainings), in der Schule oder dem Kindergarten (z.B. Trainings für Lehrkräfte oder Erzieherinnen und Erzieher) und kindzentrierte Interventionen (z.B. Selbstregulationstrainings, soziale Kompetenztrainings). Auch eine Pharmakotherapie kann unter bestimmten Voraussetzungen indiziert sein.

In der Regel erfolgen die professionelle Diagnostik und Behandlung von Kindern und Jugendlichen mit ADHS oder anderen expansiven Verhaltensproblemen ambulant. Nur wenn die ambulante Behandlung nicht hinreichend erfolgreich war oder die Verhaltensprobleme besonders stark ausgeprägt sind, wird eine teilstationäre oder stationäre Behandlung erwogen und mit dem Kind oder der bzw. dem Jugendlichen und seinen Eltern als Behandlungsoption besprochen.

Eltern, die eine diagnostische Abklärung wünschen und eine multimodale Behandlung in Anspruch nehmen möchten, können sich an eine der folgenden Institutionen oder Berufsgruppen wenden:

Kinder- und Jugendlichenpsychotherapeutinnen und -psychotherapeuten bieten Diagnostik und psychotherapeutische Behandlung von psychischen/psychosomatischen Störungen bei Kindern und Jugendlichen. Die Termine finden in der Regel wöchentlich statt. Kinder- und Jugendlichenpsychotherapeutinnen und -therapeuten arbeiten mit unterschiedlichen Verfahren oder Ausrichtungen (analytisch, tiefenpsychologisch fundiert, systemisch oder verhaltenstherapeutisch). Da der verhaltenstherapeutische Ansatz bei Kindern mit expansiven Verhaltensauffälligkeiten gut evaluiert ist, empfehlen die Leitlinien der Fachverbände diesen Behandlungsansatz (DGKJP, 2016; DGKJP, DGPPN & DGSPJ, 2017). Adressen können Eltern bei der Kinderärztin oder dem Kinderarzt oder der Krankenkasse erfragen. Auch die Bundespsychotherapeutenkammer bietet Unterstützung bei der Suche nach einer Psychotherapeutin oder einem Psychotherapeuten (http://www.bptk.de/service/therapeutensuche).

Fachärztinnen und Fachärzte für Kinder- und Jugendpsychiatrie und -psychotherapie bieten medizinische und psychologische Diagnostik, Psychotherapie und medikamentöse Behandlung von psychischen/psychosomatischen Störungen bei Kindern und Jugendlichen. Die psychotherapeutische Behandlung hat meist eine niedrige Terminfrequenz. Adressen von Kinder- und Jugendpsychiaterinnen und Kinder- und Jugendpsychiatern können Eltern ebenfalls bei der Kinderärztin oder dem Kinderarzt oder der Krankenkasse erfragen. Im Internet bieten die entsprechenden Berufsverbände und Fachgesellschaften Unterstützung bei der Arztsuche an (http://www.neurologen-und-psychiater-im-netz.org/aerzte/suche.html oder https://www.kinderpsychiater.org/praxen-kliniken-ambulanzen/).

Kinder- und jugendpsychiatrische Kliniken bieten Diagnostik und ambulante oder (teil)stationäre Behandlung von psychischen Auffälligkeiten bei Kindern und Jugendlichen. Hier arbeiten unterschiedliche Berufsgruppen eng zusammen (Ärztinnen und Ärzte, Psychologinnen und Psychologen, Pädagoginnen und Pädagogen, Psychotherapeutinnen und Psychotherapeuten, Pflege- und Erziehungskräfte usw.). Welche Klinik für die Familie zuständig ist (d. h. in welchem Einzugsbereich die Familie wohnt), erfahren Eltern bei der Kinderärztin oder dem Kinderarzt, der Krankenkasse oder im Internet auf der Website des Berufsverbandes für Kinder- und Jugendpsychiatrie, Psychosomatik und Psychotherapie in Deutschland e.V. (https://www.kinderpsychiater.org/praxen-kliniken-ambulanzen).

Sozialpädiatrische Zentren (SPZ) sind ebenfalls interdisziplinäre Einrichtungen, in denen unterschiedliche Berufsgruppen eng zusammenarbeiten. Im Unterschied zu den Kliniken bieten SPZs ausschließlich ambulante Diagnostik (einschließlich ärztlich-neurologischer Untersuchungen) und Behandlung an. Sie sind spezialisiert auf die Abklärung von Entwicklungsauffälligkeiten und psychischen/psychosomatischen Erkrankungen bei Kindern und Jugendlichen. Eine Therapie wird häufig nur in begrenztem Umfang angeboten. Nach einer umfassenden Beratung werden Behandlungen oder Förderungen in anderen Institutionen, Kliniken oder bei niedergelassenen Therapeutinnen oder Therapeuten verschiedener Fachrichtungen eingeleitet.

5.3.6 Online-Elterntrainings und Selbsthilfebücher

Verhaltenstherapeutische Elterntrainings werden auch in Selbsthilfebüchern und online angeboten. Diese Form der Selbsthilfe hat mehrere Vorteile: Eltern können ohne Wartezeit mit dem Training beginnen und die Aufgaben in ihrem eigenen Tempo zu jeder Tageszeit bearbeiten. Es gibt Selbsthilfebücher, deren Wirksamkeit belegt ist, und es gibt mehrere Online-Elterntrainings, die empfehlenswert sind, da sie Methoden einsetzen, die sich in der Praxis bewährt haben und wissenschaftlich gut untersucht sind. Hierzu zählen z. B. der ElternCoach vom Verband ADHS-Deutschland e. V. (http://adhs-deutschland.de/Home/Unser-Angebot/ElternCoach.aspx) und der ADHS-Elterntrainer der AOK Gesundheitskasse (https://adhs.aok.de/). Letzterer wurde von unserer Arbeitsgruppe an der Uniklinik Köln mit finanzieller Unterstützung der AOK entwickelt und soll hier etwas ausführlicher vorgestellt werden.

Der ADHS-Elterntrainer der AOK Gesundheitskasse kann von allen interessierten Eltern kostenlos genutzt werden[2], eignet sich aber besonders für Eltern von Kindern im Alter von 6 bis 12 Jahren, bei denen eine ADHS vorliegt oder vermutet wird. Im Hauptmenü können die Eltern aus vier unabhängigen Trainingsbereichen wählen. Im Trainingsbereich „Verhaltensprobleme lösen" lernen Eltern sieben Schritte kennen, mit denen sie typische Probleme im Alltag bewältigen können (z. B. Hausaufgabenprobleme, Wutanfälle, Chaos im Kinderzimmer, übermäßiger Medienkonsum, ständiges Unterbrechen, Geschwisterstreitereien, Unruhe beim Essen). Anhand von kurzen Filmsequenzen wird die richtige Anwendung der Schritte verdeutlicht. Im Trainingsbereich „Beziehung zum Kind stärken" lernen Eltern, wieder die positiven Dinge wahrzunehmen und ihre Beziehung zum Kind zu verbessern. Der Trainingsbereich „Sich selbst nicht vergessen" leitet Eltern dazu an, ihre eigenen Bedürfnisse ernst zu nehmen und auch für sich selbst gut zu sorgen. Im vierten Trainingsbereich „ADHS – Was ist das?" werden allgemeine Informationen zu ADHS zur Verfügung gestellt.

Die Wirksamkeit des ADHS-Elterntrainers wird an der Uniklinik Köln in einer groß angelegten deutschlandweiten Studie überprüft (Döpfner, Wähnke et al., 2020). Aufgrund der positiven Erfahrungen mit telefonisch angeleiteten Elterntrainings (Ise, Kierfeld & Döpfner, 2015; Döpfner, Liebermann-Jordanidis, et al., 2021; Dose et al., 2017, 2020, 2021; Hautmann et al., 2018; McGrath et al., 2011; Tarver, Daley, Lockwood & Sayal, 2014) gehen wir davon aus, dass der ADHS-Elterntrainer dabei hilft, schwierige Erziehungssituationen besser zu lösen und Verhaltensprobleme besser in den Griff zu bekommen. Anlass zu dieser Annahme geben auch die Befunde aktueller Studien aus Australien und den USA (Day & Sanders, 2018; DuPaul et al., 2018). In den Studien nahmen Eltern von Kindern mit ADHS-Symptomen oder anderen expansiven Verhaltensauffälligkeiten online

---

2 Stand: 24.06.2022.

an einem verhaltenstherapeutischen Elterntraining teil. Nach Abschluss des Trainings berichteten die Eltern, dass sich ihre Erziehungskompetenz verbessert habe und ihre Kinder seltener problematisches Verhalten zeigten.

Die von unserer Arbeitsgruppe publizierten Selbsthilfebücher für Eltern von Kindern mit ADHS und anderen expansiven Verhaltensproblemen wurden in mehreren Studien in Verbindung mit telefonischer Unterstützung untersucht (s. o.) und haben sich in dieser Kombination als wirkungsvoll erwiesen. Dies gilt sowohl für das Selbsthilfebuch *Wackelpeter & Trotzkopf* (Döpfner & Schürmann, 2017) als auch die Weiterentwicklungen in den Arbeitsbüchern aus der Serie *Den Alltag meistern mit ADHS* (Döpfner, Dose et al., 2021; Döpfner, Eichelberger et al., 2021; Döpfner, Plück et al., 2021; Döpfner, Wolff Metternich-Kaizman et al., 2022). Diese Serie enthält auch Arbeitsbücher für Erzieherinnen, Erzieher und Lehrkräfte. Aktuell wird ihre Wirksamkeit in multizentrischen Studien untersucht (Döpfner et al., 2017; Becker et al., 2020). Darüber hinaus wurde auch ein Selbsthilfebuch für Eltern von Jugendlichen mit ADHS publiziert (Kinnen et al., 2015).

Trotz dieser vielversprechenden Befunde eignet sich ein Online-Elterntraining oder ein Elterntraining über Selbsthilfebücher sicherlich nicht für alle Familien. Denn um dauerhafte Verhaltensveränderungen zu erzielen, sollte ein Online-Elterntraining über mehrere Monate hinweg regelmäßig mehrmals in der Woche genutzt werden. Vielen Eltern fällt es leichter, am Ball zu bleiben, wenn persönliche Gespräche mit einer Therapeutin oder Beraterin bzw. einem Therapeuten oder Berater stattfinden. Eine persönliche Beratung hat auch den Vorteil, dass die Interventionen auf die spezifischen Merkmale der Familie zugeschnitten werden können. Wir empfehlen Eltern daher, eine zusätzliche professionelle Hilfe in Anspruch zu nehmen, wenn sie Schwierigkeiten bei der Umsetzung des Elterntrainings haben oder sich nach etwa zehn Wochen immer noch keine Änderungen oder Fortschritte zeigen.

Literatur

Abikoff, H. (1991). Cognitive training in ADHD children: Less to it than meets the eye. *Journal of Learning Disabilities, 24,* 205–209. https://doi.org/10.1177/002221949102400404

American Academy of Pediatrics (AAP). (2011). ADHD: Clinical practice guideline for the diagnosis, evaluation, and treatment of attention-deficit/hyperactivity disorder in children and adolescents. Subcommittee on Attention-Deficit/Hyperactivity Disorder, Steering Committee on Quality Improvement and Management. *Pediatrics, 128,* 1007–1022.

American Psychiatric Association (APA). (2018). *Diagnostisches und Statistisches Manual Psychischer Störungen - DSM-5* (deutsche Ausgabe herausgegeben von Peter Falkai und Hans-Ulrich Wittchen, mitherausgegeben von Manfred Döpfner et al., 2., korrigierte Aufl.). Göttingen: Hogrefe.

Arnold, L. E., Hodgkins, P., Caci, H., Kahle, J. & Young, S. (2015). Effect of treatment modality on long-term outcomes in attention-deficit/hyperactivity disorder: A systematic review. *PLoS One, 10*(2), e0116407. https://doi.org/10.1371/journal.pone.0116407

Bachmann, C. J., Philipsen, A. & Hoffmann, F. (2017). ADHD in Germany. Trends in diagnosis and pharmacotherapy. *Deutsches Ärzteblatt International, 114,* 141–148. https://doi.org/10.3238/arztebl.2017.0141

Banaschewski, T., Becker, K., Döpfner, M., Holtmann, M., Rösler, M. & Romanos, M. (2017). Aufmerksamkeitsdefizit-/Hyperaktivitätsstörung. *Deutsches Ärzteblatt, 9,* 149–159.

Banaschewski, T., Coghill, D., Santosh, P., Zuddas, A., Asherson, P., Buitelaar, J. et al. (2006). Long-acting medications for the hyperkinetic disorders. A systematic review and European treatment guideline. *European Child & Adolescent Psychiatry, 15,* 476–495. https://doi.org/10.1007/s00787-006-0549-0

Banaschewski, T., Roessner, V., Uebel, H. & Rothenberger, A. (2004). Neurobiologie der Aufmerksamkeitsdefizit-/Hyperaktivitätsstörung (ADHS). *Kindheit und Entwicklung, 13,* 137–147. https://doi.org/10.1026/0942-5403.13.3.137

Barkley, R. A. (1981). *Hyperactive children: A handbook for diagnosis and treatment.* New York: Guilford.

Barkley, R. A., Edwards, G., Laneri, M., Fletcher, K. & Metevia, L. (2001). The efficacy of problem-solving communication training alone, behavior management training alone, and their combination for parent-adolescent conflict in teenagers with ADHD and ODD. *Journal of Consulting and Clinical Psychology, 69*(6), 926–941. https://doi.org/10.1037/0022-006X.69.6.926

Barkley, R. A., Fischer, M., Smallish, L. & Fletcher, K. (2006). Young adult outcome of hyperactive children: adaptive functioning in major life activities. *Journal of the American Academy of Child and Adolescent Psychiatry, 45,* 192–202. https://doi.org/10.1097/01.chi.0000189134.97436.e2

Battagliese, G., Caccetta, M., Luppino, O. I., Baglioni, C., Cardi, V., Mancini, F. & Buonanno, C. (2015). Cognitive-behavioral therapy for externalizing disorders: A meta-analysis of treatment effectiveness. *Behaviour Research and Therapy, 75,* 60–71. https://doi.org/10.1016/j.brat.2015.10.008

Beauchaine, T.P., Hinshaw, S.P. & Pang, K.L. (2010). Comorbidity of attention-deficit/hyperactivity disorder and early-onset conduct disorder: Biological, environmental, and developmental mechanisms. *Clinical Psychology - Science and Practice, 17,* 327–336. https://doi.org/10.1111/j.1468-2850.2010.01224.x

Becker, K., Banaschewski, T., Brandeis, D., Dose, C., Hautmann, C., Holtmann, M. et al. (2020). Individualised stepwise adaptive treatment for 3–6-year-old preschool children impaired by attention-deficit/hyperactivity disorder (ESCApreschool): Study protocol of an adaptive intervention study including two randomised controlled trials within the consortium ESCAlife. *Trials, 21*(1), 56.

Biederman, J., Ball, S.W., Monuteaux, M.C., Mick, E., Spencer, T.J., McCreary, M. et al. (2008). New insights into the comorbidity between ADHD and major depression in adolescent and young adult females. *Journal of the American Academy of Child and Adolescent Psychiatry, 47,* 426–434. https://doi.org/10.1097/CHI.0b013e31816429d3

Biederman, J., Mick, E. & Faraone, S.V. (2000). Age-dependent decline of symptoms of attention deficit hyperactivity disorder: impact of remission definition and symptom type. *American Journal of Psychiatry, 157,* 816–818. https://doi.org/10.1176/appi.ajp.157.5.816

Bloch, M.H. & Qawasmi, A. (2011). Omega-3 fatty acid supplementation for the treatment of children with attention-deficit/hyperactivity disorder symptomatology: Systematic review and meta-analysis. *Journal of the American Academy of Child & Adolescent Psychiatry, 50,* 991–1000. https://doi.org/10.1016/j.jaac.2011.06.008

Borg-Laufs, M., Gahleitner, S.B. & Hungerige, H. (2012). *Schwierige Situationen in Therapie und Beratung mit Kindern und Jugendlichen.* Weinheim: Beltz.

Braun, S. & Döpfner, M. (in Vorb.). *Therapieprogramm zur Steigerung von Organisationsfähigkeit, Konzentration und Impulskontrolle bei Kindern mit ADHS (THOKI-ADHS).* Göttingen: Hogrefe.

Breuer, D. & Döpfner, M. (1997). Die Erfassung von problematischen Situationen in der Familie. *Praxis der Kinderpsychologie und Kinderpsychiatrie, 46,* 583–596.

Bush, G., Valera, E.M. & Seidman, L.J. (2005). Functional neuroimaging of attention-deficit/hyperactivity disorder: A review and suggested future directions. *Biological Psychiatry, 57,* 1273–1284. https://doi.org/10.1016/j.biopsych.2005.01.034

Byron, K., Khazanchi, S. & Nazarian, D. (2010). The relationship between stressors and creativity: A meta-analysis examining competing theoretical models. *Journal of Applied Psychology, 95*(1), 201–212. https://doi.org/10.1037/a0017868

Caldwell, D.M., Davies, S.R., Hetrick, S.E., Palmer, J.C., Caro, P., López-López, J.A. et al. (2019). School-based interventions to prevent anxiety and depression in children and young people: A systematic review and network meta-analysis. *Lancet Psychiatry, 6,* 1011–1020. https://doi.org/10.1016/S2215-0366(19)30403-1

Carroll, J.M., Maughan, B., Goodman, R. & Meltzer, H. (2005). Literacy difficulties and psychiatric disorders: Evidence for comorbidity. *Journal of Child Psychology and Psychiatry, 46,* 524–532. https://doi.org/10.1111/j.1469-7610.2004.00366.x

Catala-Lopez, F., Hutton, B., Nunez-Beltran, A., Page, M.J., Ridao, M., Saint-Gerons, D.M. et al. (2017). The pharmacological and non-pharmacological treatment of attention deficit hyperactivity disorder in children and adolescents: A systematic review with network meta-analyses of randomised trials. *PLoS ONE, 12*(7), e0180355. https://doi.org/10.1371/journal.pone.0180355

Chang, Z., Lichtenstein, P., D'Onofrio, B.M., Sjölander, A. & Larsson, H. (2014). Serious transport accidents in adults with attention-deficit/hyperactivity disorder and the effect of medication: A population-based study. *JAMA Psychiatry, 71*(3), 319–325. https://doi.org/10.1001/jamapsychiatry.2013.4174

Christakis, D.A., Zimmerman, F.J., DiGiuseppe, D.L. & McCarty, C.A. (2004). Early television exposure and subsequent attentional problems in children. *Pediatrics, 113,* 708–713. https://doi.org/10.1542/peds.113.4.708

Chronis, A.M., Jones, H.A. & Raggi, V.L. (2006). Evidence-based psychosocial treatments for children and adolescents with attention-deficit/hyperactivity disorder. *Clinical Psychology Review, 26,* 486–502. https://doi.org/10.1016/j.cpr.2006.01.002

Clark, M.E. & Hirschman, R. (1990). Effects of paced respiration on anxiety reduction in a clinical population. *Biofeedback and Self-regulation, 15*(3), 273–284. https://doi.org/10.1007/BF01011109

Cohen, S.C., Harvey, D., Shields, R., Shields, G., Rashedi, R., Tancredi, D. et al. (2018). The effects of yoga on attention, impulsivity and hyperactivity in preschool age children with ADHD symptoms. *Journal of Developmental & Behavioral Pediatrics, 39*(3), 200–209. https://doi.org/10.1097/DBP.0000000000000552

Coles, E.K., Pelham, W.E., Fabiano, G.A., Gnagy, E.M., Burrows-MacLean, L., Wymbs, B.T. et al. (2020). Randomized trial of first-line behavioral intervention to reduce need for medication in children with ADHD. *Journal of Clinical Child & Adolescent Psychology, 49*(5), 673–687. https://doi.org/10.1080/15374416.2019.1630835

Cortese, S., Adamo, N., Giovane, C.D., Mohr-Jensen, C., Hayes, A.J., Carucci, S. et al. & on behalf of the European ADHD Guidelines Group (EAGG). (2018). Comparative efficacy and tolerability of medications for attention-deficit hyperactivity disorder in children, adolescents, and adults: a systematic review and network meta-analysis. *Lancet Psychiatry, 5,* 727–738.

Cortese, S., Ferrin, M., Brandeis, D., Holtmann, M., Aggensteiner, P., Daley, D. et al. & the European ADHS Guidelines Group (2016). Neurofeedback for attention-deficit/hyperactivity disorder: meta-analysis of clinical and neuropsychological outcomes from randomized controlled trials. *Journal of the American Academy of Child and Adolescent Psychiatry, 55,* 444–455. https://doi.org/10.1016/j.jaac.2016.03.007

Dadds, M.R. & Tully, L.A. (2019). What is it to discipline a child: What should it be? A reanalysis of time-out from the perspective of child mental health, attachment, and trauma. *American Psychologist, 74*(7), 794–808. https://doi.org/10.1037/amp0000449

Daley, D., Van der Oord, S., Ferrin, M., Cortese, S., Danckaerts, M., Döpfner, M. et al. (2018). Practitioner Review: Current best practice in the use of parent training and other behavioural interventions in the treatment of children and adolescents with attention deficit hyperactivity disorder. *Journal of Child Psychology and Psychiatry, 59*(9), 932–947.

Day, J.J. & Sanders, M.R. (2018). Do parents benefit from help when completing a self-guided parenting program online? A randomized controlled trial comparing Triple P Online with and without telephone support. *Behavior Therapy, 49,* 1020–1038. https://doi.org/10.1016/j.beth.2018.03.002

De Meyer, H., Becker, T., Tripp, G. & van der Oord, S. (2019). Reinforcement contingency learning in children with ADHD: Back to the basics of behavior therapy. *Journal of Abnormal Child Psychology, 47,* 1889–1902. https://doi.org/10.1007/s10802-019-00572-z

Demontis, D., Walters, R.K., Martin, J., Mattheisen, M., Als, T.D., Agerbo, E. et al. (2019). Discovery of the first genome-wide significant risk loci for attention deficit/hyperactivity disorder. *Nature Genetics, 51,* 63–75. https://doi.org/10.1038/s41588-018-0269-7

Dekkers, T.J., Rapport, M.D., Calub, C.A., Eckrich, S.J. & Irurita, C. (2021). ADHD and hyperactivity: The influence of cognitive processing demands on gross motor activity level in children. *Child Neuropsychology, 27*(1), 63–82. https://doi.org/10.1080/09297049.2020.1793924

Den Heijer, A.E., Groen, Y., Tucha, L., Fuermaier, A.B.M., Koerts, J., Lange, K.W. et al. (2017). Sweat it out? The effects of physical exercise on cognition and behavior in children and adolescens with ADHD: A systematic review. *Journal of Neural Transmission, 124*(Suppl. 1), 3–26. https://doi.org/10.1007/s00702-016-1593-7

Deutsche Gesellschaft für Kinder- und Jugendpsychiatrie, Psychosomatik und Psychotherapie (DGKJP). (Hrsg.). (2016). *Langfassung der evidenz- und konsensbasierten Leitlinie (S3) „Störungen des Sozialverhaltens. Empfehlungen zu Versorgung und Behandlung"* (AWMF-Registernummer 028–020). Verfügbar unter https://register.awmf.org/de/leitlinien/detail/028-020

Deutsche Gesellschaft für Kinder- und Jugendpsychiatrie, Psychosomatik und Psychotherapie e.V. (DGKJP), Deutsche Gesellschaft für Psychiatrie und Psychothrapie, Psychosomatik und Nervenheilkunde (DGPPN) & Deutsche Gesellschaft für Sozialpädiatrie und Jugendmedizin e.V. (DGSPJ) (Hrsg.). (2017). *Langfassung der interdisziplinären evidenz- und konsensbasierten (S3) Leitlinie „Aufmerksamkeitsdefizit-/Hyperaktivitätsstörung (ADHS) im Kindes-, Jugend- und Erwachsenenalter"* (AWMF-Registernummer 028–045). Verfügbar unter https://www.awmf.org/leitlinien/detail/ll/028-045.html

Döpfner, M. (2020a). Selbstinstruktion und Selbstverstärkung. In M. Döpfner, M. Hautzinger & M. Linden (Hrsg.), *Verhaltenstherapiemanual: Kinder und Jugendliche* (S. 137–140). Berlin: Springer.

Döpfner, M. (2020b). Tokensysteme. In M. Döpfner, M. Hautzinger & M. Linden (Hrsg.), *Verhaltenstherapiemanual: Kinder und Jugendliche* (S. 123–126). Berlin: Springer.

Döpfner, M., Breuer, D., Schürmann, S., Wolff Metternich, T., Rademacher, C. & Lehmkuhl, G. (2004). Effectiveness of an adaptive multimodal treatment in children with attention-deficit hyperactivity disorder – global outcome. *European Child and Adolescent Psychiatry, 13*(Suppl. 1), I/117-I/129. https://doi.org/10.1007/s00787-004-1011-9

Döpfner, M., Dose, C., Katzmann, J., Mokros, L., Scholz, K., Schürmann, S. & Wolff Metternich-Kaizman, T. (2021). *Den Alltag meistern mit ADHS. Das Arbeitsbuch für Eltern von Schulkindern.* Göttingen: Hogrefe. https://doi.org/10.1026/03048-000

Döpfner, M., Eichelberger, I., Dose, C., Hanisch, C., Schürmann, S. & Wolff Metternich-Kaizman, T. (2021). *Den Alltag meistern mit ADHS. Das Arbeitsbuch für Lehrkräfte von Kindern im Alter von 6–12 Jahren.* Göttingen: Hogrefe. https://doi.org/10.1026/03048-000

Döpfner, M., Frölich, J. & Lehmkuhl, G. (2013). *Aufmerksamkeitsdefizit-/Hyperaktivitätsstörungen (ADHS)* (Leitfaden Kinder- und Jugendpsychotherapie, Bd. 1, 2., überarb. Aufl.). Göttingen: Hogrefe.

Döpfner, M., Hautmann, C., Dose, C., Banaschewski, T., Becker, K., Brandeis, D. et al. (2017). ESCAschool study: Trial protocol of an adaptive treatment approach for school-age children with ADHD including two randomised trials. *BMC Psychiatry, 17,* 269. https://doi.org/10.1186/s12888-017-1433-9

Döpfner, M., Hautmann, C., Görtz-Dorten, A., Klasen, F., Ravens-Sieberer, U. & The BELLA study group. (2015). Long-term course of ADHD symptoms from childhood to early adulthood in a community sample. *European Child & Adolescent Psychiatry, 24,* 665–673. https://doi.org/10.1007/s00787-014-0634-8

Döpfner, M., Ise, E., Breuer, D., Rademacher, C., Wolff Metternich-Kaizman, T. & Schürmann, S. (2020). Long-term course after adaptive multimodal treatment for children with ADHD: An 8-year Follow-Up. *Journal of Attention Disorders, 24*(1), 145–162. https://doi.org/10.1177/1087054716659138

Döpfner, M., Kinnen, C. & Halder, J. (2016). *THOP-Elternprogramm – Manual für Gruppenleiter. Gruppenprogramm für Eltern von Kindern mit ADHS-Symptomen und expansivem Problemverhalten.* Weinheim: Beltz.

Döpfner, M., Liebermann-Jordanidis, H., Kinnen, C., Hallberg, N., Mokros, L., Benien, N. et al. (2021). Long-term effectiveness of guided self-help for parents of children with ADHD in routine care – an observational study. *Journal of Attention Disorders, 25,* 265–274.

Döpfner, M., Mandler, J., Breuer, D., Dose, C., Walter, D. & von Wirth, E. (2021). Children with attention-deficit/hyperactivity disorder grown up: An 18-year follow-up after multimodal treatment. *Journal of Attention Disorders, 25*(13), 1801–1817. https://doi.org/10.1177/1087054720948133

Döpfner, M., Plück, J., Dose, C., Eichelberger, I., Schürmann, S. & Wolff Metternich-Kaizman, T. (2021). *Den Alltag meistern mit ADHS. Das Arbeitsbuch für pädagogische Fachkräfte für Kinder im Alter von 3–6 Jahren.* Göttingen: Hogrefe. https://doi.org/10.1026/03048-000

Döpfner, M. & Schürmann, S. (2017). *Wackelpeter & Trotzkopf. Hilfen für Eltern bei ADHS-Symptomen, hyperkinetischem und oppositionellem Verhalten* (5. Aufl.). Weinheim: Beltz.

Döpfner, M., Schürmann, S. & Frölich, J. (2019). *Therapieprogramm für Kinder mit hyperkinetischem und oppositionellem Problemverhalten (THOP)* (6., überarb. Aufl.). Weinheim: Beltz.

Döpfner, M., Wähnke, L., Klemp, M.-T., Mühlenmeister, J., Schürmann, S., Hellmich, M. & Plück, J. (2020). Efficacy of web-assisted self-help for parents of children with ADHD (WASH) – a three-arm randomized trial under field/routine care conditions in Germany. *BMC Psychiatry, 20,* 76. https://doi.org/10.1186/s12888-020-2481-0

Döpfner, M., Wolff Metternich-Kaizman, T., Dose, C., Katzmann, J., Mokros, L., Scholz, K. & Schürmann, S. (2022). *Den Alltag meistern mit ADHS. Das Arbeitsbuch für Eltern von Kindergartenkindern.* Göttingen: Hogrefe.

Dose, C., Hautmann, C., Bürger, M., Schürmann, S. & Döpfner, M. (2021). Negative parenting behaviour as a mediator of the effects of telephone-assisted self-help for parents of pharmacologically treated children with attention-deficit/hyperactivity disorder. *European Child & Adolescent Psychiatry, 30,* 861–875. https://doi.org/10.1007/s00787-020-01565-w

Dose, C., Hautmann, C., Bürger, M., Schürmann, S., Woitecki, K. & Döpfner, M. (2017). Telephone-assisted self-help for parents of children with attention-deficit/hyperactivity disorder who have residual functional impairment despite methylphenidate treatment: A randomized controlled trial. *Journal of Child Psychology and Psychiatry, 58,* 682–690. https://doi.org/10.1111/jcpp.12661

Dose, C., Waschau, F., von Wirth, E. & Döpfner, M. (2020). The improvement of individually defined problem behaviors during a telephone-assisted self-help intervention for parents of pharmacologically treated children with ADHD. *Zeitschrift für Kinder- und Jugendpsychiatrie und Psychotherapie, 48,* 215–223. https://doi.org/10.1024/1422-4917/a000726

Dreisörner, T. (2006). Wirksamkeit verhaltenstherapeutischer Gruppenprogramme bei Kindern mit Aufmerksamkeitsdefizit-/Hyperaktivitätsstörungen (ADHS). *Kindheit und Entwicklung, 15,* 255–266. https://doi.org/10.1026/0942-5403.15.4.255

DuPaul, G. J. & Eckert, T. (1998). Academic interventions for students with attention deficit/hyperactivity disorder: A review of the literature. *Reading and Writing Quarterly, 14,* 59–82. https://doi.org/10.1080/1057356980140104

DuPaul, G. J., Kern, L., Belk, G., Custer, B., Daffner, M., Hatfield, A. & Peek, D. (2018). Face-to-face versus online behavioral parent training for young children at risk for ADHD: Treatment engagement and outcomes. *Journal of Clinical Child & Adolescent Psychology, 47*(Suppl. 1), S369-S383. https://doi.org/10.1080/15374416.2017.1342544

Epstein, R., Fonnesbeck, C., Williamson, E., Kuhn, T., Lindegren, M. L., Rizzone, K. et al. (2015). *Psychosocial and pharmacologic interventions for disruptive behavior in children and adolescents* (Comparative Effectiveness Review, No. 154). Rockville, MD: Agency for Healthcare Research and Quality.

Erskine, H. E., Norman, R. E., Ferrari, A. J., Chan, G. C. K., Copeland, W. E., Whiteford, H. A. et al. (2016). Long-term outcomes of attention-deficit/hyperactivity disorder and conduct disorder: A systematic review and meta-analysis. *Journal of the American Academy of Child and Adolescent Psychiatry, 55,* 841–850. https://doi.org/10.1016/j.jaac.2016.06.016

Evans, S.W., Owens, J.S., Wymbs, B.T. & Ray, A.R. (2018). Evidence-based psychosocial treatments for children and adolescents with attention deficit/hyperactivity disorder. *Journal of Clinical Child & Adolescent Psychology, 47,* 157–198. https://doi.org/10.1080/15374416.2017.1390757

Eyberg, S.M., Nelson, M.M. & Boggs, S.R. (2008). Evidence-based psychosocial treatments for children and adolescents with disruptive behavior. *Journal of Clinical Child & Adolescent Psychology, 37,* 215–237. https://doi.org/10.1080/15374410701820117

Faller, J., Cummings, J., Saproo, S. & Sajda, P. (2019). Regulation of arousal via online neurofeedback improves human performance in a demanding sensory-motor task. *Proceedings of the National Academy of Sciences of the United States of America, 116*(13), 6482–6490. https://doi.org/10.1073/pnas.1817207116

Faraone, S.V., Asherson, P., Banaschewski, T., Biederman, J., Buitelaar, J.K., Ramos-Quiroga, J.A. et al. (2015). Attention-deficit/hyperactivity disorder. *Nature Reviews Disease Primers, 1,* 15020. https://doi.org/10.1038/nrdp.2015.20

Faraone, S., Banaschewski, T., Coghill, D., Zheng, Y., Biederman, J., Bellgrove, M.A. et al. (2021). The World Federation of ADHD International Consensus Statement: 208 Evidenced-based conclusions about the disorder. *Neuroscience and Biobehavioral Reviews, 128,* 789–818. https://doi.org/10.1016/j.neubiorev.2021.01.022

Faraone, S.V., Biederman, J. & Mick, E. (2006). The age-dependent decline of attention deficit hyperactivity disorder: A meta-analysis of follow-up studies. *Psychological Medicine, 36,* 159–165. https://doi.org/10.1017/S003329170500471X

Faraone, S.V., Biederman, J., Morley, C.P. & Spencer, T.J. (2008). Effect of stimulants on height and weight: a review of the literature. *Adolescent Psychiatry, 47,* 994–1009.

Frederiksen, M., Halmoy, A., Faraone, S. & Haavik, J. (2013). Long-term efficacy and safety of treatment with stimulants and atomoxetine in adult ADHD: A review of controlled and naturalistic studies. *European Neuropsychopharmacology, 23,* 508–527. https://doi.org/10.1016/j.euroneuro.2012.07.016

Gallo, E.F. & Posner, J. (2016). Moving towards causality in attention-deficit hyperactivity disorder: overview of neural and genetic mechanisms. *Lancet Psychiatry, 3,* 555–567. https://doi.org/10.1016/S2215-0366(16)00096-1

Galuschka, K. & Schulte-Körne, G. (2016). The diagnosis and treatment of reading and/or spelling disorders in children and adolescents. *Deutsches Ärzteblatt International, 113,* 279–286. https://doi.org/10.3238/arztebl.2016.0279

Gillies, D., Sinn, J.K., Lad, S.S., Leach, M.J. & Ross, M.J. (2012). Polyunsaturated fatty acids (PUFA) for attention deficit hyperactivity disorder (ADHD) in children and adolescents. *Cochrane Database of Systematic Reviews, 2012*(7), [CD007986]. https://doi.org/10.1002/14651858.CD007986.pub2

Graziano, P.A., Garcia, A.M. & Landis, T.D. (2020). To fidget or not to fidget, that is the question: A systematic classroom evaluation of fidget spinners among young children with ADHD. *Journal of Attention Disorders, 24*(1), 163–171. https://doi.org/10.1177/1087054718770009

Groen, Y., Gaastra, G.F., Lewis-Evans, B. & Tucha, O. (2013). Risky behavior in gambling tasks in individuals with ADHD – a systematic literature review. *PLoS One, 8,* 1–16. https://doi.org/10.1371/journal.pone.0074909

Günther, T., Peters, K., Scharke, W., Horbach, J., Kraatz, C., Herpertz-Dahlmann, B. et al. (2016). Aufmerksamkeit und Leseleistungen bei Kindern mit ADHS, Lese- und Rechtschreibstörung und der komorbiden Störung. *Zeitschrift für Kinder- und Jugendpsychiatrie und Psychotherapie, 44,* 351–363. https://doi.org/10.1024/1422-4917/a000451

Haberstroh, S. & Schulte-Körne, G. (2019). The diagnosis and treatment of dyscalculia. *Deutsches Ärzteblatt International, 116,* 107–114. https://doi.org/10.3238/arztebl.2019.0107

Hanisch, C., Eichelberger, I., Richard, S. & Döpfner, M. (2020). Effects of a modular teacher coaching program on child attention problems and disruptive behavior and on teachers' self-efficacy and stress. *School Psychology International, 41*(6), 543–568. https://doi.org/10.1177/0143034320958743

Hanisch, C., Richard, S., Eichelberger, I., Greimel, L. & Döpfner, M. (2018). *Schulbasiertes Coaching bei Kindern mit expansivem Problemverhalten (SCEP). Handbuch zum Coaching von Lehrkräften.* Göttingen: Hogrefe. https://doi.org/10.1026/02813-000

Hartanto, T.A., Krafft, C.E., Iosif, A.M. & Schweitzer, J.B. (2016). A trial-by-trial analysis reveals more intense physical activity is associated with better cognitive control performance in attention-deficit/hyperactivity disorder. *Child Neuropsychology, 22,* 618–626. https://doi.org/10.1080/09297049.2015.1044511

Hautmann, C., Dose, C., Duda-Kirchhof, K., Greimel, L., Hellmich, M., Imort, S. et al. (2018). Behavioral versus nonbehavioral guided self-help for parents of children with externalizing disorders in a randomized controlled trial. *Behavior Therapy, 49,* 951–965. https://doi.org/10.1016/j.beth.2018.02.002

Hirota, T., Schwartz, S. & Correll, C.U. (2014). Alpha-2 agonists for attention-deficit/hyperactivity disorder in youth: A systematic review and meta-analysis of monotherapy and add-on trials to stimulant therapy. *Journal of the American Academy of Child & Adolescent Psychiatry, 53*(2), 153–173. https://doi.org/10.1016/j.jaac.2013.11.009

Humphreys, K.L. & Lee, S.S. (2011). Risk taking and sensitivity to punishment in children with ADHD, ODD, ADHD + ODD, and controls. *Journal of Psychopathology and Behavioral Assessment, 33*(3), 299–307. https://doi.org/10.1007/s10862-011-9237-6

Imhof, M. (2000). Aktuelle Aktiviertheit und selektive Aufmerksamkeit. Ein Beitrag zur Hypothese von der umgekehrt u-förmigen Beziehung zwischen Aspekten der Aktiviertheit und Leistungsmerkmalen. *Zeitschrift für Differentielle und Diagnostische Psychologie, 21*(4), 295–303. https://doi.org/10.1024//0170-1789.21.4.295

Ise, E., Kierfeld, F. & Döpfner, M. (2015). One-year follow-up of guided self-help for parents of preschool children with externalizing behavior. *Journal of Primary Prevention, 36,* 33–40. https://doi.org/10.1007/s10935-014-0374-z

Jackson, J.N. & MacKillop, J. (2016). Attention-deficit/hyperactivity disorder and monetary delay discounting: a meta-analysis of case-control studies. *Biological Psychiatry: Cognitive Neuroscience and Neuroimaging, 1,* 316–325.

Jacobs, C. & Petermann, F. (2013). *Training für Kinder mit Aufmerksamkeitsstörungen. Das neuropsychologische Gruppenprogramm ATTENTIONER* (3., aktualisierte und ergänzte Aufl.). Göttingen: Hogrefe.

Jacobson, E. (2019). *Entspannung als Therapie. Progressive Relaxation in Theorie und Praxis* (9. Aufl.). Stuttgart: Klett-Cotta.

Jansen, F. & Stein, U. (2006). *Positiv lernen.* Heidelberg: Springer.

Jensen, C.M. & Steinhausen, H.C. (2015). Comorbid mental disorders in children and adolescents with attention-deficit/hyperactivity disorder in a large nationwide study. *ADHD Attention Deficit and Hyperactivity Disorders, 7,* 27–38. https://doi.org/10.1007/s12402-014-0142-1

Jolin, E.M. & Weller, R.A. (2011). Television viewing and its impact on childhood behaviors. *Current Psychiatry Reports, 13,* 122–128. https://doi.org/10.1007/s11920-011-0175-5

Kain, W., Landerl, K. & Kaufmann, L. (2008). Komorbidität bei ADHS. *Monatszeitschrift Kinderheilkunde, 156,* 757–767. https://doi.org/10.1007/s00112-008-1732-9

Kazdin, A.E. (1972). Response cost: The removal of conditioned reinforcers for therapeutic change. *Behavior Therapy, 3,* 533–546. https://doi.org/10.1016/S0005-7894(72)80001-7

Kierfeld, F., Ise, E., Hanisch, C., Görtz-Dorten, A. & Döpfner, M. (2013). Effectiveness of telephone-assisted parent-administered behavioural family intervention for preschool children with externalizing problem behaviour: A randomized controlled trial. *European Child & Adolescent Psychiatry, 22,* 553–565. https://doi.org/10.1007/s00787-013-0397-7

Kinnen, C., Halder, J. & Döpfner, M. (2016). *THOP-Elternprogramm. Arbeitsbuch für Eltern. Gruppenprogramm für Eltern von Kindern mit ADHS-Symptomen und expansivem Problemverhalten.* Weinheim: Beltz.

Kinnen, C., Rademacher, C. & Döpfner, M. (2015). *Wackelpeter & Trotzkopf in der Pubertät. Wie Eltern und Jugendliche Konflikte gemeinsam lösen können.* Weinheim: Beltz.

Kofler, M.J., Sarver, D.E. & Wells, E.L. (2020). Working memory and increased activity level (hyperactivity) in ADHD: Experimental evidence for a functional relation. *Journal of Attention Disorders, 24,* 1330–1344. https://doi.org/10.1177/1087054715608439

Kortekaas-Rijlaarsdam, A.E., Luman, M., Sonuga-Barke, E. & Oosterlaan, J. (2019). Does methylphenidate improve academic performance? A systematic review and meta-analysis. *European Child & Adolescent Psychiatry, 28,* 155–164. https://doi.org/10.1007/s00787-018-1106-3

Koschack, J., Kunert, H.J., Derichs, G., Weniger, G. & Irle, E. (2003). Impaired and enhanced attentional function in children with attention deficit/hyperactivity disorder. *Psychological Medicine, 33,* 481–489. https://doi.org/10.1017/S0033291702007067

Kostyrka-Allchorne, K., Cooper, N.R. & Simpson, A. (2017). The relationship between television exposure and children's cognition and behaviour: A systematic review. *Developmental Review, 44,* 19–58. https://doi.org/10.1016/j.dr.2016.12.002

Langberg, J.M. & Becker, S.P. (2012). Does long-term medication use improve the academic outcomes of youth with attention-deficit/hyperactivity disorder? *Clinical Child and Family Psychology Review, 15,* 215–233. https://doi.org/10.1007/s10567-012-0117-8

Lange, H., Buse, J., Bender, S., Siegert, J., Knopf, H. & Roessner, V. (2016). Accident proneness in children and adolescents affected by ADHD and the impact of medication. *Journal of Attention Disorders, 20,* 501–509. https://doi.org/10.1177/1087054713518237

Lauth, G.W., Kausch, T.W.E. & Schlottke, P.F. (2005). Effekte von eltern- und kindzentrierten Interventionen bei Hyperkinetischen Störungen. *Zeitschrift für Klinische Psychologie und Psychotherapie, 34,* 248–257. https://doi.org/10.1026/1616-3443.34.4.248

Lauth, G.W. & Schlottke, P.F. (2019). *Training mit aufmerksamkeitsgestörten Kindern* (7. Aufl.). Weinheim: Beltz.

Lauth-Lebens, M. & Lauth, G.W. (2020). Motivationale Einflüsse auf exekutive Funktionen bei Aufmerksamkeitsdefizit-/Hyperaktivitätsstörungen (ADHS). *Lernen und Lernstörungen, 9,* 111–125. https://doi.org/10.1024/2235-0977/a000284

Lehnert, K. (2014). Der Einfluss von Sport auf kognitive Funktionen bei Kindern mit ADHS. *Zeitschrift für Sportpsychologie, 21,* 104–118. https://doi.org/10.1026/1612-5010/a000124

Levy, F., Hay, D.A., Bennett, K.S. & McStephen, M. (2004). Gender differences in ADHD subtype comorbidity. *Journal of the American Academy of Child and Adolescent Psychiatry, 44,* 368–376.

Lichtenstein, P., Halldner, L., Zetterqvist, J., Sjölander, A., Serlachius, E., Fazel, S. et al. (2012). Medication for attention deficit-hyperactivity disorder and criminality. *New England Journal of Medicine, 367,* 2006–2014. https://doi.org/10.1056/NEJMoa1203241

Linderkamp, F. (2009). Operante Methoden. In S. Schneider & J. Margraf (Hrsg.), *Lehrbuch der Verhaltenstherapie. Band 3: Störungen im Kindes- und Jugendalter* (S. 209–220). Heidelberg: Springer.

Livingston, E.M., Siegel, L.S. & Ribary, U. (2018). Developmental dyslexia: Emotional impact and consequences. *Australian Journal of Learning Difficulties, 23*(2), 107–135. https://doi.org/10.1080/19404158.2018.1479975

Lofthouse, N., Arnold, L.E., Hersch, S. Hurt, E. & DeBeus, R. (2012). A review of neurofeedback treatment for pediatric ADHD. *Journal of Attention Disorders, 16,* 351–372. https://doi.org/10.1177/1087054711427530

van de Loo-Neus, G.H.H., Rommelse, N. & Buitellar, J.K. (2011). To stop or not to stop? How long should medication treatment of attention-deficit hyperactivity disorder be extended? *European Neuropsychopharmacology, 21*(8), 584–599. https://doi.org/10.1016/j.euroneuro.2011.03.008

Ma, I., van Duijvenvoorde, A. & Scheres, A. (2016). The interaction between reinforcement and inhibitory control in ADHD: A review and research guidelines. *Clinical Psychology Review, 44,* 94–111. https://doi.org/10.1016/j.cpr.2016.01.001

Madigan, S., Browne, D., Racine, N., Mori, C. & Tough, S. (2019). Association between screen time and children's performance on a developmental screening test. *JAMA Pediatrics, 173,* 244–250. https://doi.org/10.1001/jamapediatrics.2018.5056

Maggin, D.M., Chafouleas, S.M., Goddard, K.M. & Johnson, A.H. (2011). A systematic evaluation of token economies as a classroom management tool for students with challenging behavior. *Journal of School Psychology, 49,* 529–554. https://doi.org/10.1016/j.jsp.2011.05.001

Marx, I., Hacker, T., Yu, X., Cortese, S. & Sonuga-Barke, E. (2021). ADHD and the choice of small immediate over larger delayed rewards: A comparative meta-analysis of performance on simple choice-delay and temporal discounting paradigms. *Journal of Attention Disorders, 25*(2), 171–187.

Matson, J.L. & Boisjoli, J.A. (2009). The token economy for children with intellectual disability and/or autism: A review. *Research in Developmental Disabilities, 30,* 240–248. https://doi.org/10.1016/j.ridd.2008.04.001

McCallie, M.S., Blum, C.M. & Hood, C.J. (2006). Progressive muscle relaxation. *Journal of Human Behavior in the Social Environment, 13*(3), 51–66. https://doi.org/10.1300/J137v13n03_04

McGoey, K.E. & DuPaul, G.J. (2000). Token reinforcement and response cost procedures: Reducing the disruptive behavior of preschool children with attention-deficit/hyperactivity disorder. *School Psychology Quarterly, 15,* 330–343. https://doi.org/10.1037/h0088790

McGrath, P.J., Lingley-Pottie, P., Thurston, C., MacLean, C., Cunningham, C., Waschbusch, D.A. et al. (2011). Telephone-based mental health interventions for child disruptive behavior or anxiety disorders: Randomized trials and overall analysis. *Journal of the American Academy of Child & Adolescent Psychiatry, 50,* 1162–1172. https://doi.org/10.1016/j.jaac.2011.07.013

Medina, J.A., Netto, T.L., Muszkat, M., Medina, A.C., Botter, D., Orbetelli, R. et al. (2010). Exercise impact on sustained attention of ADHD children, methylphenidate effects. *ADHD Attention Deficit and Hyperactivity Disorders, 2,* 49–58. https://doi.org/10.1007/s12402-009-0018-y

Meichenbaum, D. (1972). Cognitive modification of test anxious college students. *Journal of Consulting and Clinical Psychology, 39,* 370–380. https://doi.org/10.1037/h0033896

Meichenbaum, D. (2012). *Intervention bei Stress. Anwendung und Wirkung des Stressimpfungstrainings* (3. Aufl.). Bern: Huber.

Meichenbaum, D., Gilmore, B. & Fedoravicius, A. (1971). Group insight versus group desensitization in treating speech anxiety. *Journal of Consulting and Clinical Psychology, 36,* 410–421. https://doi.org/10.1037/h0031112

Meichenbaum, D.H. & Goodman, J. (1971). Training impulsive children to talk to themselves: A means of developing self-control. *Journal of Abnormal Psychology, 77,* 115–126. https://doi.org/10.1037/h0030773

Merrill, R.M., Lyon, J.L., Baker, R.K. & Gren, L.H. (2009). Attention deficit hyperactivity disorder and increased risk of injury. *Advances in Medical Sciences, 54,* 20–26. https://doi.org/10.2478/v10039-009-0022-7

Monuteaux, M.C., Faraone, S.V., Herzig, K., Navsaria, N. & Biederman, J. (2005). ADHD and dyscalculia: Evidence for independent familial transmission. *Journal of Learning Disabilities, 38,* 86–93. https://doi.org/10.1177/00222194050380010701

MTA Cooperative Group. (Ed.). (1999). A 14-month randomized clinical trial of treatment strategies for attention-deficit/hyperactivity disorder. *Archives of General Psychiatry, 56,* 1073–1086. https://doi.org/10.1001/archpsyc.56.12.1073

National Institute for Health and Care Excellence (NICE). (Ed.). (2018). *Attention deficit hyperactivity disorder: diagnosis and management* (NICE guideline 87). London: National Collaborating Centre for Mental Health commissioned by the National Institute for Health and Clinical Excellence.

Nikolas, M.A. & Burt, S.A. (2010). Genetic and environmental influences on ADHD symptom dimensions of inattention and hyperactivity: a meta-analysis. *Journal of Abnormal Psychology, 119*(1), 1–17. https://doi.org/10.1037/a0018010

Nock, M. K, Kazdin, A.E., Hiripi, E. & Kessler, R.C. (2007). Lifetime prevalence, correlates, and persistence of oppositional defiant disorder: Results from the National Comorbidity Survey Replication. *Journal of Child Psychology and Psychiatry, 48,* 703–713. https://doi.org/10.1111/j.1469-7610.2007.01733.x

Oerter, R. & Montada, L. (2008). *Entwicklungspsychologie.* Weinheim: Beltz.

Peck, H.L., Kehle, T.J., Bray, M.A. & Theodore, L.A. (2005). Yoga as an intervention for children with attention problems. *School Psychology Review, 34*(3), 415–424. https://doi.org/10.1080/02796015.2005.12086295

Pelham, W.E. & Fabiano, G.A. (2008). Evidence-based psychosocial treatments for attention deficit/hyperactivity disorder. *Journal of Clinical Child and Adolescent Psychology, 37,* 184–214. https://doi.org/10.1080/15374410701818681

Pelham, W.E., Waschbusch, D.A., Hoza, B., Gnagy, E.M., Greiner, A.R., Sams, S.E. et al. (2011). Music and video as distractors for boys with ADHD in the classroom: Comparisons with controls, individual differences, and medication effects. *Journal of Abnormal Child Psychology, 39*(8), 1085–1098. https://doi.org/10.1007/s10802-011-9529-z

Pelletier, M.F., Hodgetts, H.M., Lafleur, M.F., Vincent, A. & Tremblay, S. (2016). Vulnerability to the irrelevant sound effect in adult ADHD. *Journal of Attention Disorders, 20*(4), 306–316. https://doi.org/10.1177/1087054713492563

Pennington, B.F., Willcutt, E. & Rhee, S.H. (2005). Analyzing comorbidity. In R.V. Kail (Ed.), *Advances in child development and behavior* (pp. 263–304). Oxford: Elsevier.

Petermann, U. (2021). *Die Kapitän-Nemo-Geschichten. Geschichten gegen Angst und Stress* (21., aktualisierte und ergänzte Auflage). Göttingen: Hogrefe. https://doi.org/10.1026/03117-000

Pickens, T.A., Khan, S.P. & Berlau, D.J. (2019). White noise as a possible therapeutic option for children with ADHD. *Complementary Therapies in Medicine, 42,* 151–155. https://doi.org/10.1016/j.ctim.2018.11.012

Piquero, A.R., Jennings, W.G., Farrington, D.P., Diamond, B. & Reingle Gonzales, J.M. (2016). A meta-analysis update on the effectiveness of early self-control improvement programs to improve self-control and reduce delinquency. *Journal of Experimental Criminology, 12,* 249–264. https://doi.org/10.1007/s11292-016-9257-z

Polanczyk, G.V., Salum, G.A., Sugaya, L.S., Caye, A. & Rohde, L.A. (2015). Annual research review: A meta-analysis of the worldwide prevalence of mental disorders in children and adolescents. *Journal of Child Psychology and Psychiatry, 56*(3), 345–365. https://doi.org/10.1111/jcpp.12381

Posadzki, P., Cramer, H., Kuzdzal, A., SooLee, M. & Ernst, E. (2014). Yoga for hypertension: A systematic review of randomized clinical trials. *Complementary Therapies in Medicine, 22,* 511–522. https://doi.org/10.1016/j.ctim.2014.03.009

Pringsheim, T. & Steeves, T. (2011). Pharmacological treatment for attention deficit hyperactivity disorder (ADHD) in children with comorbid tic disorders. *Cochrane Database of Systematic Reviews, 2011*(4), [CD007990]. https://doi.org/10.1002/14651858.CD007990.pub2

Remschmidt, H., Schmidt, M. H. & Poustka, F. (Hrsg.) (2017). *Multiaxiales Klassifikationsschema für psychische Störungen des Kindes- und Jugendalters nach ICD-10. Mit einem synoptischen Vergleich von ICD-10 und DSM-5* (7., aktual. Aufl.). Bern: Hogrefe.

Richard, S., Eichelberger, I., Döpfner, M. & Hanisch, C. (2015). Schulbasierte Interventionen bei ADHS und Aufmerksamkeitsproblemen: Ein Überblick. *Zeitschrift für Pädagogische Psychologie, 29,* 5–18. https://doi.org/10.1024/1010-0652/a000141

Rietzler, S. & Grolimund, F. (2018). *Erfolgreich lernen mit ADHS. Der praktische Ratgeber für Eltern.* Bern: Hogrefe.

Rimestad, M. L., Lambek, R., Zacher Christiansen, H. & Hougaard, E. (2019). Short- and long-term effects of parent training for preschool children with or at risk of ADHD: A systematic review and meta-analysis. *Journal of Attention Disorders, 23,* 423–434. https://doi.org/10.1177/1087054716648775

Sarver, D. E., Rapport, M. D., Kofler, M. J., Raiker, J. S. & Friedman, L. M. (2015). Hyperactivity in attention-deficit/hyperactivity disorders (ADHD): Impairing deficit or compensatory behavior? *Journal of Abnormal Child Psychology, 43*(7), 1219–1232. https://doi.org/10.1007/s10802-015-0011-1

Scholtens, S., Rydell, A.-M. & Yang-Wallentin, F. (2013). ADHD symptoms, academic achievement, self-perception of academic competence and future orientation: A longitudinal study. *Scandinavian Journal of Psychology, 54*(3), 205–212. https://doi.org/10.1111/sjop.12042

Schuchardt, K., Fischbach, A., Balke-Melcher, C. & Mähler, C. (2015). Die Komorbidität von Lernschwierigkeiten mit ADHS-Symptomen im Grundschulalter. *Zeitschrift für Kinder- und Jugendpsychiatrie und Psychotherapie, 43*(3), 185–193. https://doi.org/10.1024/1422-4917/a000352

Schultz, J. H. (1932). *Das autogene Training (konzentrative Selbstentspannung). Versuch einer klinisch-praktischen Darstellung.* Leipzig: Thieme.

Sexton, C. C., Gelhorn, H. L., Bell, J. A. & Classi, P. M. (2012). The co-occurrence of reading disorder and ADHD: Epidemiology, treatment, psychosocial impact, and economic burden. *Journal of Learning Disabilities, 45*(6), 538–564. https://doi.org/10.1177/0022219411407772

Soares, D. A., Harrison, J. R., Vannest, K. J. & McClelland, S. S. (2016). Effect size for token economy use in contemporary classroom settings: A meta-analysis of single case research. *School Psychology Review, 45*(4), 379–399. https://doi.org/10.17105/SPR45-4.379-399

Söderlund, G. B. W., Björk, C. & Gustafsson, P. (2016). Comparing auditory noise treatment with stimulant medication on cognitive task performance in children with Attention Deficit Hyperactivity Disorder: Results from a pilot study. *Frontiers in Psychology, 7,* 1331. https://doi.org/10.3389/fpsyg.2016.01331

Sonuga-Barke, E. J. S., Brandeis, D., Cortese, S., Daley, D., Ferrin, M. T., Holtmann, M. et al. on behalf of European ADHD Guidelines Group. (2013). Nonpharmacological interventions for ADHD: Systematic review and meta-analyses of randomized controlled trials of dietary and psychological treatments. *American Journal of Psychiatry, 170,* 275–289. https://doi.org/10.1176/appi.ajp.2012.12070991

Stetter, F. & Kupper, S. (2002). Autogenic training: A meta-analysis of clinical outcome studies. *Applied Psychophysiology and Biofeedback, 27*(1), 45–98. https://doi.org/10.1023/A:1014576505223

Swanson, J. M., Elliott, G. R., Greenhill, L. L., Wigal, T., Arnold, L. E., Vitiello, B. et al. (2007). Effects of stimulant medication on growth rates across 3 years in the MTA follow-up. *Journal of the American Academy of Child & Adolescent Psychiatry, 46*(8), 1015–1027. https://doi.org/10.1097/chi.0b013e3180686d7e

Tarver, J., Daley, D., Lockwood, J. & Sayal, K. (2014). Are self-directed parenting interventions sufficient for externalising behaviour problems in childhood? A systematic review and meta-analysis. *European Journal of Child & Adolescent Psychiatry, 23*(12), 1123–1137. https://doi.org/10.1007/s00787-014-0556-5

Taylor, E., Döpfner, M., Sergeant, J., Asherson, P., Banaschewski, T., Buitelaar, J. et al. (2004). European clinical guidelines for hyperkinetic disorder – first upgrade. *European Child & Adolescent Psychiatry, 13*(Suppl. 1), 17–30. https://doi.org/10.1007/s00787-004-1002-x

Tosto, M.G., Momi, S.K., Asherson, P. & Malki, K. (2015). A systematic review of attention deficit hyperactivity disorder (ADHD) and mathematical ability: Current findings and future implications. *BMC Medicine, 13,* 204. https://doi.org/10.1186/s12916-015-0414-4

Walter, D. & Döpfner, M. (2009). *Leistungsprobleme im Jugendalter. SELBST – Therapieprogramm für Jugendliche mit Selbstwert-, Leistungs- und Beziehungsstörungen, Band 2.* Göttingen: Hogrefe.

Waschbusch, D.A., Willoughby, M.T., Haas, S.M., Ridenour, T., Helseth, S., Crum, K.I. et al. (2020). Effects of behavioral treatment modified to fit children with conduct problems and callous-unemotional (CU) traits. *Journal of Clinical Child & Adolescent Psychology, 49*(5), 639–650. https://doi.org/10.1080/15374416.2019.1614000

Weaver, L.L. & Darragh, A.R. (2015). Systematic review of yoga interventions for anxiety reduction among children and adolescents. *American Journal of Occupational Therapy, 69*(6), 6906180070p1–9. https://doi.org/10.5014/ajot.2015.020115

Willcutt, E.G., Betjemann, R.S., Pennington, B.F., Olson, R.K., Defries, J.C. & Wadsworth, S.J. (2007). Longitudinal study of reading disability and attention-deficit/hyperactivity disorder: Implications for education. *Mind, Brain, and Education, 1,* 181–192. https://doi.org/10.1111/j.1751-228X.2007.00019.x

Willcutt, E.G., Doyle, A.E., Nigg, J.T., Faraone, S.V. & Pennington, B.F. (2005). Validity of the executive function theory of attention-deficit/hyperactivity disorder: A meta-analytic review. *Biological Psychiatry, 57*(11), 1336–1346. https://doi.org/10.1016/j.biopsych.2005.02.006

Willcutt, E.G. & Pennington, B.F. (2000). Psychiatric comorbidity in children and adolescents with reading disability. *Journal of Child Psychology and Psychiatry and Allied Disciplines, 41*(8), 1039–1048. https://doi.org/10.1111/1469-7610.00691

Wittchen, H.-U. & Hoyer, J. (2011). *Klinische Psychologie & Psychotherapie* (2. Aufl.). Berlin: Springer. https://doi.org/10.1007/978-3-642-13018-2

von Wirth, E., Mandler, J., Breuer, D. & Döpfner, M. (2021). The accuracy of retrospective recall of childhood ADHD: Results from a longitudinal study. *Journal of Psychopathology and Behavioral Assessment, 43*(2), 413–426. https://doi.org/10.1007/s10862-020-09852-1

World Health Organization/Dilling, H., Mombour, W., Schmidt, M.H. & Schulte-Markwort, E. (2016). *Internationale Klassifikation psychischer Störungen. ICD-10 Kapitel V (F). Diagnostische Kriterien für Forschung und Praxis* (6., überarb. Aufl.). Bern: Hogrefe.

Yerkes, R.M. & Dodson, J.D. (1908). The relation of strength of stimulus to rapidity of habit-formation. *Journal of Comparative Neurology and Psychology, 18,* 459–482. https://doi.org/10.1002/cne.920180503

Zentall, S.S. (1977). Environmental stimulation model. *Exceptional Children, 43*(8), 502–510. https://doi.org/10.1177/001440297704300803

van Zomeren, A.H. & Brouwer, W.J. (1994). Theories and concepts of attention. In A.H. van Zomeren & W.J. Brouwer (Eds.), *Clinical Neuropsychology of Attention* (pp. 7–38). New York: Oxford University Press.

Anhang

Arbeitsblatt 1

Problemverhalten (nach Döpfner, Eichelberger et al., 2021)

Name des Kindes: ______________________ beurteilt von: ______________________

Beurteilen Sie bitte wöchentlich rückblickend für die vergangene Woche:

Problemverhalten	Wie stark war das Problem für Sie ausgeprägt?	Datum: ____	____	____	____	____	____	____	____
1.	sehr stark	5	5	5	5	5	5	5	5
	↕	4	4	4	4	4	4	4	4
		3	3	3	3	3	3	3	3
		2	2	2	2	2	2	2	2
		1	1	1	1	1	1	1	1
	gar nicht	0	0	0	0	0	0	0	0
2.	sehr stark	5	5	5	5	5	5	5	5
	↕	4	4	4	4	4	4	4	4
		3	3	3	3	3	3	3	3
		2	2	2	2	2	2	2	2
		1	1	1	1	1	1	1	1
	gar nicht	0	0	0	0	0	0	0	0

Arbeitsblatt 2

Bedingungsmodell

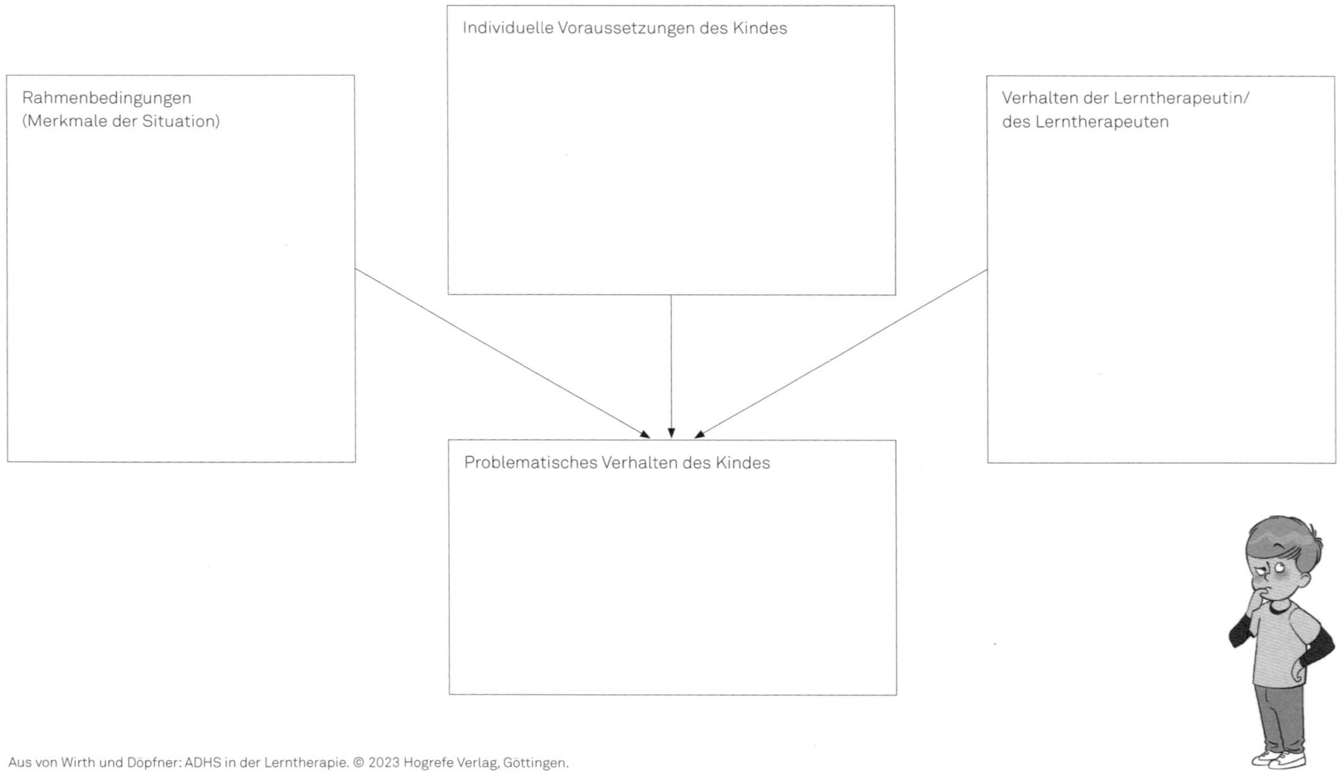

© Klaus Gehrmann

Arbeitsblatt 3

Positiv-Liste

Was mögen Sie an dem Kind?

Was kann das Kind gut?

Welche Eigenschaften des Kindes gefallen Ihnen gut?

In welchen Situationen sind Sie mit dem Kind zufrieden?

Welche Situationen mit dem Kind erleben Sie als angenehm?

Arbeitsblatt 4

Stärken-Interview

Interview 1

Datum: ____________________

Interview mit: ____________________

Was magst du an mir?

____

____

____

Was glaubst du, kann ich besonders gut?

____

____

____

Interview 2

Datum: ____________________

Interview mit: ____________________

Was magst du an mir?

____

____

____

Was glaubst du, kann ich besonders gut?

____

____

____

Arbeitsblatt 5

Checkliste Arbeitsplatz und Arbeitsmaterial (nach Hanisch et al., 2018)

	Setze ich bereits um	Möchte ich erproben
Therapieraum		
Therapieraum ist kindgerecht gestaltet, aber nicht mit zu vielen ablenkenden Reizen überladen (nicht zu viele Poster o. Ä.)		
gut geordneter eigener Arbeitsplatz (Vorbildfunktion)		
Reduktion visueller Reize am Arbeitsplatz		
Arbeitsplatz des Kindes so platzieren, dass es nicht zu vielen visuellen Reizen ausgesetzt ist (ohne Sicht auf Bücherregal, Poster, Stofftiere, Fenster o.Ä.)		
Schirmmütze oder Sichtschutz, der von der Lerntherapeutin/ dem Lerntherapeuten einsehbar ist, in Stillarbeitsphasen einsetzen		
Reduktion akustischer Reize am Arbeitsplatz		
Ohrenstöpsel oder Kopfhörer in Stillarbeitsphasen einsetzen		
Materialien am Arbeitsplatz		
nur die benötigten Materialien auf den Tisch legen		
Ablageflächen für bestimmte Materialien mit Klebeband markieren		
das Kind hat eine Kiste, in der es nicht benötigte Materialien aufbewahrt und welche sich während der Arbeitszeit außerhalb der Sichtweite des Kindes befindet (in einem Regelfach o.Ä.)		
nach jeder Aufgabe oder Stillarbeitsphase räumt das Kind nicht mehr benötigte Materialien in seine Kiste		
nach jeder Aufgabe oder Stillarbeitsphase heftet das Kind die erledigten Aufgaben in einer Mappe ab oder legt sie in ein Fach („Fertig-Fach")		
Strukturierung der Arbeitsmaterialien		
einzelne Aufträge geben statt mehrere Aufträge gleichzeitig (zu bearbeitende Aufgabe markieren, Arbeitsblätter zerschneiden, o.Ä.)		
Aufgabenstellungen kurz und knapp formulieren		
Schlüsselwörter in Aufgabenstellungen evtl. gemeinsam mit dem Kind farbig markieren		

Arbeitsblatt 6 (Seite 1/8)

Entspannungsübungen

Atemübungen

Beim Atmen nimmt der Körper frischen Sauerstoff auf und scheidet Kohlendioxid aus. Wenn Kinder angespannt und emotional erregt (ängstlich) sind, atmen sie häufig schnell und flach oder sie halten den Atem an, wodurch sie weniger Sauerstoff zu sich nehmen. Studien zeigen, dass eine Reduktion der Atemfrequenz (tiefe und regelmäßige Atmung) den Blutdruck senken, Angstsymptome (z. B. Herzklopfen) lindern und auch das subjektive Wohlbefinden fördern kann (Brooks et al., 2013; Clark & Hirschman, 1990; Hinterberger et al., 2019). Ziel der hier vorgestellten Atemübungen ist es, die Atmung ruhiger werden zu lassen. Das Kind wird dazu angeleitet, bewusst langsam und tief in den Bauch ein- und auszuatmen, wodurch der Körper sich beruhigen und entspannen kann.

Einfache Atemübung

Dauer: ca. 3 Minuten

Materialien: Eine Decke, Matte o. Ä., auf der das Kind bequem liegen kann.

Durchführung: Das Kind legt sich bequem auf den Rücken. Bitten Sie das Kind, langsam und gleichmäßig durch die Nase in den Bauch einzuatmen, während Sie langsam und laut bis fünf zählen (5 Sekunden). Nun soll das Kind die Luft drei Sekunden lang anhalten. Während das Kind die Luft anhält, zählen Sie laut bis drei, damit das Kind weiß, wann es wieder ausatmen kann. Bitten Sie das Kind, langsam und gleichmäßig durch den Mund auszuatmen, während Sie erneut langsam und laut bis fünf zählen (5 Sekunden). Ältere Kinder können nach einiger Zeit dazu übergehen, selbst zu zählen.

Die Ein- und Ausatmung kann vertieft werden, wenn Sie dem Kind bestimmte Bilder oder Vorstellungen anbieten. Sie können das Kind z. B. dazu auffordern, sich beim Einatmen vorzustellen, dass es einen angenehmen Duft durch die Nase aufsaugt, der dann den ganzen Körper durchströmt. Beim Ausatmen können Sie es dazu auffordern, sich vorzustellen, dass es eine Pusteblume auspustet. Ein anderes Beispiel ist die Vorstellung von einem Luftballon im Bauch, der beim Einatmen langsam aufgepustet wird. Wenn der Luftballon prall aufgepustet ist, wird die Luft angehalten. Beim Ausatmen entweicht die Luft wieder aus dem Ballon. Eine weitere schöne Vorstellung ist die einer Welle. Dabei wird das Kind dazu angeleitet, beim Einatmen an eine Welle zu denken, die sich langsam aufbäumt. Wenn die Welle am höchsten Punkt ist, wird der Atem angehalten. Dann bricht die Welle und das Kind atmet die Luft durch den Mund aus. Ältere Kinder und Jugendliche können dazu angeleitet werden, den Atem zu wahrzunehmen und zu beobachten. Sie können das Kind oder den Jugendlichen z. B. bitten, bei der Einatmung darauf zu achten, wie es sich anfühlt, wenn die kalte Luft durch die Nasenlöcher einströmt, und wahrzunehmen, welchen Weg der Atem durch den Körper nimmt. Bei der Ausatmung können Sie das Kind oder die Jugendliche bzw. den Jugendlichen bitten, darauf zu achten, wie es sich anfühlt, wenn der warme Atem durch den Mund ausgeatmet wird.

Nach ca. 2 bis 3 Minuten können Sie die Übung beenden. Fordern Sie das Kind auf, sich zu räkeln und zu strecken, sich langsam über die Seite hochzurollen und ins Sitzen kommen. Nach einer kurzen Pause kann das Kind langsam aufstehen oder die nächste Übung beginnen.

Arbeitsblatt 6 (Seite 2/8)

Entspannungsübungen

Atemübung mit Kuscheltier

Diese Variante der einfachen Atemübung eignet sich besonders für jüngere Kinder.

Dauer: ca. 3 Minuten

Materialien: Eine Decke, Matte o. Ä., auf der das Kind bequem liegen kann, und ein Kuscheltier.

Durchführung: Das Kind legt sich bequem auf den Rücken und platziert ein Kuscheltier auf seinem Bauch. Bitten Sie das Kind nun, langsam und gleichmäßig durch die Nase in den Bauch einzuatmen, während Sie langsam und laut bis fünf zählen (5 Sekunden). Dabei soll es beobachten, wie das Kuscheltier sich hebt. Anschließend soll das Kind die Luft drei Sekunden lang anhalten, während Sie laut bis drei zählen. Bitten Sie dann das Kind anschließend, langsam und gleichmäßig durch den Mund auszuatmen. Zählen Sie dabei erneut langsam und laut bis fünf (5 Sekunden). Beim Ausatmen soll das Kind beobachten, wie das Kuscheltier sich langsam und gleichmäßig senkt.

Beenden Sie die Übung nach ca. 2 bis 3 Minuten. Fordern Sie das Kind auf, sich zu räkeln und zu strecken, sich langsam über die Seite hochzurollen und ins Sitzen kommen. Nach einer kurzen Pause kann das Kind langsam aufstehen oder die nächste Übung beginnen.

Körper- und Bewegungsübungen

Ziel der hier vorgestellten Körper- und Bewegungsübungen ist es, die Muskulatur zu lockern, Verspannungen zu lösen und die Gedanken auf den eigenen Körper und die Atmung zu lenken. Einige dieser Übungen sind Ihnen vielleicht aus dem Yoga bekannt. Neben vielen Erfahrungsberichten liegen auch wissenschaftliche Studien vor, die zeigen, dass die regelmäßige Durchführung von Yoga-Übungen Angstsymptome reduzieren und die Konzentration verbessern kann (Peck et al., 2005; Posadzki et al., 2014; Weaver & Darragh, 2015).

Sonnen-Übung

Dauer: ca. 2 Minuten

Materialien: keine

Durchführung: Das Kind sitzt in der Hocke und lässt den Kopf und die Arme locker zum Boden hängen. Bitten Sie das Kind, sich vorzustellen, dass die Sonne aufgeht und dabei langsam einzuatmen. Während der Einatmung soll das Kind langsam in den Stand kommen. Dabei soll es sich vorstellen, dass seine Arme Sonnenstrahlen sind, und sie über die Seiten nach oben führen und zum Himmel strecken. Achten Sie darauf, dass das Kind mit beiden Beinen fest auf dem Boden stehen bleibt. Dann geht die Sonne wieder unter. Während der Ausatmung soll das Kind die Arme seitlich vom Körper nach unten führen und wieder in die Hocke gehen. Dort legt es die Hände am Boden ab und lässt den Kopf locker sinken. Führen Sie diese Übung einige Male hintereinander durch!

Arbeitsblatt 6 (Seite 3/8)

Entspannungsübungen

Katzen-Übung

Dauer: ca. 2 Minuten

Materialien: Eine Matte oder ein Teppich, auf dem das Kind sich bequem hinknien kann.

Durchführung: Bitten Sie das Kind, die Vierfüßlerposition einzunehmen. Dabei sollen sich die Hände unter den Schultern befinden und die Knie hüftbreit unter dem Becken. Der Rücken soll möglichst gerade sein. Nun soll das Kind einen Katzenbuckel machen. Bitten Sie das Kind, tief einzuatmen und während der Ausatmung den Rücken rund zu machen und den Kopf dabei nach unten zu führen, sodass das Gesicht zum Bauch zeigt. Während der Einatmung soll das Kind den Kopf in den Nacken legen und dabei mit dem Rücken ein wenig ins Hohlkreuz gehen. Wiederholen Sie diese Übung einige Male.

Brücken-Übung

Dauer: ca. 2 Minuten

Materialien: Eine Matte oder ein Teppich, auf dem das Kind bequem liegen kann.

Durchführung: Das Kind liegt auf dem Rücken. Bitten Sie das Kind, die Arme seitlich neben den Körper zu legen und die Beine hüftbreit aufzustellen. Nun soll das Kind langsam zuerst das Gesäß und dann den Rücken Wirbel für Wirbel anheben. Dabei soll es langsam und gleichmäßig atmen. Oben angekommen soll das Kind einige Sekunden warten, bevor es Rücken und Gesäß langsam und Wirbel für Wirbel wieder sinken lässt. Führen Sie diese Übung einige Male hintereinander durch!

Baum-Übung

Dauer: ca. 3 Minuten

Materialien: Eine nicht zu weiche Matte oder ein Teppich, auf dem das Kind gut barfuß stehen kann.

Durchführung: Das Kind steht barfuß auf der Matte oder dem Teppich. Die Füße sind etwa hüftbreit auseinander und die Zehenspitzen zeigen nach vorne. Bitten Sie das Kind, den rechten Fuß anzuheben und auf den linken Fuß zu stellen. Dabei sollen die Knie nicht durchgedrückt werden, sondern locker bleiben. Warten Sie, bis das Kind es schafft, das Gleichgewicht zu halten, und erinnern Sie es dann daran, langsam und gleichmäßig zu atmen. Nun soll das Kind die Arme heben, sie wie eine Baumkrone über dem Kopf zusammenführen und über dem Kopf die Handinnenflächen gegeneinanderdrücken. Nach einigen Sekunden können Sie das Kind bitten, die Arme langsam wieder sinken zu lassen und anschließend den rechten Fuß wieder hüftbreit vom linken Fuß entfernt auf den Boden zu stellen. Bitten Sie das Kind, die Beine auszuschütteln und wiederholen Sie die Übung nun mit dem linken Fuß!

Jüngere Kinder können die Übung durchführen, ohne einen Fuß auf den anderen zu setzen. Das Kind stellt die Füße dann hüftbreit nebeneinander. Sie können das Kind auffordern, sich vorzustellen, es sei ein Baum, dessen Wurzeln tief im Boden verwurzelt sind. Bei älteren Kindern oder Jugendlichen können Sie die Übung schwieriger gestalten, indem Sie das Kind oder die Jugendliche bzw. den Jugendlichen auffordern, den rechten Fuß anzuheben und die Ferse an der Innenseite des linken Oberschenkels abzusetzen. Dabei sollen die Zehen nach unten zeigen, sodass das Knie zur Seite gerichtet ist. Bei der Wiederholung wird dann die linke Ferse an der Innenseite des rechten Oberschenkels abgesetzt.

Arbeitsblatt 6 (Seite 4/8)

Entspannungsübungen

Wind-Übung

Dauer: ca. 2 Minuten

Materialien: Eine nicht zu weiche Matte oder ein Teppich, auf dem das Kind gut barfuß stehen kann.

Durchführung: Das Kind steht barfuß auf der Matte oder dem Teppich. Die Füße sind etwa hüftbreit auseinander und die Zehenspitzen zeigen nach vorne. Fordern Sie das Kind auf, sich vorzustellen, es sei ein Baum, der tief im Boden verwurzelt ist und sich langsam im Wind bewegt. Erst soll das Kind langsam den Kopf kreisen lassen, dann schwingen die Arme sanft im Wind. Nun soll das Kind sich vorstellen, dass ein Sturm aufzieht, der den Baum hin und her bewegt. Fordern Sie das Kind auf, sich hin und her zu bewegen und Schultern, Arme und Hände durchzuschütteln, aber ohne dabei die Füße vom Boden zu lösen. Dann lässt der Sturm nach, und die Bewegungen werden langsamer und immer ruhiger, bis der Baum wieder stillsteht.

Fantasiereisen

Fantasiereisen stellen eine spielerische, kindgerechte Variante des autogenen Trainings dar. Das autogene Training wurde ursprünglich von dem deutschen Arzt Johannes H. Schultz (1884–1970) für Erwachsene entwickelt (Schultz, 1932) und basiert auf dem Prinzip der Selbstbeeinflussung. Durch die Vorstellung, der eigene Körper werde schwer und warm, entsteht ein angenehmer und ruhiger körperlicher Zustand. Das autogene Training beinhaltet also keine Körper- und Bewegungsübungen, sondern baut darauf auf, dass Menschen in Stress- oder Belastungssituationen Empfindungen wie „warm“, „schwer“, „langsamer Herzschlag“ und „ruhige Atmung“ allein kraft ihrer gedanklichen Vorstellung herbeiführen können. Zahlreiche Studien belegen, dass die regelmäßige Durchführung des autogenen Trainings zu einer Abnahme von Anspannung, Stress, Ängsten und Schmerzen (insbesondere Kopfschmerzen) führen kann (Stetter & Kupper, 2002).

Bei Kindern funktioniert diese Methode erfahrungsgemäß am besten, wenn sie in Gedanken auf eine Fantasiereise an einen schönen, warmen und sonnigen Ort geschickt werden, an dem sie sich besonders wohl fühlen. Durch gezielte Fragen soll das Kind angeregt werden, sich in die Geschichte hineinzuversetzen und den Ort gedanklich zu erstellen und wahrzunehmen. Die Reise kann z. B. an einen Teich gehen, an dem das Kind in Gedanken die Vögel zwitschern hören kann und die warmen Sonnenstrahlen auf der Haut spürt. Im Folgenden haben wir beispielhaft zwei Fantasiereisen für Sie aufgeschrieben. Natürlich können Sie auch gemeinsam mit dem Kind Ideen für eigene Fantasiereisen entwickeln. Wenn Sie lieber weitere Vorlagen nutzen möchten, finden Sie z. B. in dem Buch „Die Kapitän-Nemo-Geschichten“ (Petermann, 2021) Entspannungsgeschichten, in denen das Kind in eine Unterwasserwelt eintaucht und Abenteuer erlebt.

Fantasiereisen in den Wald und ans Meer

Dauer: jeweils ca. 5 Minuten

Materialien: Eine Decke, eine Matte o. Ä., auf dem das Kind bequem liegen kann, und bei Bedarf ein geeignetes Gerät, um ruhige und angenehme Entspannungsmusik abzuspielen.

Arbeitsblatt 6 (Seite 5/8)

Entspannungsübungen

Durchführung: Das Kind liegt bequem auf dem Rücken und schließt die Augen. Sie selbst nehmen neben ihm auf einem Stuhl oder einem Sofa Platz. Wenn Sie möchten, können Sie durch eine Kerze oder leise und ruhige Entspannungsmusik eine angenehme Atmosphäre schaffen. Bitten Sie das Kind, ruhig und gleichmäßig in den Bauch zu atmen und sich mit Ihnen auf eine Fantasiereise zu begeben. Schicken Sie das Kind nun in Gedanken auf eine Reise an einen schönen Ort, an dem das Kind sich wohlfühlt. Sie können dem Kind z. B. die Geschichte „Reise in den Wald" oder „Reise ans Meer" erzählen. Sprechen Sie dabei mit ruhiger Stimme, und legen Sie zwischen den Sätzen Pausen ein, damit das Kind sich alles, was Sie erzählen, in seiner Fantasie vorstellen kann. Erklären Sie dem Kind vor Beginn der Reise, dass es auf Ihre Fragen nicht antworten soll. Die Fragen sollen ihm nur helfen, sich den Ort mit all seinen Geräuschen und Farben bildlich vorzustellen. Am Ende der Reise werden die Gedanken des Kindes langsam wieder in die Wirklichkeit zurückgeholt.

Reise in den Wald

Stell dir vor, du stehst in einem Wald. Es ist ein schöner Wald. Die Sonne scheint. Es ist warm. Die Sonnenstrahlen scheinen durch die Blätter der Bäume bis zum Waldboden. Kannst du sehen, wie schön das Muster ist, dass die Sonnenstrahlen auf den Waldboden malen? Jetzt schaust du dich um und siehst die vielen Bäume, die hier stehen. Da entdeckst du einen sehr alten und dicken Baum. Du gehst zu ihm hin und berührst mit den Fingern seine Rinde. Sie fühlt sich warm und rau an. Du gehst um den Baumstamm herum und siehst, dass auf seiner Rückseite Moos wächst. Du berührst das Moss mit deiner Hand. Fühlst du, wie weich und angenehm das Moos ist? Nun wandert dein Blick in die Baumkrone. Du entdeckst einen Vogel, der auf einem dicken Ast sitzt und ein Lied zwitschert. Kannst du hören, wie schön der Vogel für dich singt? Du schaust weiter in die Baumkrone und beobachtest, wie sich die Blätter im Wind bewegen und wie die Sonne durch die Blätter scheint. Du fühlst dich wohl und entspannt und wirst ganz ruhig. Du atmest tief ein und aus. Da hörst du in der Nähe Wasser plätschern. Du entdeckst einen kleinen Bach und gehst zu ihm ihn. Am Bachufer angekommen, hockst du doch hin und siehst, dass viele kleine und große Steine im Flussbett liegen. Das Wasser ist ganz klar. Du beobachtest, wie das Wasser über die Steine im Flussbett plätschert. Die Sonnenstrahlen bringen das Wasser zum Glitzern. Du streckst die Hand ins Wasser und fühlst, wie angenehm kalt es ist. Nun siehst du eine kleine Wiese auf der anderen Seite des Baches. Du setzt deinen Fuß vorsichtig auf einen großen Stein im Flussbett und machst einen großen Schritt auf die andere Seite. Dort setzt du dich in das weiche Gras der Wiese. Viele schöne Blumen wachsen auf der Wiese. Du siehst Blumen in den unterschiedlichsten Farben: rote, gelbe, blaue Blumen ... Nun merkst du, wie müde du bist. Du legst dich hin und bettest deinen Kopf auf das weiche Gras. Du fühlst dich ganz schwer und merkst, wie die Erde deinen Körper trägt. Du fühlst dich wohl und atmest tief ein und aus. Kannst du riechen, wie gut die Wiese nach Erde und Blumen duftet? Atme noch einmal tief ein und aus und nehme wahr, wie der Duft der Wiese durch deinen Körper strömt. Du fühlst dich wohl. Die Sonnenstrahlen scheinen auf dein Gesicht und deinen Körper und wärmen dich. Nach einer Weile stehst du wieder auf, gehst zurück zum Bach und überquerst ihn erneut. Bald bist du wieder am alten Baum angekommen. Von hier aus wirfst du noch einmal einen Blick zu den Blättern und dem Vogel. Dann schaust du noch einmal auf das Muster, das die Sonnenstrahlen auf den Waldboden malen. Zum Schluss verabschiedest du dich vom Baum und berührst noch einmal seine warme, raue Rinde.

Komme nun langsam von deiner Reise zurück in diesen Raum und öffne die Augen. Bewege deine Finger und Zehen. Strecke deine Arme nach oben und räkele dich. Wenn du möchtest, kannst du auch einmal kräftig gähnen. Atme noch einmal tief ein und aus. Rolle dich jetzt langsam über die Seite hoch und komme ins Sitzen.

Arbeitsblatt 6 (Seite 6/8)

Entspannungsübungen

Reise ans Meer

Stell dir vor, du befindest dich an einem Strand. Du stehst aufrecht und schaust auf das Meer, das ganz ruhig vor dir liegt. Kleine Wellen rollen an den Strand. Siehst du, wie die Wellen am Strand ankommen und das Wasser dann wieder zurück ins Meer fließt? Du beobachtest die Wellen eine Weile und nimmst dabei wahr, wie es rauscht, wenn das Wasser auf den Strand trifft und sich danach wieder ins Meer zurückzieht. Jetzt hebst du den Blick und schaust zum Horizont. Am Himmel steht die Sonne und ihre Strahlen malen glitzernde Punkte auf Meer. Du fühlst dich wohl und atmest tief ein uns aus. Riechst du die salzige Meeresluft? Atme noch einmal tief ein und aus und stelle dir vor, wie die Meeresluft durch deinen Körper strömt. Die Sonne scheint warm. Fühlst du, wie die Sonne erst dein Gesicht, dann deine Schultern, deine Arme, deine Beine und schließlich deinen ganzen Körper wärmt? Nimm einen tiefen Atemzug und spüre dabei die Wärme auf deiner Haut. Auch der Sand wird in der Sonne ganz warm. Du bist barfuß und bewegst deine Zehen im warmen Sand hin und her. Dann hockst du dich hin und steckst beide Hände in den Sand. Der Sand ist warm und weich und rieselt durch deine Finger. Lasse dir Zeit und streiche erneut mit den Händen durch den warmen, weichen Sand. Dann setzt du dich hin und blickst wieder aufs Meer. Am Himmel siehst du zwei Möwen, die mit großen Flügelschlägen langsam vorbeiziehen. Dann beobachtest du für eine Weile die Wellen. Du atmest tief ein und aus und stellst dir wieder vor, wie die salzige Meeresluft durch deinen Körper strömt. Die Sonnenstrahlen wärmen deinen Rücken. Merkst du, wie angenehm warm dein Rücken wird? Bleibe eine Weile so sitzen und genieße die Wärme. Dann stehst du langsam auf und gehst zum Meer. Du gehst so nah ans Meer heran, dass die nächste Welle über deine Füße schwappt. Das Wasser ist angenehm kühl und erfrischend. Du bleibst eine Weile stehen und lässt die Wellen gegen deine Beine rollen. Dann schaust du noch einmal zum Horizont und zur Sonne, bevor du dich umdrehst und zurück zum warmen, trockenen Sand gehst. Dort drehst du dich um und verabschiedest dich vom Meer und von den Wellen.

Komme nun langsam von deiner Reise zurück in diesen Raum und öffne die Augen. Bewege deine Finger und Zehen. Strecke deine Arme nach oben und räkele dich. Wenn du möchtest, kannst du auch einmal kräftig gähnen. Atme noch einmal tief ein und aus. Rolle dich jetzt langsam über die Seite hoch und komme ins Sitzen.

Progressive Muskelentspannung

Die progressive Muskelentspannung wurde vom dem amerikanischen Arzt und Physiologen Edmund Jacobson (1885-1976) entwickelt (vgl. Jacobson, 2019). Ziel der progressiven Muskelentspannung ist es, durch eine verbesserte Körperwahrnehmung jederzeit eine Senkung des Muskeltonus (= des Spannungszustandes eines Muskels oder einer Muskelgruppe) herbeiführen zu können. Die Methode basiert auf den Erkenntnissen, dass sich Stress häufig in muskulärer Anspannung äußert und dass Gefühle von Angst oder Unruhe abnehmen, wenn es gelingt, die muskuläre Anspannung aufzulösen. Bei der progressiven Muskelentspannung werden gezielt bestimmte Muskelgruppen des Körpers nacheinander für wenige Sekunden stark angespannt und dann wieder losgelassen und gelockert. Während der Durchführung wird die Aufmerksamkeit darauf gerichtet, wie es sich anfühlt, wenn die Muskeln sich anspannen und dann entspannen und ganz locker werden. Dadurch wird der Entspannungseffekt deutlich spürbar und die Körperwahrnehmung verbessert sich. Zudem wird durch die Reduktion des Muskeltonus die Aktivität des zentralen Nervensystems herabsetzt, sodass auch Blutdruck, Pulsschlag und Atemfrequenz reduziert werden und ein tiefer Entspannungszustand des ganzen Körpers erreicht werden kann.

Arbeitsblatt 6 (Seite 7/8)

Entspannungsübungen

Die progressive Muskelentspannung ist eines der am besten wissenschaftlich untersuchtesten Entspannungsverfahren. Zahlreiche Studien belegen, dass die regelmäßige Anwendung der Methode zu einer Reduktion von Ängsten, Stress und Schmerzen (insb. Kopfschmerzen) und einem verbesserten Schlaf führen kann (Grawe et al., 1994; McCallie et al. 2006).

Da die Körperwahrnehmung von Kindern häufig noch nicht ausreichend differenziert ist, funktioniert die Methode der progressiven Muskelentspannung erfahrungsgemäß besser, wenn der Wechsel zwischen An- und Entspannung in spielerischer Form durchgeführt wird. Im Folgenden haben wir eine kindgerechte Anleitung für Sie erstellt. Anfangs sollten alle Muskelgruppen zweimal hintereinander mehrere Sekunden lang kräftig angespannt und danach vollständig gelockert werden. Mit zunehmender Übung setzt die Entspannung merklich schneller ein und die Auswahl und Reihenfolge der Muskelgruppen kann geändert werden, sodass das Kind sich möglicherweise innerhalb weniger Minuten entspannt und zur Ruhe kommt.

Wiesen-Übung (An- und Entspannen)

Dauer: ca. 15 Minuten

Materialien: Eine Decke, eine Matte o. Ä., auf der das Kind bequem liegen kann und bei Bedarf ein geeignetes Gerät um ruhige und angenehme Entspannungsmusik abzuspielen.

Durchführung: Das Kind liegt bequem auf dem Rücken und schließt die Augen. Die Arme liegen locker neben dem Körper und die Handinnenflächen zeigen nach oben. Die Füße sind etwa hüftbreit auseinander und die Fußspitzen fallen locker nach außen. Sie selbst nehmen neben dem Kind auf einem Stuhl oder einem Sofa Platz. Wenn Sie möchten, können Sie durch eine Kerze oder leise und ruhige Entspannungsmusik eine angenehme Atmosphäre schaffen. Bitte achten Sie bei der Durchführung dieser Übung darauf, dass jede Muskelgruppe zweimal angespannt und entspannt wird und dass die Entspannung etwa gleich lange dauert wie die Anspannung (ca. 5 bis 7 Sekunden).

Bitten Sie das Kind, sich vorzustellen, dass es auf einer sonnigen Wiese liegt, und geben Sie die folgenden Instruktionen:

- Stelle dir vor, dass in jeder Hand ein angenehm glatter Stein liegt. Bilde mit den Händen Fäuste und versuche, den Stein so fest wie möglich zusammenzupressen. Spanne die Muskeln jetzt an ... Nun öffne die Fäuste und lege die Hände entspannt und locker auf den Boden ... Bilde nun wieder Fäuste und presse die Steine zusammen ... Lege die Hände nun wieder entspannt auf den Boden ...
- Stelle dir als nächstes vor, dass eine Fliege auf deiner Stirn gelandet ist. Ziehe die Stirn und die Augenbrauen nach oben und spanne die Muskeln an ... Nun entspanne die Stirn wieder und lasse die Augenbrauen nach unten sinken ... Spanne die Stirn noch einmal an und ziehe die Augenbrauen hoch ...
- Jetzt sitzt die Fliege auf deiner Nasenspitze! Ziehe die Nase kraus, presse die Zähne fest aufeinander, drücke die Zunge gegen den Gaumen und versuche so böse zu gucken, wie du kannst ... Entspann dein Gesicht nun wieder ... Mache nun wieder das böse Gesicht, um die Fliege von deiner Nase zu vertreiben ... Du hast es geschafft! Die Fliege ist verschwunden. Entspanne dein Gesicht und lockere die Muskeln, indem du beim Ausatmen wie ein Pferd schnaubst ...
- Stelle dir nun vor, dass ein Grashalm dich im Nacken kitzelt. Ziehe die Schultern so hoch du kannst und spanne sie an ... Nun lasse die Schultern wieder hinuntersinken und entspanne dich ... Ziehe die Schultern nun wieder hoch und spanne die Muskeln an ... Lege die Schultern nun wieder auf den Boden und löse die Anspannung ... Ziehe die Schultern nun hoch und rolle sie einige Male nach vorne ... Rolle die Schultern nun einige Male nach hinten ... Spürst du die Wärme, die sich nun in deinen Schultern ausbreitet?

Arbeitsblatt 6 (Seite 8/8)

Entspannungsübungen

- Oje, das nächste Tier ist im Anmarsch! Du hörst schwere Schritte wie von einem kleinen Nilpferd. Spanne deinen Bauch fest an, damit das Tier auf deinen Bauch treten kann, ohne dich zu verletzen ... Geschafft! Löse nun die Anspannung. Atme tief in den Bauch ein, um die Bauchmuskeln zu lockern ... Nun kommt das Tier zurück. Spanne die Bauchmuskeln wieder fest an ... Und löse die Anspannung wieder. Atme tief in den Bauch ein und langsam wieder aus.
- Bei der ganzen Aufregung hast du gar nicht mitbekommen, dass ein keiner Käfer neben dir sitzt und darauf wartet, dass du ihm Platz machst. Spanne nun deinen Po und die Oberschenkelmuskeln fest an. Merkst du, wie deine Oberschenkel etwas hochdrückt werden? Jetzt kann der Käfer unter deinen Oberschenkeln hindurchkrabbeln ... Löse nun die Anspannung auf und lege deine Beine locker auf den Boden ... Da kommt der Käfer zurück. Spanne den Po und die Beine wieder fest an, um ihn hindurchzulassen ... Nun kannst du die Beine wieder entspannen und locker ablegen ...
- Zu guter Letzt entdeckst du eine Ziege auf der Wiese. Sie kommt auf dich zu und schnuppert an deinen nackten Füßen. Ziehe die Zehen hoch und spanne die Wadenmuskeln fest an, damit sie dich nicht kitzelt ... Entspanne die Muskeln wieder und lege die Beine locker auf den Boden ... Ziehe die Zehen nun wieder hoch und spanne die Wadenmuskeln ein letztes Mal an ... Löse die Anspannung nun auf und lege die Beine locker auf den Boden.
- Atme nun noch einmal langsam ein und aus. Spürst du, wie warm und entspannt deine Hände ... dein Gesicht ... deine Schultern ... deine Bauchmuskeln ... dein Po und deine Beine sind?

Arbeitsblatt 7

Meine Aufgaben

Datum: ____________________

	Zeit	
Meine Aufgaben	Vorgabe	geschafft?
1.		
2.		
3.		
4.		
5.		
6.		
7.		
8.		
9.		
10.		

Arbeitsblatt 8

Checkliste Routinen (nach Hanisch et al., 2018)

Zeitliche Strukturierung der lerntherapeutischen Sitzung	**Setze ich bereits um**	**Möchte ich erproben**
feste zeitliche Reihenfolge der einzelnen Phasen einführen (z.B. Begrüßung, Austausch mit Eltern, Entspannungsübung, Arbeitsphase, Spielzeit, Token-Eintauschen, Abschied)		
zeitliche Struktur der Sitzung visualisieren und gut sichtbar im Therapieraum aufhängen		
Wanduhr gut sichtbar aufhängen		
zu Beginn der Sitzung die einzelnen Phasen und deren Dauer ankündigen		
bei Übergängen die neue Phase ankündigen und deutlich machen, welches Verhalten nun für wie lange erwartet wird		
Zeitliche Strukturierung von Arbeitsabläufen während der Arbeitsphase	**Setze ich bereits um**	**Möchte ich erproben**
Beginn der Arbeitsphase ankündigen und erwünschtes Verhalten benennen (z.B. *15 Min. auf Stuhl sitzen bleiben*)		
einen Überblick geben über die anstehenden Aufgaben		
Arbeitsaufträge in einzelne Aufgaben unterteilen und in das Arbeitsblatt *Meine Aufgaben* eintragen		
Aufgaben nacheinander erläutern und eine Zeit vereinbaren, in welcher das Kind die Aufgaben erledigen soll		
Eieruhr, Time Timer oder Sanduhr einsetzen		
regelmäßig kurze Pausen einplanen		
in der Nähe des Kindes bleiben, um nach jeder Aufgabe die Bearbeitung zu überprüfen und Kind zu loben, wenn es die Aufgabe in der vorgesehenen Zeit erledigt hat		

Arbeitsblatt 9

Visualisierung der zeitlichen Struktur einer lerntherapeutischen Sitzung (Beispiel)

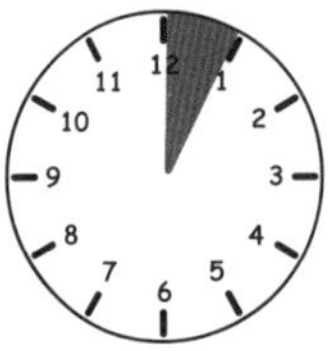
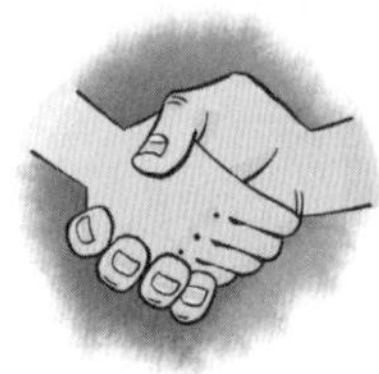

Begrüßung

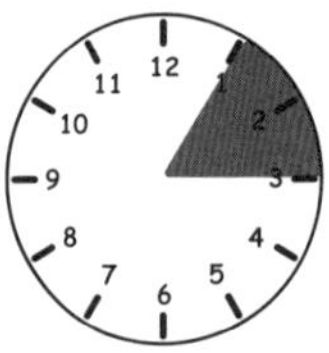
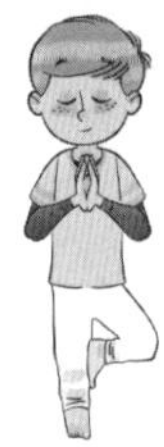

Runterfahren

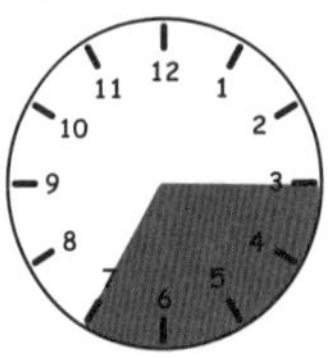
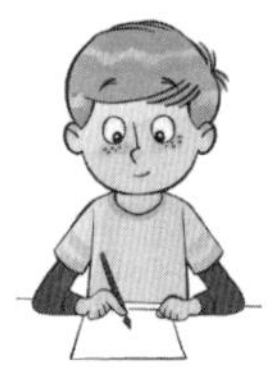

Arbeiten

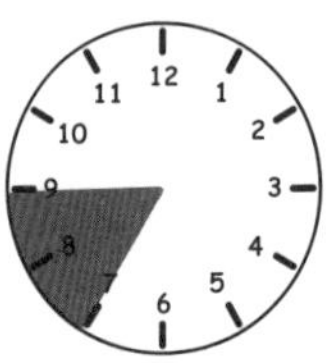
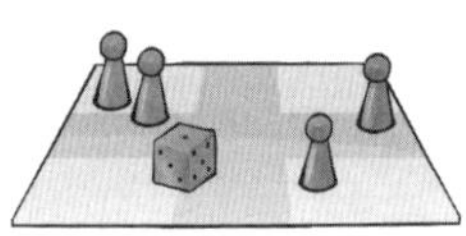

Spielen

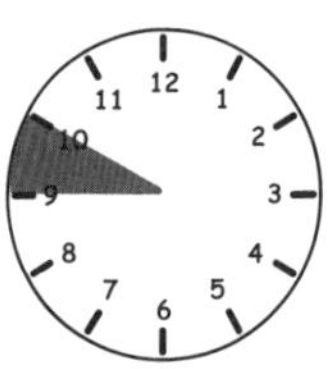
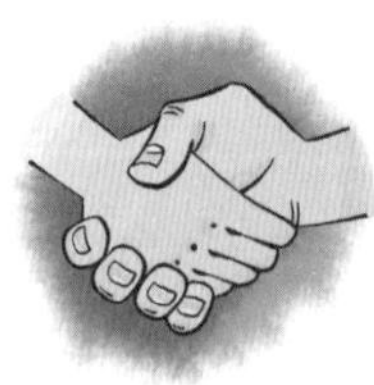

Abschied

Illustrationen: Klaus Gehrmann

Arbeitsblatt 10

Bisherige Regeln für die Lerntherapie (nach Döpfner, Eichelberger et al., 2021)

Regel für die Lerntherapie	Warum ist die Regel wichtig?	Konsequenzen	
		bei Einhaltung der Regel	bei Nichteinhaltung der Regel

Arbeitsblatt 11

Neue Regeln für die Lerntherapie (nach Döpfner, Eichelberger et al., 2021)

Problemverhalten	Zielverhalten	Regel	Wirkungsvolle Aufforderung	Konsequenzen	
				bei Einhaltung der Regel	bei Nichteinhaltung der Regel

Arbeitsblatt 12

Regelkarte

Regel 1: ______________________

____

____

Regel 2: ______________________

____

____

Regel 3: ______________________

____

____

Arbeitsblatt 13

Punkte-Plan: Spielregeln

Ich erhalte Klebebilder/Punkte, wenn ich es schaffe, folgende Regeln einzuhalten:

Regeln	Anzahl der Punkte
1.	
2.	
3.	
4.	

Ich darf meine Klebebilder/Punkte eintauschen:

Anzahl der Punkte	können eingetauscht werden in:
	1.
	2.
	3.
	4.

Arbeitsblatt 14

Punkte-Schlange (in Anlehnung an Döpfner, Schürmann & Frölich, 2019)

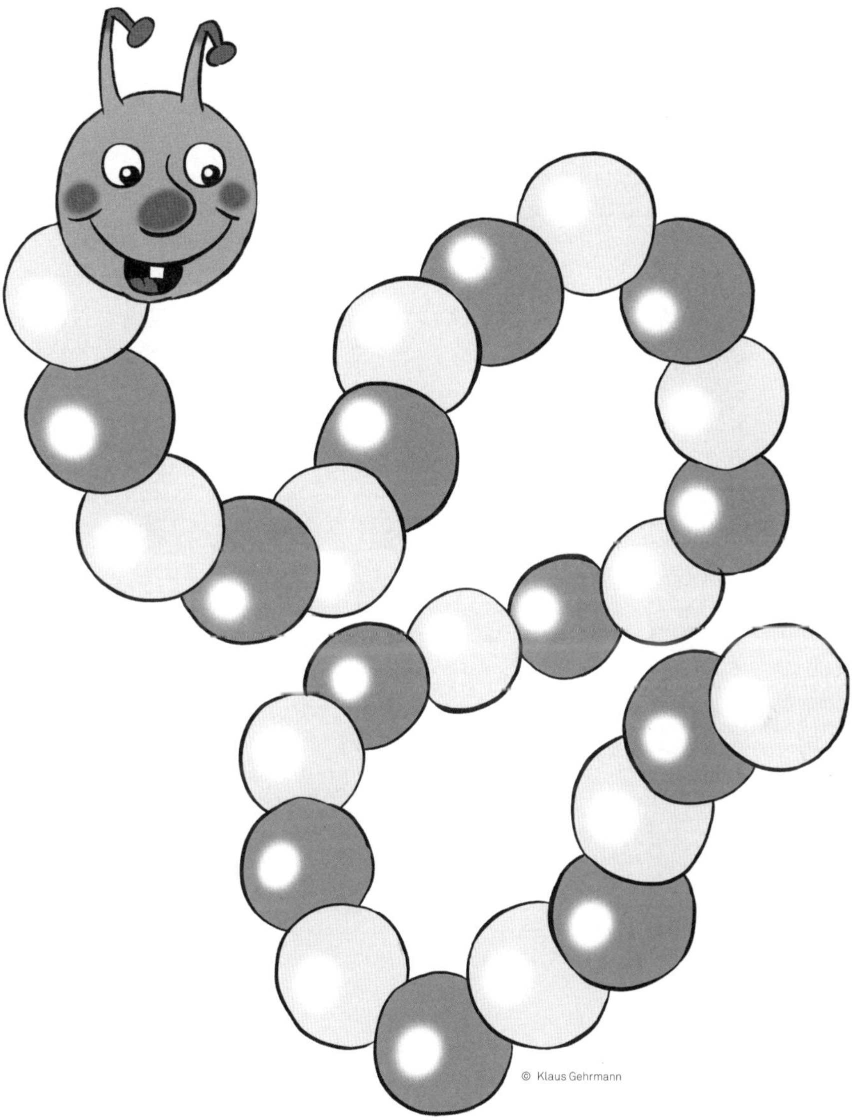

© Klaus Gehrmann

Arbeitsblatt 15

Punkte-Konto

Regel	Datum				
	______	______	______	______	______
1.					
2.					
3.					
4.					

Arbeitsblatt 16

Wettkampf um lachende Gesichter: Spielregeln

(nach Döpfner, Eichelberger et al., 2021)

Bei jedem Spiel wird um 10 Spielmarken gespielt.

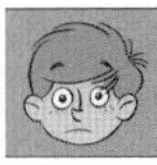	**Meine Lerntherapeutin oder mein Lerntherapeut malt in eine Spielmarke ein trauriges Gesicht, wenn:**	**Dauer des Spiels**
1.		
2.		
3.		

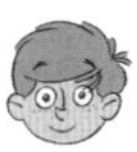

In alle Spielmarken, die am Ende übrig bleiben, darf ich lachende Gesichter malen.
Sie gehören mir!

Ich darf meine Spielmarken eintauschen:

Anzahl der Punkte	**können eingetauscht werden in:**
	1.
	2.
	3.
	4.
	5.
	6.
	7.
	8.

Arbeitsblatt 17

Wettkampf um lachende Gesichter: Spielplan

(nach Döpfner, Eichelberger et al., 2021)

Dauer des Spiels: Spieler 1: Spielmarke 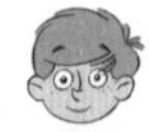

Spieler 2: Spielmarke 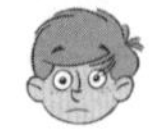

Datum:

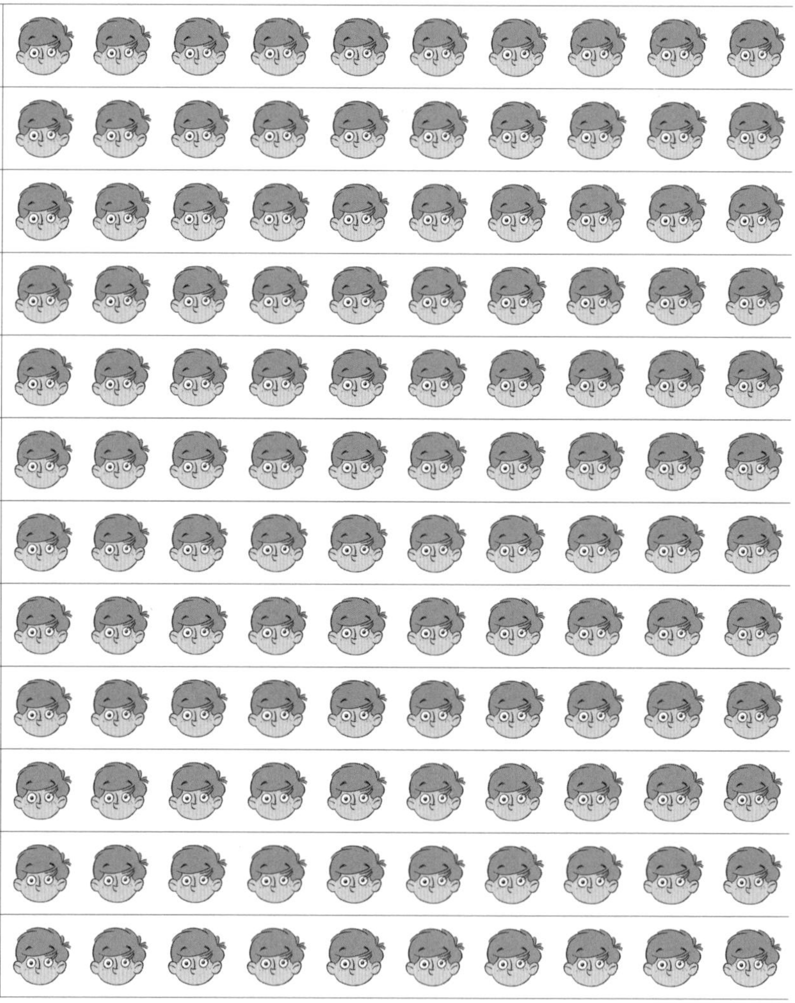

Arbeitsblatt 18

Aktivierungs-Uhr „Gepard“

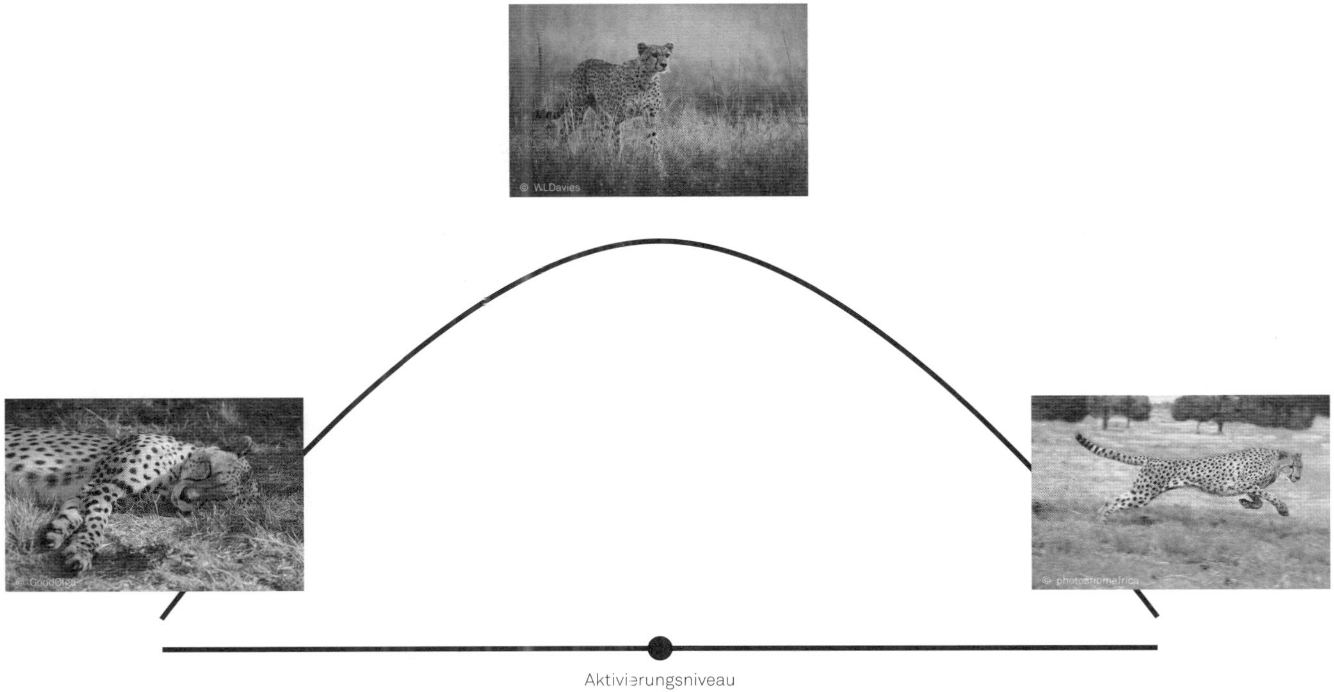

Arbeitsblatt 19

Aktivierungs-Uhr „Drehzahl-Messer“ (modifiziert nach Braun & Döpfner, in Vorb.)

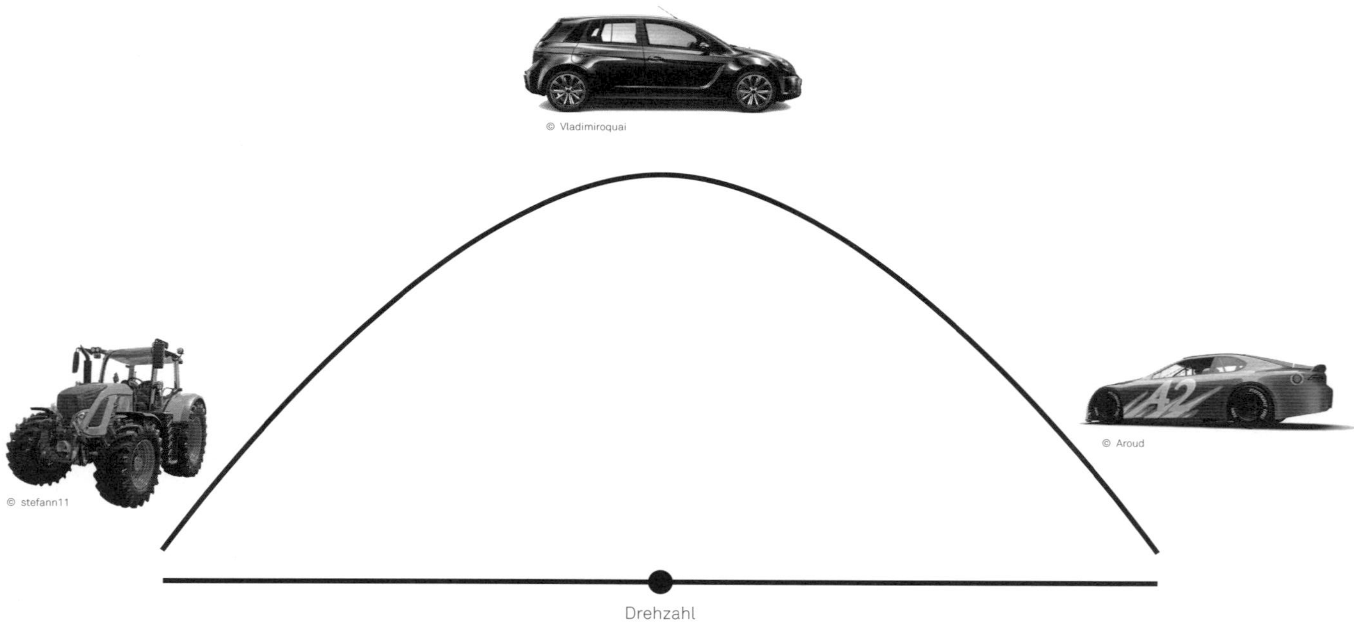

Arbeitsblatt 20

Meine Tricks zum Hoch- und Runterfahren

Hochfahren	Runterfahren
1.	1.
2.	2.
3.	3.
4.	4.
5.	5.
6.	6.
7.	7.
8.	8.

Arbeitsblatt 21

Signalkarten

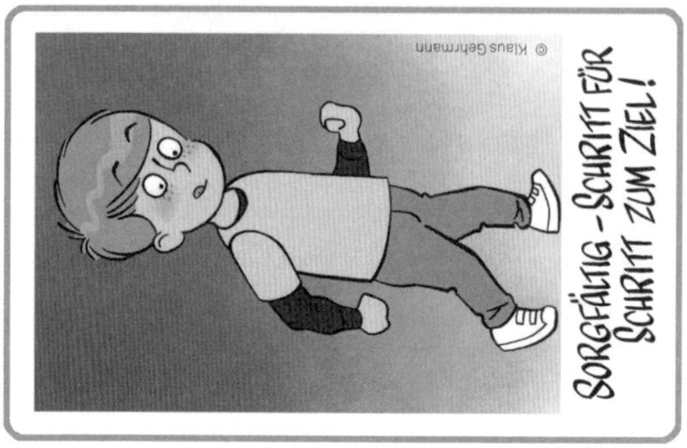

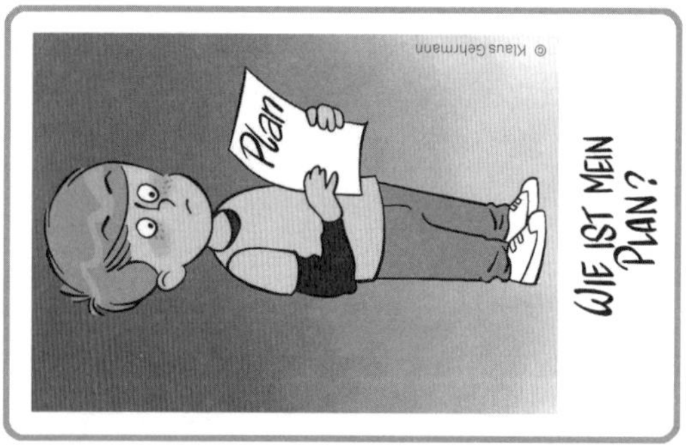

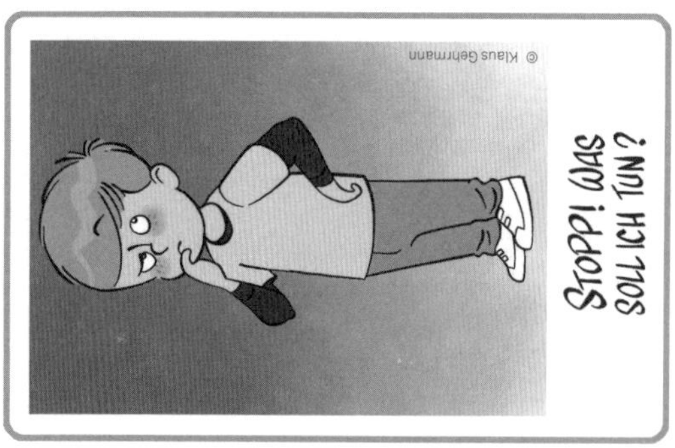

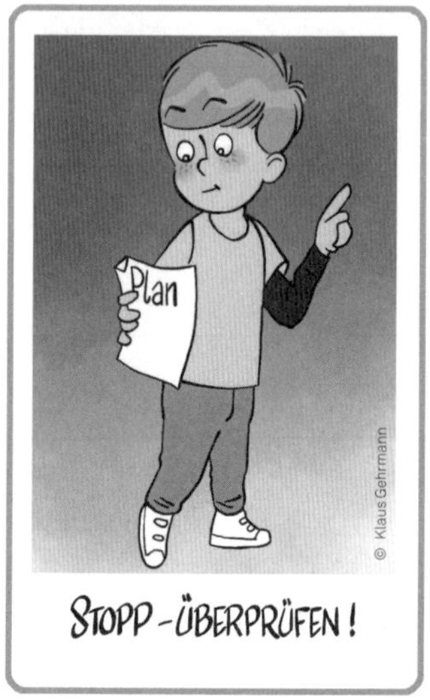

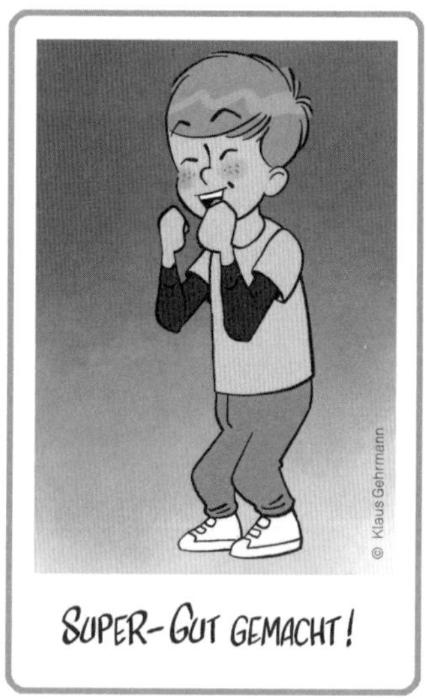

Arbeitsblatt 22

Aufstellen eines Wenn-Dann-Satzes (modifiziert nach Hanisch et al., 2018)

Mein Ziel

In welcher Situation möchte ich mein Verhalten ändern?

Wenn … ______________________

____

____

Wie möchtest du dich dann verhalten?

… dann ______________________

____

____

Arbeitsblatt 23

Wenn-Dann-Karten (modifiziert nach Hanisch et al., 2018)

Wenn ______________________________

dann ______________________________

Wenn ______________________________

dann ______________________________

Wenn ______________________________

dann ______________________________

Arbeitsblatt 24

Protokollbogen Elterngespräch

Datum: ______________________________

Anwesende: ______________________________

Gesprächsanlass: Warum haben Sie die Eltern eingeladen?

____

____

____

____

Gesprächsinhalte: Welche Themen möchten Sie besprechen?

____

____

____

____

Notizen

____

____

____

____

Absprachen

____

____

____

____

Arbeitsblatt 25

Punkte-Plan für die Lernzeit zu Hause (nach Döpfner, Schürmann & Frölich, 2019)

Datum: ____________________

Zusatzregel: ____________________

Aufgabe	Zeit		Mindestens ausreichend?		Punkt?	Zusatz-punkt?	Gesamt-punkte	Bemerkungen
	Vorgabe	Geschafft?	Schüler/ Schülerin	Eltern				
1.								
2.								
3.								
4.								
5.								
6.								

Arbeitsblatt 26

Weiterführende Hilfsangebote für Familien

Allgemeine Informationen zu expansivem Problemverhalten

- Infoportal ADHS: http://www.adhs.info/
- Arbeitsgemeinschaft ADHS der Kinder- und Jugendärzte e.V.: https://www.ag-adhs.de
- Bundeszentrale für gesundheitliche Aufklärung: http://www.bzga.de

Selbsthilfegruppen

- ADHS Deutschland e.V. – Selbsthilfe für Menschen mit ADHS: http://www.adhs-deutschland.de
- NAKOS e.V. – Nationale Kontakt- und Informationsstelle zur Anregung und Unterstützung von Selbsthilfegruppen: http://www.nakos.de
- JUVEMUS e.V. – Vereinigung zur Förderung von Kindern und Erwachsenen mit Teilleistungsschwächen e.V.: http://www.juvemus.de

Beratung

- Schulpsychologischer Dienst: http://www.schulpsychologie.de/beratungsstellen
- Nummer gegen Kummer: http://www.nummergegenkummer.de
- anonyme telefonische Beratung:
  - Elterntelefon: 0800 111 0 550
  - Kinder- und Jugendtelefon: 116 111
- Erziehungs- und Familienberatungsstellen: http://www.dajeb.de

Angebote der Kinder- und Jugendhilfe

- Hilfen zur Erziehung oder Eingliederungshilfen, u.a.
  - familienunterstützende Hilfen (z.B. Erziehungsberatung, sozialpädagogische Familienhilfe)
  - familienergänzende Hilfen (z.B. Tagesgruppe)
  - familienersetzende Hilfen (z.B. Pflegefamilie, Heimerziehung)
  - Kostenübernahme für eine Lerntherapie

Diagnostik und Therapie

- Kinder- und Jugendlichenpsychotherapeutinnen sowie Kinder- und Jugendlichenpsychotherapeuten: Diagnostik und psychotherapeutische Behandlung (meist wöchentliche Termine)
- Fachärztinnen und Fachärzte für Kinder- und Jugendpsychiatrie und Psychotherapie: medizinische und psychologische Diagnostik, Psychotherapie (meist niedrige Terminfrequenz) und medikamentöse Behandlung
- Kinder- und Jugendpsychiatrische Kliniken: Diagnostik und ambulante oder (teil)stationäre Behandlung
- Sozialpädiatrische Zentren (SPZ): Diagnostik (einschließlich ärztlich-neurologischer Untersuchungen) und Beratung; Behandlungen oft nur in begrenztem Umfang; Weitervermittlung an andere Institutionen, Kliniken oder niedergelassene Therapeutinnen oder Therapeuten verschiedener Fachrichtungen

Online-Elterntrainings

- ADHS-Elterntrainer der AOK Gesundheitskasse: https://adhs.aok.de/
- Online-ElternCoach vom Verband ADHS-Deutschland e.V.: http://adhs-deutschland.de/Home/Unser-Angebot/ElternCoach.aspx

Hinweise zu den Online-Materialien

Sie können die in diesem Buch abgedruckten Arbeitsmaterialien über unsere Internetseite abrufen und ausdrucken. Nutzen Sie dazu bitte den Link hgf.io/download und melden Sie sich nach den dort beschriebenen Schritten an. Wenn Sie nach der Registrierung den Code **B-9D5U62** unter „Mein Konto → Zusatzmaterialien" im Eingabefeld einfügen, werden Sie automatisch in den Downloadbereich weitergeleitet und können die Online-Materialien zum Buch ausdrucken. Um die Materialien dauerhaft im direkten Zugriff zu haben, empfehlen wir Ihnen, sich die gesamten Materialien herunterzuladen und auf dem eigenen Rechner zu speichern.

Überblick über die Online-Materialien

- Arbeitsblatt 1: Problemverhalten
- Arbeitsblatt 2: Bedingungsmodell
- Arbeitsblatt 3: Positiv-Liste
- Arbeitsblatt 4: Stärken-Interview
- Arbeitsblatt 5: Checkliste Arbeitsplatz und Arbeitsmaterial
- Arbeitsblatt 6: Entspannungsübungen
- Arbeitsblatt 7: Meine Aufgaben
- Arbeitsblatt 8: Checkliste Routinen
- Arbeitsblatt 9: Visualisierung der zeitlichen Struktur einer lerntherapeutischen Sitzung (Beispiel)
- Arbeitsblatt 10: Bisherige Regeln für die Lerntherapie
- Arbeitsblatt 11: Neue Regeln für die Lerntherapie
- Arbeitsblatt 12: Regelkarte
- Arbeitsblatt 13: Punkte-Plan: Spielregeln
- Arbeitsblatt 14: Punkte-Schlange
- Arbeitsblatt 15: Punkte-Konto
- Arbeitsblatt 16: Wettkampf um lachende Gesichter: Spielregeln
- Arbeitsblatt 17: Wettkampf um lachende Gesichter: Spielplan
- Arbeitsblatt 18: Aktivierungs-Uhr „Gepard"
- Arbeitsblatt 19: Aktivierungs-Uhr „Drehzahl-Messer"
- Arbeitsblatt 20: Meine Tricks zum Hoch- und Runterfahren
- Arbeitsblatt 21: Signalkarten

- Arbeitsblatt 22: Aufstellen eines Wenn-Dann-Satzes
- Arbeitsblatt 23: Wenn-Dann-Karten
- Arbeitsblatt 24: Protokollbogen Elterngespräch
- Arbeitsblatt 25: Punkte-Plan für die Lernzeit zu Hause
- Arbeitsblatt 26: Weiterführende Hilfsangebote für Familien